D1504639

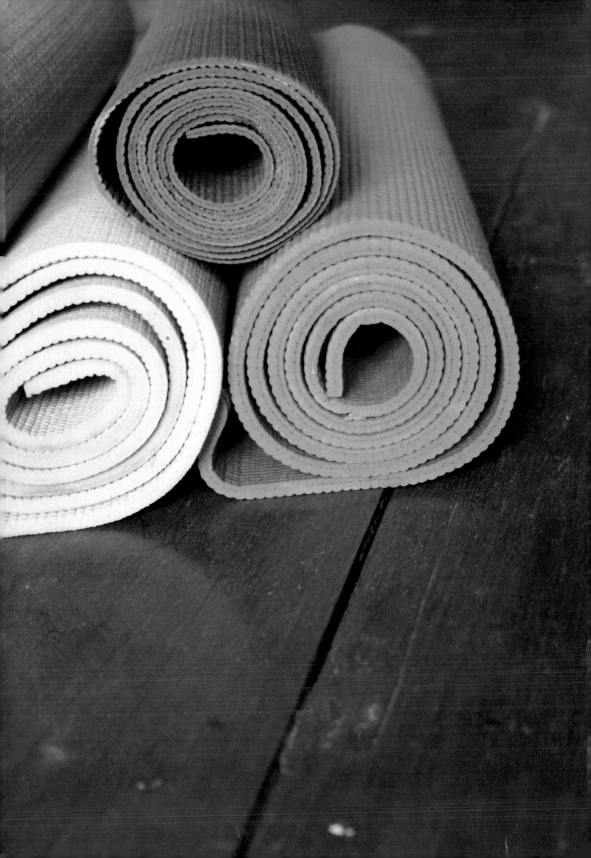

strala
yoga

Si este libro le ha interesado y desea que lo mantengamos
informado de nuestras publicaciones, puede escribirnos a
comunicacion@editorialsirio.com,
o bien suscribirse a nuestro boletín de novedades en:
www.editorialsirio.com

Diseño del libro
Charles McStravick

Maquetación
Natalia Arnedo

© de las fotografías
Las imágenes de las páginas 2, 3, 6, 7, 8, 9, 11, 12, 13, 14, 15, 23, 24, 25, 41, 45, 46, 47, 50, 53, 86, 88, 118,
127, 160, 167, 168, 169, 181, 189, 214, 222, 223, 238, 245, 252, 285, 288, 289, 290, 291, 304, 340, 342, 344,
345, 346, 347, 349, 350, 351, 352 utilizadas bajo licencia de shutterstock.com
Las fotografías de secuencias de yoga son cortesía de Thomas Hoeffgen
Todas las demás imágenes son cortesía de Tara Stiles

Título original: Strala Yoga
Traducido del inglés por Julia Fernández Treviño

© de la edición original
2016 Tara Stiles

Publicado inicialmente en 2016 por Hay House Inc. USA
Puede sintonizar las emisiones radiofónicas de Hay House en www.hayhouseradio.com

© de la presente edición
EDITORIAL SIRIO, S.A.

EDITORIAL SIRIO, S.A.
C/ Rosa de los Vientos, 64
Pol. Ind. El Viso
29006-Málaga
España

NIRVANA LIBROS S.A. DE C.V.
Camino a Minas, 501
Bodega nº 8,
Col. Lomas de Becerra
Del.: Alvaro Obregón
México D.F., 01280

DISTRIBUCIONES DEL FUTURO
Paseo Colón 221, piso 6
C1063ACC
Buenos Aires
(Argentina)

www.editorialsirio.com
sirio@editorialsirio.com

I.S.B.N.: 978-84-17030-09-4
Depósito Legal: MA-571-2017

Impreso en Imagraf Impresores, S. A.
c/ Nabucco, 14 D - Pol. Alameda
29006 - Málaga

Impreso en España

Puedes seguirnos en Facebook, Twitter, YouTube e Instagram.

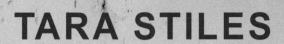

TARA STILES

strala
yoga

Fuerte, radiante e
inmensamente feliz
desde el interior

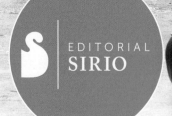

Editorial
SIRIO

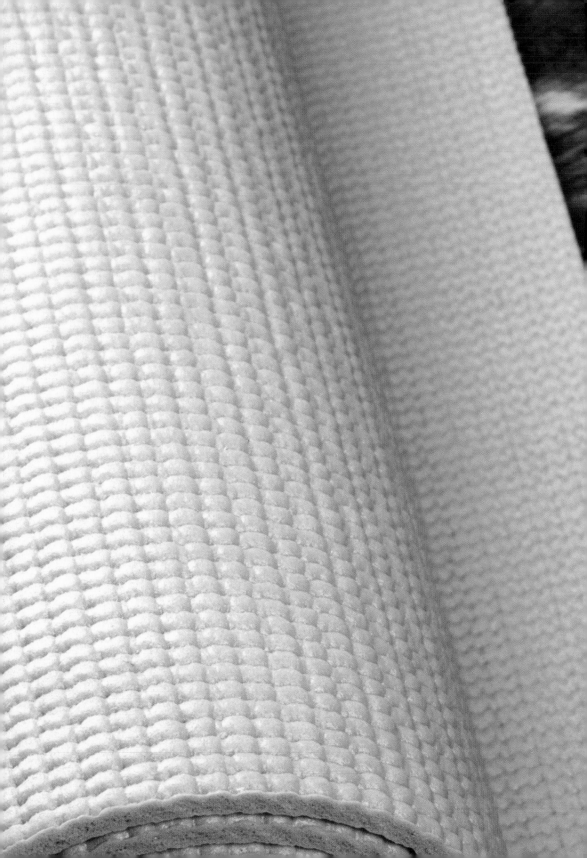

PARA CHRISTINE ZILKA Y PENNY

PORQUE NOS RECUERDAN

QUE RELAJAR EL CUERPO Y LA MENTE

OBRA MARAVILLAS

PRÁCTICAMENTE EN CUALQUIER SITUACIÓN

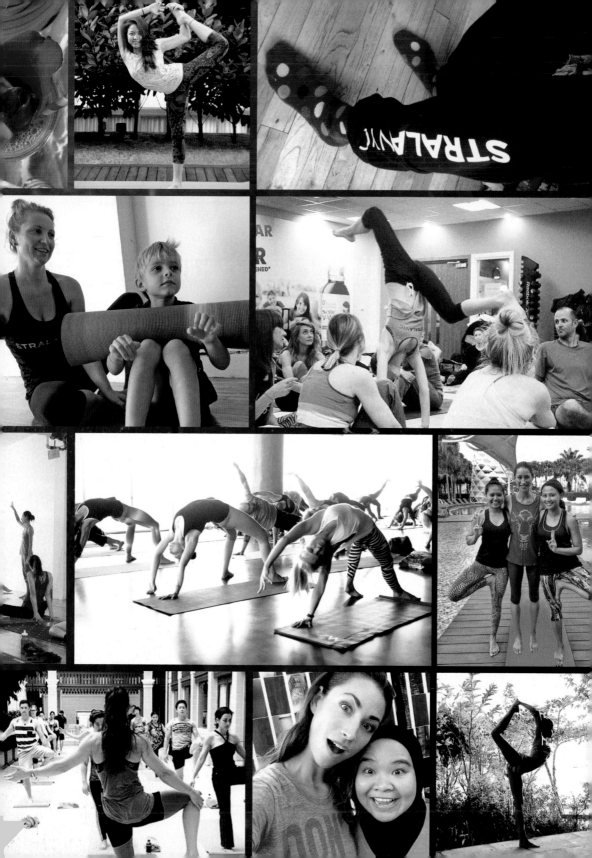

INTRODUCCIÓN

¿Quieres sentirte maravillosamente bien? ¡Claro que sí! Eso es precisamente lo que todos queremos. Afortunadamente, hay un modo de vivir cada momento de tu vida con la sensación de estar fuerte, vigoroso, inspirado, sereno, centrado e insensatamente feliz desde dentro hacia fuera. Y de eso voy a hablar en este libro.

Lo que he aprendido a través de mi búsqueda personal es que la tensión es la base de una vida que está fuera de control. La tensión te hace sentir cansado e irritable, triste y bloqueado, frustrado y rabioso, y también te hace experimentar una sensación de mediocridad. Aunque la vida no llegue a ser maravillosa, no

Durante muchos años mi vida iba bien... aunque no era genial. A lo largo de todo ese tiempo me dediqué a investigar, tratando de descubrir cuál era mi misión y de encontrar la forma de tener éxito y un sentido para mi vida. En aquella época advertí que llevaba a cuestas una enorme carga de tensión. Me consideraba una persona tranquila y abierta, capaz de atraer todo aquello que deseaba. Sin embargo, no parecía conseguir lo que quería. ¿Por qué las cosas no me salían bien? Trabajaba duramente y acataba las normas; sin embargo, mis esfuerzos no se traducían en buenos resultados. ¿Qué era lo que estaba haciendo mal?

Algo cambió en mí, después de analizar por qué estaba bloqueada, al principio de forma gradual, pero luego repentinamente. Caí en la cuenta de que necesitaba utilizar mi energía de un modo más efectivo. Sabía que me hacía falta un cambio, pero no tenía la menor idea de cómo conseguirlo. Sentí una inexplicable urgencia por apartarme del camino en el que me hallaba para encontrar otro mejor. No obstante, no estaba muy segura de qué era lo que tenía que hacer para lograrlo.

Tras algunos años de búsqueda e investigaciones, descubrí que lo mejor era seguir un camino sencillo y natural, y no estoy hablando del camino más fácil, sino de un camino desde el que cualquier situación se aborda con serenidad y sabia naturalidad. Con esa actitud podemos deshacernos de la tensión que sofoca nuestra intuición, anula nuestra capacidad física y mental y limita nuestra creatividad. Con esa actitud somos capaces de librarnos de los bloqueos que nos mantienen varados en el mismo lugar, experimentar una sensación de libertad y generar espacio.

El descubrimiento de la soltura y la naturalidad fue un proceso muy largo, pero me llevó a crear Strala Yoga, algo de lo que estaré eternamente agradecida. Strala es una filosofía del movimiento que te lleva nuevamente hacia ti mismo. No se basa en reglas estrictas ni series de posturas, sino en la sensación, la intuición y el movimiento natural. Consiste en el «cómo» del movimiento y no en el «qué». En las clases de Strala realizas movimientos de la forma que te resulte más cómoda en lugar de intentar realizar determinadas posturas. Se trata de permanecer en las posturas en las que te encuentras a gusto y afrontar los momentos difíciles con la ayuda de la respiración, y no en forzarte a adoptar posturas rígidas. Las clases de Strala están dirigidas a conseguir que te muevas libremente a tu manera, sin la presión de ninguna regla.

Desde que comencé a enseñar esta forma de yoga, he visto a miles de personas incorporar en su vida la libertad y la soltura que han estado practicando en clase. Están más sanas y felices. Se han deshecho del estrés y son capaces de reírse de cosas que antes las sacaban de sus casillas. Han conseguido relacionarse más fácil y alegremente con sus colegas y amigos. Disfrutan de actividades y comidas más sanas. En definitiva, tienen una vida mejor. Cuando practicas la soltura y la naturalidad sobre la esterilla de forma regular, se convierten en un hábito también fuera de ella. Y la vida se vuelve realmente muy agradable. Este libro trata de cómo conseguirlo.

Mi objetivo es guiarte a través de la filosofía y los movimientos de Strala Yoga y luego apartarme sencillamente del camino para que puedas comprobar y aceptar que eres una persona competente y genial. No estoy aquí para ser un gurú. Mi familia es del Medio Oeste de los Estados Unidos y me darían una bofetada si comenzara a comportarme como si estuviera más evolucionada o fuera mejor que cualquier otra persona –y, francamente yo comparto su opinión–. Estoy aquí simplemente para mostrarte que puedes incorporar con facilidad en tu vida esta práctica super sostenible que te ayudará a sentir que eres una persona maravillosa.

Nos encontramos en un camino ameno y divertido, caracterizado por la investigación y la relajación física y mental.

En la primera parte de este libro nos vamos a ocupar de la creación de Strala

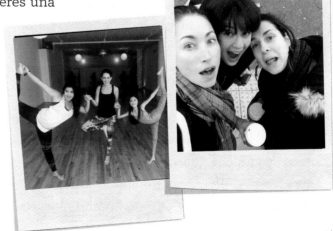

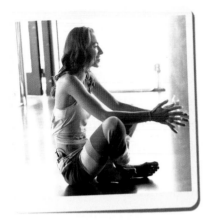

y profundizaremos en los efectos de la tensión y la relajación. A continuación se presentarán los principios básicos que te ayudarán a introducir la relajación en tu vida: la conexión entre la respiración y el cuerpo, la importancia de las sensaciones y el uso del movimiento relajado y natural. Después de organizar la práctica en casa haciendo uso de los consejos que aparecen en el capítulo 5, puedes probar una de las diez secuencias (¡o todas!) que te presento en la segunda parte. Las fotos incluidas en el libro te servirán de guía a lo largo del camino. (Observarás que el ángulo de mi postura varía en algunas secuencias, ¡pero no interpretes que debes mover tu cuerpo 360 grados para completar la postura! Lo importante es observar la posición general del cuerpo y la ubicación de los pies y las manos.) Algunos son movimientos básicos que te enseñarán a fluir, y otros se centran en resultados específicos, como pueden ser despertarse, desintoxicarse y dormir mejor. Presento también dos programas que pueden ayudarte a incluir el yoga en tu vida, un programa de siete días para ponerte en marcha y una guía específica y más exhaustiva de treinta días.

Si te apetece, puedes apuntar en una libreta las reflexiones que te sugiera la lectura de las siguientes páginas. Te enseñaré conceptos y ejercicios que te ayudarán a comprender la filosofía y los aspectos mentales de esta práctica y te daré algunos consejos concretos para ponerlos en acción. Cuando probamos nuevas ideas y nos damos el tiempo suficiente para observar cómo nos sentimos y cuál es la mejor forma de que estos conceptos sean útiles en nuestra propia vida, se abre un espacio donde la magia puede manifestarse.

Una advertencia razonable: este trabajo requiere un poco de energía y concentración, pero lo practicamos eliminando la tensión, el esfuerzo y, lo que es más importante, el

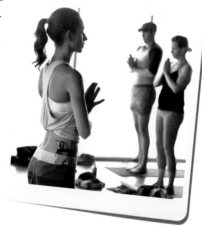

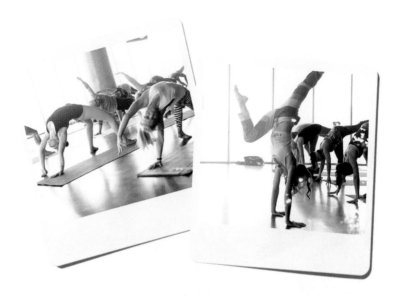

miedo. Debes exponerte, mostrar quién eres, y además ser capaz de mantenerlo. Evidentemente, tendrás que practicar pero te aseguro que disfrutarás del proceso. No tiene nada que ver con la conocida afirmación «quien algo quiere, algo le cuesta»; aquí se trata de conseguir la mayor cantidad de logros con el menor esfuerzo posible con el fin de crear un espacio enorme para desarrollar tus posibilidades y facilitar la sanación, la intuición y la claridad. A través de este proceso y moviéndote con soltura volverás a estar en sintonía con lo que es natural, a trabajar para armonizar tus zonas desequilibradas y a conseguir más con menos esfuerzo. Y puedo garantizarte que lo pasarás muy bien.

Todo esto suena como una de esas promesas que nunca se cumplen, ¿verdad? Lo sé. Pero debo decir que he presenciado innumerables éxitos, desde la curación de enfermedades físicas y emocionales hasta enormes transformaciones vitales, incluida la mía. El secreto reside en el proceso y en el compromiso contigo mismo. Si practicas regularmente con naturalidad, tendrás una salud fuerte y radiante y te sentirás genial, sereno, claro y conectado contigo mismo. Te parecerá que eres la mejor versión de ti mismo. ¡De manera que ya puedes prepararte para sentirte maravillosamente bien y disfrutar a lo largo del camino!

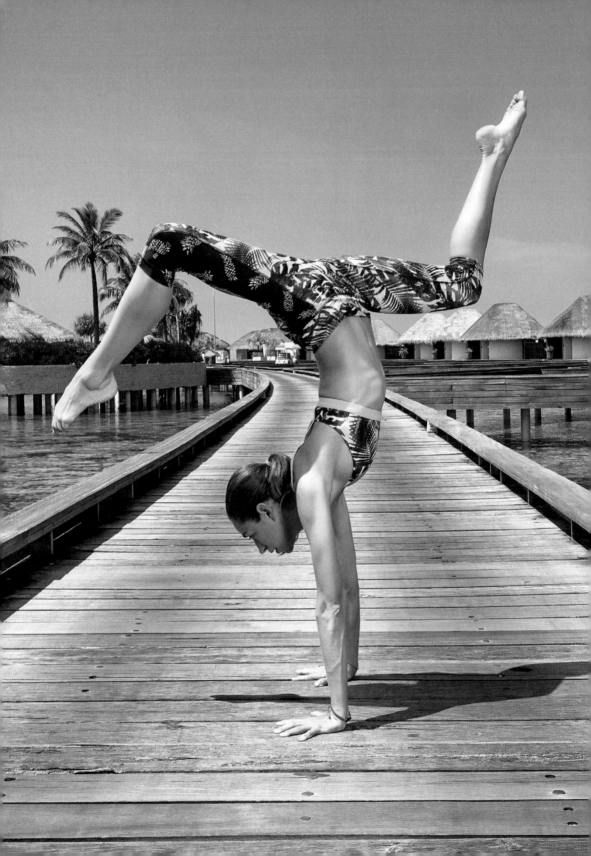

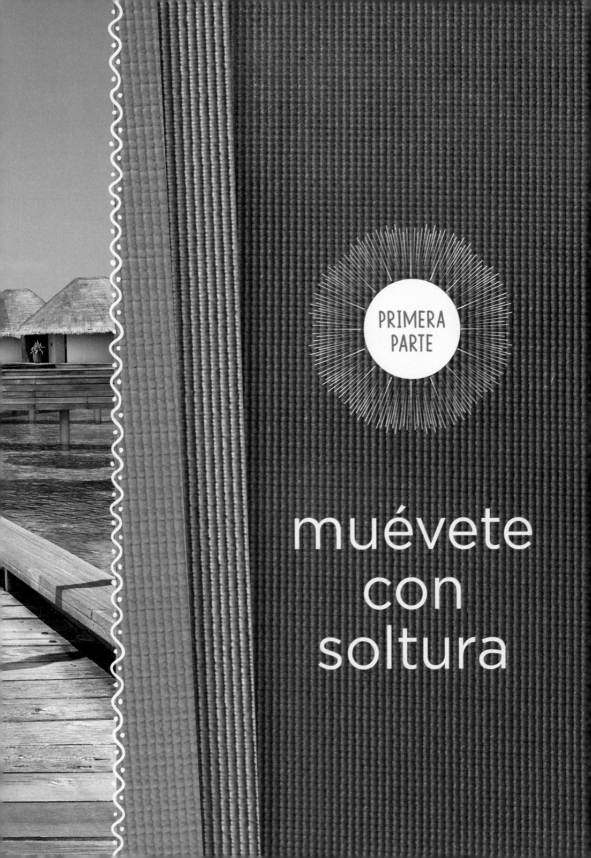

muévete con soltura

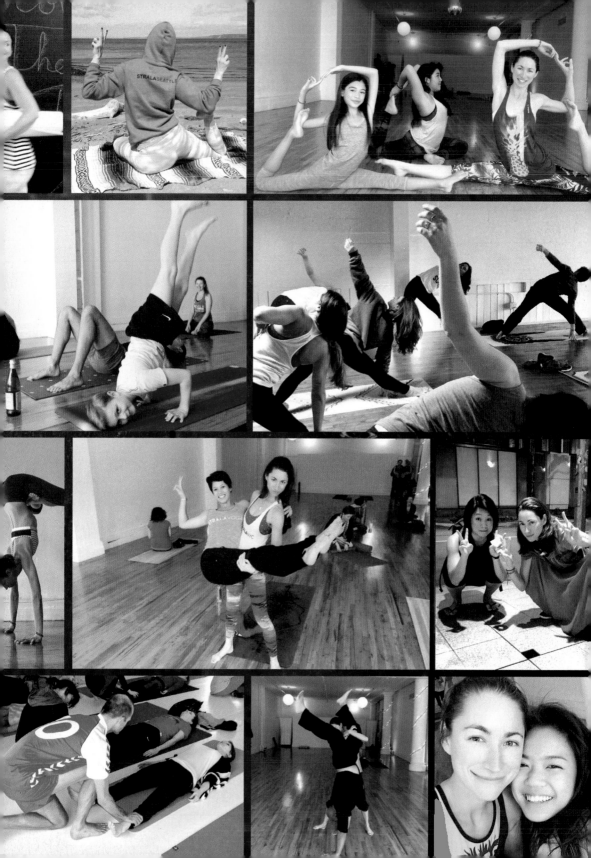

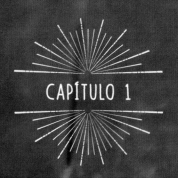

CAPÍTULO 1

DESCUBRIR LO FÁCIL:

la filosofía de Strala

La primera vez que vi a un yogui, tenía dieciocho años y formaba parte de una troupe de bailarines contemporáneos que estudiaban en el conservatorio Barat. Nuestro profesor de *ballet*, Rory Foster, del American Ballet Theatre, nos había convencido para que asistiéramos a una clase de yoga con la promesa de que nos enseñaría a relajarnos, lo que nos permitiría evitar y remediar los dolores musculares. Esa promesa me pareció maravillosa porque siempre estaba dolorida. Tenía una gran tensión en los tendones de las corvas y sufría dolores intensos en las piernas. Si esa clase de yoga podía ayudarme a sentirme mejor, estaba decididamente dispuesta a asistir a ella.

Al entrar en la primera clase de yoga de mi vida, vi a un hombre sentado en el suelo con las piernas cruzadas. Era alto y tenía una gran melena rizada que sobresalía orgullosamente por encima de su cabeza como una extensión de su columna vertebral. Su cuerpo era fuerte y tenía una sonrisa de oreja a oreja. Sus rodillas descansaban cómodamente sobre el suelo. Su figura parecía decir: «Todo está bien».

Esperaba pacientemente que una panda de bailarines que se reían tontamente se acomodara en su sitio, sin que el ruido ni la cháchara lo perturbaran. Por la forma en que nos comportábamos, ignorando su presencia, parecía claro que ninguno de nosotros se interesaba realmente por el yoga –la mayoría estábamos allí para impresionar a nuestro profesor de *ballet*–.

Sin embargo, a pesar del caos e incluso la arrogancia que acompañaban nuestra llegada, él siguió allí sentado, muy tranquilo, con un aspecto naturalmente feliz.

Yo estaba muy impresionada por su presencia. Lo único que podía pensar era: «¿Cómo puede este tío no estar estresado? ¿Cómo puede su vida ser tan maravillosa como para que se sienta feliz enseñando yoga a un grupo de bailarines que no le prestan atención?». Me sentía más nerviosa que él. Más adelante me di cuenta de que ese yogui encarnaba todo lo que faltaba en mi vida en ese momento: calma y felicidad. Él era sencillamente feliz, más allá de lo que sucediera a su alrededor. Ese era el estado de su ser, y todos los viernes que venía a darnos la clase de yoga el estudio se llenaba de vibraciones muy positivas.

Sus clases eran muy diferentes a todo lo que habíamos practicado con la danza. No se basaban en normas ni posturas estrictas, sino en la energía y en la soltura del movimiento. No falté ni un solo día debido a la magia que se producía en ellas. No nos resultaba difícil, ya que estábamos acostumbrados a movernos, saltar y flexionar el cuerpo para hacer las posturas más complicadas. Mientras la mayoría de mis compañeros se mostraban impacientes por que llegara la «siesta» al final de la clase, yo me dedicaba a absorber la energía del movimiento. Presentía que la magia no consistía tanto en las formas que pudiéramos hacer con nuestro cuerpo como en lo que estaba sucediendo en nuestro interior durante esa meditación en movimiento.

Esta experiencia inicial con el yoga me llevó a desarrollar Strala Yoga, un estilo de movimiento que consiste en la soltura y la naturalidad, en la conexión con uno mismo, una práctica que se centra en el proceso y no en los resultados, en conectarse con uno mismo para sentir y reconocer lo que nos conviene más, en liberar la tensión con el fin de crear espacio para la creatividad, la pasión, la improvisación y el goce.

UN CAMBIO DE ENFOQUE

La tensión es interesante. En cierto sentido, es idolatrada como algo que puede ayudarte a conseguir el éxito. Si te empeñas, si luchas y te esfuerzas, conseguirás llegar a lo más alto. Eso es lo que nos enseñan. Si quieres ser un ganador, debes esforzarte al máximo.

Y así lo entendía yo. Valoraba mi tensión y la necesitaba de una manera muy poco saludable. Consideraba que era una manifestación de mis esfuerzos, mi independencia y mi dedicación para llegar a ser una persona exitosa. La relajación no era una opción. Cualquier enfoque que implicara facilidad era inmediatamente asociado con la pereza, e incluso la irresponsabilidad. Me resulta francamente asombroso recordar hasta qué punto reverenciaba mi tensión, ahora que sé que era la causa principal de que no tuviese la vida que deseaba.

Creo que muchos de nosotros nos aferramos a esa idea. Trabajamos. Nos esforzamos. Luchamos. Acatamos todas las reglas con el objetivo de superar a nuestros colegas y demostrar que somos los mejores. Pero esto también significa que vivimos en un estrés continuo, acumulando más tensión día tras día. Y cuando no somos capaces de relajarnos y recuperarnos, las cosas nos salen mal.

El estrés es útil cuando nos enfrentamos con un perro que nos gruñe porque nos ofrece una dosis de cortisol que nos permite luchar o huir. No obstante, si no conseguimos bajar los niveles de cortisol y volver a un estado neutral, comenzamos a hundirnos física y emocionalmente. Enfermamos. Nos agotamos. Nuestra creatividad y nuestra intuición quedan anuladas. No podemos fluir ni ser la mejor versión de nosotros mismos. Sencillamente no estamos equipados para afrontar los retos de la vida cotidiana de forma adecuada.

Vamos a considerar algunas situaciones con el único fin de que entiendas lo que quiero decir. Imagina que tienes una discusión con un amigo, que estás en una entrevista de trabajo o que intentas dominar una actividad física, como puede ser un deporte o una postura de yoga. Si te acercas a cualquiera de estas situaciones con una actitud tensa y rígida, las cosas se complican. La tensión hace que la confrontación con tu amigo sea cada vez más frustrante, te pongas a la defensiva y pierdas la perspectiva de lo que te está diciendo. En la entrevista de trabajo, la tensión consigue que no seas capaz de escuchar adecuadamente y te impide procesar los pensamientos con claridad, y además te pones nervioso y te consume la ansiedad. En cuanto a los intentos por dominar una actividad física, la tensión te lleva a forzar el cuerpo y la mente para intentar alcanzar un resultado deseado. Todo esto no hace más que intensificar la tensión; como resultado, tu cuerpo y tu mente se sumen en un estado de pánico y el estrés aumenta las posibilidades de lesionarte.

Ahora vamos a imaginar las mismas situaciones y enfocarlas con tranquilidad. Respiras profundamente para relajarte y escuchar lo que dice tu amigo; eres capaz de estar en el momento presente, discernir realmente lo que te parece desacertado e improvisar algo que facilite una resolución útil. Antes de entrar en una entrevista de trabajo respiras profundamente para serenarte. Cuando tus reacciones de luchar o huir están bajo control, eres capaz de escuchar y hablar lógicamente, con calma y claridad (y además generas una energía positiva). En cuanto a los retos físicos, si respiras profundamente para relajarte, te sintonizas con tu cuerpo y te concentras únicamente en el movimiento en lugar de pensar en el objetivo, conseguirás más con menos esfuerzo.

Estoy aquí para hablarte de esa clase de movimiento que nos enseña a relajarnos para realizar todas nuestras actividades con serenidad.

Podemos afrontar la vida de una forma relajada con independencia de que las circunstancias sean simples o complicadas. Cuando aprendemos a relajarnos, conseguimos llegar más lejos con menos esfuerzo (a menudo alcanzando nuestras metas sin siquiera advertirlo). ¿Y por qué sucede esto? Porque cuando nos centramos en mantener nuestro cuerpo y nuestra mente relajados, y en el momento presente, nos despreocupamos del futuro. No nos detenemos a pensar qué importancia puede tener para nuestra vida el hecho de conseguir un determinado objetivo. Al cambiar de enfoque y adoptar una actitud relajada, liberamos energía. Y en lugar de dirigirse hacia la tensión y la preocupación, esa energía está libre para fluir en otras direcciones y destinarse a la creatividad y la innovación; puede encauzarse hacia el goce, la empatía, la compasión y muchas otras cosas. Con una actitud serena podemos crear el espacio necesario para elegir la dirección que más nos convenga y la energía precisa para apoyar nuestros esfuerzos.

Un alto nivel de rendimiento, ya sea de tipo físico o de tipo mental, solo se consigue mediante una actitud relajada. Recuerda: la relajación no implica que las cosas sean fáciles. La relajación es meramente una forma de enfocarlas, es la actitud que tenemos frente a todas ellas. Y este enfoque es el secreto de las asombrosas e inspiradoras hazañas de algunos atletas, mentes prodigiosas y fantásticos artistas. Lo que ellos hacen parece sencillo; sin embargo, es el resultado de un gran esfuerzo realizado desde un espacio de calma y serenidad.

Hay algo hermoso en todo esto, y es que la capacidad para conseguir más con menos esfuerzo está al alcance de todos nosotros mediante una práctica regular. Debemos practicar la soltura conscientemente para que sea una parte normal de nuestra vida. Con una práctica constante dirigida a conseguir la relajación física y mental puedes entrenar tu cuerpo para que esté increíblemente fuerte y saludable y lograr que tu mente sea aguda y a la vez serena y que tus niveles de energía sean altos y vibrantes. Y lo mejor es que esto se trasladará a todos los aspectos de tu vida. Pronto podrás relajarte naturalmente durante esa dura conversación que mantienes con un amigo o en esa entrevista de trabajo que te despierta temores. Practicar la soltura te entrena para moverte de la forma en que te sientes más a gusto y hacer caso de tu intuición, lo que te permitirá experimentar la libertad y pasártelo muy bien a lo largo del camino.

Cuando te mueves naturalmente con soltura, tanto en los momentos sencillos como en los difíciles, alcanzas tus objetivos mucho antes de lo que te imaginas. Un espacio mucho mayor se abre súbitamente y tienes mucho más tiempo para disfrutar. Cuando tu actitud es relajada, te sientes feliz. La capacidad de relajarte es tu secreto de oro para tener una vida radiante y llena de sorpresas, fuerza y gracia. Moverte con soltura y naturalidad te sitúa directamente en el momento presente, donde tienes espacio suficiente para respirar, crear y divertirte.

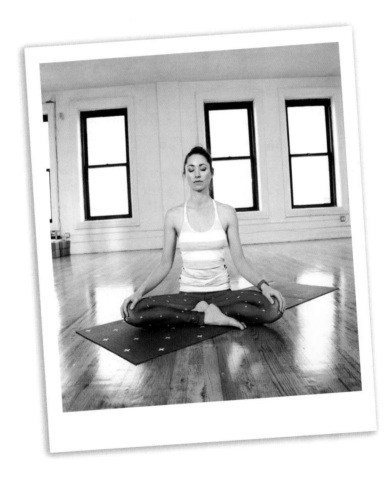

PAUSA DE AUTOAYUDA

Una de las mayores lecciones que he aprendido en mi vida hasta el momento es que cualquier cambio, sea pequeño o grande, comienza siempre en mí. Necesitaba imperiosamente liberarme de la tensión, la frustración y la tendencia a juzgar para poder ser más afectiva, y sabía que eso se traduciría en que otras personas se sintieran más queridas y también se mostraran más cariñosas conmigo. Si era capaz de cambiar mi forma de amar, podría llegar a crear un efecto en cadena.

Todos atravesamos momentos, días, semanas e incluso años tensos, pero nunca es demasiado tarde para relajarse y volver a sintonizar con nuestro ser interior. Con unas pocas y simples respiraciones podemos volver a conectarnos con nosotros mismos

Aprendí esta meditación de mi buena amiga Mallika Chopra. Ella, a su vez, la aprendió de su padre, Deepak Chopra, cuando era una niña. Consiste en conectarse con lo más importante de tu vida y formular una afirmación clara de cómo deseas estar en el mundo. Es una práctica diaria muy útil, especialmente cuando nos sentimos arrastrados por el estrés de nuestro día a día.

De manera que vamos a concedernos un momento para volver a conectarnos con nosotros mismos y así poder modificar nuestro estado anímico. ¿Qué es lo que necesitas dejar ir? ¿Qué es lo que te retiene? Liberarte de ello te ayudará a producir un cambio más allá de ti mismo.

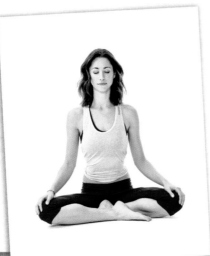

Siéntate cómodamente. Cierra los ojos y vuelve tu atención hacia el interior.

Balancéate de lado a lado y hacia atrás y adelante hasta encontrar una postura agradable, neutral y equilibrada.

Inhala profundamente y eleva los brazos por encima de la cabeza.

Presiona las palmas de las manos entre sí y acerca los pulgares al corazón.

Relájate en la postura durante un momento. Inhala profundamente por la nariz.

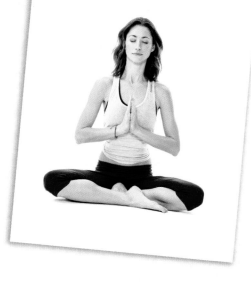

Exhala por la boca. Repite dos veces más.

Mantén la postura, deja pasar unos instantes y hazte las siguientes preguntas en silencio. No es necesario encontrar respuestas; limítate a preguntar y a crear espacio para que la pregunta se asiente en tu interior.

Deja pasar un poco de tiempo entre cada pregunta.

¿Quién soy?
¿Qué quiero?
¿Cómo puedo ser útil?

Cuando estés preparado,
abre los ojos y relaja las manos sobre los muslos.

APRENDER A RELAJARTE

Sé que esto puede parecer una locura pero aprender a relajarse no es algo a lo que la gente aspire, ni siquiera después de conocer todos los beneficios maravillosos que puede traer a su vida. Se necesita coraje para creer que es algo positivo y un alto nivel de entusiasmo para descartar la idea de que esforzándote mucho consigues lo mejor. No es tan simple llegar a pensar que un enfoque basado en la soltura y la serenidad puede ser realmente el eslabón que falta entre el sitio donde estás ahora y aquel en el que desearías estar. Aprender que esta forma de enfocar la vida puede ayudarte a sentirte maravillosamente bien durante todo el proceso y a beneficiarte de él casi parece una broma cruel. La buena noticia es que esa broma juega a nuestro favor, y cuando elegimos este enfoque no solo conseguimos lo que deseamos, también nos sentimos muy a gusto a lo largo del camino.

Una vez que aceptas la idea de que la relajación es algo deseable, primero tienes que descubrir qué es y luego probarla. En cuanto comienzas a conocerla, ya puedes incluirla en tu vida. Esto puede ser un proceso arduo. Lo fue para mí.

Pero volvamos al momento en que estaba totalmente cautivada por el profesor de yoga. En esa época luchaba para deshacerme de la tensión que me había llevado al punto en el que me encontraba. Por fortuna, mi profesor de *ballet* se dio cuenta no solo de la confusión que estaba experimentando en aquella época de mi vida sino también de mi interés por el yoga, así que cierto día me dio el libro *Autobiografía de un yogui*. Sencillamente, fue el mejor de los regalos. En aquel momento me sentí avergonzada por haber sido descubierta. Mi mente llena de tensión y preocupaciones me llevó a pensar que quizás me estaba insinuando que no era una buena bailarina. Sin embargo, al mismo tiempo me sentí halagada porque había advertido mi interés por el yoga.

Leí el libro, que trataba de la vida de Yogananda y de su viaje por el mundo para difundir el yoga en Occidente. Después de leerlo me sentí inspirada. Cuando me enteré de que en California había un Centro Yogananda, ahorré un poco de dinero para asistir a las clases durante las vacaciones de invierno.

A partir de ahí inicié un viaje en el que comencé a explorar diferentes modalidades de sanación, entre ellas el reiki y el shiatsu, y otros estilos de yoga. Conocí un montón de gente comprometida con el mundo de la sanación y, sorprendentemente, empecé a sentirme dividida. Estaba comenzando a experimentar esa sensación que irradiaba el profesor de yoga, pero no me resultaba fácil encontrar personas afines. Todas pertenecían a una tradición o practicaban un estilo determinado de yoga y creían únicamente en el poder de su propia práctica. En ningún caso se trataba de la magia que vive en el interior de todos nosotros, sino de la lealtad a una doctrina. Y yo no podía aceptarlo. En mi opinión, esas tradiciones eran solo los medios para llegar a un fin, los procesos que te llevan a encontrar tu verdadero ser. Algunos métodos funcionan para algunas personas pero no para otras, y aquellos a quienes conocí les daban tanta importancia a sus propios procesos que parecían perder de vista la intención final.

Este mundo me pareció tan rígido como el mundo del cual yo venía, la danza. La división en el así llamado mundo de amor y aceptación me hizo comprender por qué muchas personas no pueden acceder a su propia magia interior. Entiendo ahora cómo funciona: vives un momento divino mientras formas parte de una tradición, de modo que te entregas completamente a ella y llegas a la conclusión de que las otras prácticas no funcionan sencillamente porque nunca antes has experimentado ese momento divino personal con ningún otro método. Así que sigues trabajando con lo que te funcionó y rechazas por completo todo lo demás. Esa es una tendencia humana. Sin embargo, la obsesión por las bondades de la práctica a menudo nos hace perder de vista la magia.

Sentí que esa actitud de «es como yo digo y si no, nada» estaba impidiendo que las personas se dedicaran a practicar yoga para buscar la magia que anida en su interior. Seguía siendo un club secreto para mucha gente, y ya era hora de echar abajo las puertas.

LA ALEGRÍA DE AYUDAR

Durante esa misma época estaba empezando a darme cuenta de que ser bailarina profesional no era necesariamente lo que yo deseaba para mi vida.

Creo que todos estamos aquí para ayudar a los demás, y de alguna manera siempre he tenido esa convicción. Crecí en los bosques de Illinois en el seno de una familia afectiva y maravillosa, y rodeada de naturaleza. Como a muchos niños, me encantaba correr libremente y jugar en el exterior. La mayoría de mis recuerdos incluyen la sensación de ser libre y creativa y sentirme entusiasmada por las posibilidades infinitas que se abrían ante mí. Me gustaba sentarme en la naturaleza y practicar una versión autodidacta de meditación, movimiento y conexión con mi intuición y con el mundo que me rodeaba. Para mí era natural, fácil y divertido sintonizar con la naturaleza. Cuando cerraba los ojos, veía colores brillantes formando remolinos y danzando en mi interior y a mi alrededor, conectándolo todo de la forma más radiante y emocionante. Tenía conversaciones secretas con la naturaleza, que era el lugar donde me sentía realmente feliz y adonde acudía para disfrutar y soñar. La vida era maravillosa.

Aunque también me daba cuenta de que no era del mismo modo para todo el mundo. Sabía que había niños que no tenían nada que comer ni un hogar donde vivir. Paralelamente, veía niños y adultos que disfrutaban de todas las comodidades que necesitaban y sin embargo sufrían de un exceso de estrés y ansiedad. Tenía el deseo ferviente de hacer todo lo que estuviera en mis manos por ayudar. Donaba el dinero que recibía en mis cumpleaños a los niños que carecían de alimentos y cobijo; sabía que no era mucho, pero necesitaba hacer algo. Más difícil era ayudar a las personas que padecían miserias más intangibles que no se debían a necesidades materiales.

Conocí a maestros que se sentían frustrados con sus alumnos y se alteraban innecesariamente, y a personas que se atiborraban de comida basura por pura ansiedad y para calmar su estrés. Veía a las madres de mis amigos acumular tensiones corporales debido a preocupaciones relacionadas con un montón de problemas. Al parecer, el estrés y la tensión se agravaban porque quienes se sentían nerviosos y frustrados la mayor parte del tiempo solo conseguían tener relaciones infelices y conflictivas. Un círculo vicioso. Pero también advertí que eso mismo les sucedía a las personas felices. Y con esto quiero decir que las personas que se sentían principalmente alegres y libres solían mantener relaciones alegres y libres e irradiaban calma y tranquilidad en cualquier sitio en el que estuvieran. Su energía era tan evidente que yo sentía que casi podía tocarla. Sabía que lo que me hacía sentir bien, incluso si no tenía un buen día, era volver a conectar conmigo misma a través de mis meditaciones en la naturaleza. Eso fue lo que me situó en el círculo feliz, y decidí que quería ayudar a otras personas a sentir lo mismo que yo. No tenía ningún plan de acción real, solo la motivación de querer ayudar.

Mis padres me inculcaron el deseo de ayudar, no solo con palabras sino también con su ejemplo. Nos enseñaron a mi hermano y a mí que ayudar a la gente y tratar a todo el mundo por igual y con respeto, independientemente de las circunstancias, eran dos de las cosas más importantes en la vida. Ellos ayudaban a la gente sin que mediara un motivo aparente, y eso es lo que yo también quería hacer. Cuando empecé a ayudar, me sentí viva. No importaba si se trataba de abrir una puerta para dejar pasar a alguien, recoger un libro del suelo o donar el dinero que me habían regalado por mi cumpleaños a organizaciones benéficas. La sensación de ayudar era muy agradable y me convertí en una adicta a esa «droga». En efecto, ayudar a alguien era muy agradable: el «subidón» de la sensación que te producía era sencillamente increíble. Me preguntaba por qué no se hablaba de esto en las conferencias sobre los valores y la generosidad. Hay algo en la forma en que estamos constituidos que nos hace sentirnos vivos y reconfortados cuando ayudamos a otras personas.

Estoy convencida de que es nuestro deber ayudarnos mutuamente de acuerdo con nuestras posibilidades. Por eso estoy aquí. Cuando nos ayudamos, nos sentimos conectados y a gusto con nosotros mismos. Ayudar es la clave para poder llegar a descubrir la magia de la persona que realmente somos. Ayudar despierta nuestros dones y talentos naturales. Ayudar eleva la individualidad de cada persona y permite que los deseos se manifiesten y demuestren lo que valemos. Ayudar implica que todos somos nobles y abre el camino hacia la armonía. ¡Y nos hace sentir genial!

Pues bien, yo estaba «enganchada» a ayudar, pero no veía de qué forma la danza podía resultarle útil a alguien. Evidentemente, podía provocar una sonrisa en todas las personas que asistían al espectáculo, pero, ¿cómo podía ayudar en el sentido amplio del término? Quizás esto haya sido lo que me cautivó del mundo del yoga. Necesitaba encontrar la magia dentro de mí para poder crear una vida que irradiara alegría y mejorar así la vida de los demás.

Por otra parte, este deseo de ayudar es probablemente lo que alimentó algunas de mis frustraciones en relación con la cultura del yoga. No se enseñaba a las personas a encontrar la luz dentro de sí mismas, a conectar con su magia interior. Muchos monitores de yoga intentaban ayudar a sus alumnos a ser fuertes, estables y tener mejor salud, pero lo que no tenían en cuenta es que, si bien podemos aprender técnicas de nuestros guías y maestros, la fuente esencial está en nuestro interior. Las secuencias de ejercicios no se basaban en la magia sino en seguir las normas; ponían el acento en las relaciones desiguales entre alumnos y profesores y requerían una buena cantidad de pasos para alcanzar algo supuestamente valioso. Lo que me había traído inicialmente a ese mundo parecía estar muy lejos de lo que yo aspiraba. Pensé en mis primeras clases de yoga y recordé que aquel maestro de yoga era muy diferente. Nunca nos había pedido que siguiéramos ninguna regla, ni tampoco a él; simplemente nos había mostrado un enfoque cuyo objetivo era conectar con la magia, y luego nos había ofrecido el espacio para que la encontráramos por nosotros mismos. Nos había enseñado con el ejemplo, igual que mis padres.

Ahora sabía que tenía ante mí un extraño y confuso camino. Debía sentar las bases para ayudarme a mí misma a conectar con la magia sin quedarme estancada en la rigidez de sistemas restrictivos. Mi manera de ayudar a otras personas consistía en descubrir mi propia soltura y naturalidad, y luego compartir eso con ellas.

INICIAR EL CAMINO HACIA LA SOLTURA Y LA NATURALIDAD

A pesar de no estar segura de que la danza fuera mi futuro, me trasladé a la ciudad de Nueva York para ser bailarina. Tuve la fortuna de disfrutar de muchas oportunidades de participar en anuncios televisivos y algunas campañas de publicidad impresas. Me encantaba pasear por la ciudad y conocer todo tipo de gente, y así fue como conseguí diversos trabajos. Bailé sobre zancos, participé en coreografías de obras de teatro y documentales e hice muchas cosas más, todas ellas muy interesantes.

No obstante, pronto llegó la hora de tener que decidir si entraba en una compañía y me dedicaba por completo a la danza o seguía con ese tipo de trabajos que me dejaban bastante tiempo libre y me alcanzaban para pagar el alquiler. Y finalmente opté por el tiempo libre y el alquiler, lo que me ofreció la posibilidad de descubrir qué quería hacer realmente con mi vida.

En mi tiempo libre asistía a todo tipo de clases de yoga y sanación. Participé en talleres de sanación, filosofía y diferentes métodos prácticos. Pasaba buenos momentos estableciendo nuevas relaciones y conociendo diferentes comunidades de yoga.

También empecé a ocuparme de mi propia tensión. Siempre me había sentido cómoda expresándome a través de mi cuerpo, de modo que me dediqué a disolver las tensiones mediante una serie ilimitada de ejercicios físicos en la intimidad de mi propia casa. La técnica era la siguiente: me movía por el espacio de una forma que probablemente se parecía a una especie de danza ceremonial superextraña de una mujer salvaje. No me impuse ninguna regla. Mi único objetivo era encontrar respuestas. Puse en práctica todo lo que conocía, todo lo que sentía, y luego sencillamente me dediqué a esperar. Rodaba y me revolcaba sobre el suelo o el sofá, e incluso sobre la mesa de la cocina, con el propósito no solo de detectar las tensiones acumuladas en mi cuerpo, sino también en mi mente. Quería descubrir dónde se alojaba la tensión, cómo podía deshacerme de ella y si para hacerlo debía recurrir al esfuerzo o a la relajación. Pretendía conocer los movimientos que podían ayudarme, qué partes de mi cuerpo estaban doloridas y bloqueadas y cuáles eran mis zonas fuertes y débiles, pero también qué quería hacer mi cuerpo una vez que estaba en movimiento.

A través de esa búsqueda personal me percaté de que estaba francamente tensa, física y mentalmente, y que esa tensión estaba condicionando mi vida. Advertí hasta qué punto me afectaba todo esto, al bloquearme e impedirme conseguir cosas maravillosas. La interrelación entre la mente y el cuerpo, la tensión y el éxito, la frustración y la alegría era asombrosa, atemorizante y divertida a la vez. Lo mejor de toda esta investigación realizada a través del movimiento fue que comencé a conectar con mi intuición y a percibir cómo me sentía, a ver todas mis posibilidades. Pasé a sentirme libre, abierta y conectada, como me sucedía cuando era una niña y estaba en la naturaleza.

Cuanto más aprendía, más me entusiasmaba aquello. Continué explorando mis posibilidades y revolcándome como una criatura salvaje por mi apartamento. Francamente, no me preocupaba en absoluto que esta práctica pudiera ofrecerme otros resultados. No tenía ningún plan, solo el deseo de sentirme mejor y disolver mis tensiones. Cada día dedicaba un poco de tiempo a esta excéntrica actividad física que gradualmente comenzó a tomar forma, de la misma manera que una improvisación de danza llega a convertirse en una coreografía. Comencé a repetir movimientos y respiraciones que producían un efecto de liberación física y emocional. Y empezaron a fluir movimientos simples que se expandían hacia el exterior y se relajaban hacia el interior. Así fue como fue desarrollándose una secuencia que evolucionaba cada vez que me dedicaba a improvisar. Había creado una práctica individual sin haberme planteado ninguna meta, aunque en realidad sentía que no la estaba inventando, sino más bien recordando. Surgía simultáneamente de mi interior y del espacio que me rodeaba. Estaba conectándome con algo útil y poderoso, y cada vez quería más y más.

Deseaba que otras personas también pudieran experimentar lo mismo que yo. Sabía que la mayoría de ellas no estarían dispuestas a rodar o revolcarse sobre el suelo, de modo que recurrí al yoga y a la meditación. Ambas técnicas te ayudan a conectar con tu ser interior, tal como yo había conseguido hacer con mi danza salvaje. Compartí mi interés por sentirme bien con todos aquellos que quisieron escucharme. Durante las pausas de los rodajes, en mis días libres y prácticamente en cualquier momento, hablaba de temas que pensaba que podían ayudar a la persona que estaba conmigo. Si alguien se quejaba de padecer estrés, ansiedad, dolor de espalda, jaquecas o noches de insomnio, me dedicaba a crearle una pequeña secuencia para solucionar el problema. Empezamos a llegarme noticias de curas mágicas causadas por las series que había recomendado y me sentía exultante. Pero también me sentía feliz cuando alguien simplemente me decía que la secuencia la había revitalizado. Estaba entrando en la zona en la que vuelves a sentirte viva por el simple hecho de ayudar. Aún mejor, comencé a encontrarle un sentido a mi vida. Mi objetivo se estaba manifestando a través de mi interés por la autorreflexión, el yoga, el movimiento y la sanación.

Me enfadaba menos con la gente que no se decidía a practicar yoga. Cambié mi enfoque y me centré en el poder del yoga para ayudar a otras personas que querían lograr un mejor estado físico y mental. No tenía el menor interés en luchar contra las diferentes escuelas de yoga; sencillamente deseaba crear un método natural con el que las personas pudieran sentirse identificadas. De modo que comencé a ayudarlas a moverse de la forma en que se encontraran más a gusto. Mi propósito era guiarlas lo más claramente posible, absteniéndome de dar opiniones.

El enfoque fue muy efectivo. Todos obtuvieron buenos resultados y comenzaron a manifestar que se encontraban realmente bien. Y eso era todo a lo que yo aspiraba. No tenía ningún interés en ser popular o en ganar amigos o admiradores. Lo único que pretendía era ayudar a las personas. Y a medida que veía que se curaban y se conectaban consigo mismas, me sentía cada vez más viva. Cuanto más ayudaba, más feliz, relajada y tranquila me encontraba. Estaba comenzando a utilizar mi tiempo en hacer algo que realmente me encantaba. Las cosas empezaban a ser divertidas.

LLEVAR LA AYUDA UN POCO MÁS LEJOS

Paulatinamente, fui estructurando un poco más mi método de ayudar a los demás. Ofrecía sesiones personalizadas a domicilio para tratar los dolores o las necesidades de las personas con las que trabajaba. Me gustaba descubrir diferentes secuencias que funcionaban igualmente bien en circunstancias variadas. Trabajé con mucha gente durante mucho tiempo y aprendí que existía un denominador común: cuando la tensión se interpone en tu camino, lo hace a lo grande. Yo misma viví una experiencia desagradable cuando la tensión se instaló en mi vida, y ahora me resulta fácil detectar cuándo otras personas están bloqueadas por las tensiones que han acumulado. Empecé a sentirme inmune al mal humor, a los comportamientos tensos y al nerviosismo, igual que aquel primer profesor de yoga que había tolerado pacientemente a un grupo de bailarines distraídos y dados a reírse tontamente. Quería ayudar a los demás a reducir la tensión y este enfoque natural y relajado basado en el yoga estaba dando sus frutos.

Y pronto se empezó a hablar de todo esto. Las personas con las que trabajaba les contaron sus experiencias a sus amigos y llegué a ofrecer sesiones individuales de yoga durante todo el día. En aquella época no cobraba por lo que hacía: aunque todos querían pagarme, yo consideraba que era ridículo aceptar dinero por ayudar a las personas haciendo algo que realmente me gustaba. Por fortuna, algunas de ellas me señalaron que debía aceptar dinero a cambio de este servicio porque eso era bueno tanto para ellas como para mí. Cobrar las sesiones me permitiría ganarme la vida haciendo lo que más me gustaba, y también podría ofrecer mi ayuda a un mayor número de personas. Podría incluso abandonar el trabajo de los anuncios, que en ese momento me servía para pagar mis gastos, y dedicar todo mi tiempo a mis sesiones de yoga.

Y eso es precisamente lo que hice. Eché mano del chándal, hice algunas llamadas telefónicas y me centré en organizar mi vida para dedicarme a ayudar a los demás a jornada completa. Estaba muy entusiasmada y bastante sorprendida.

En aquella época una de las personas que practicaban mi secuencia de yoga para alcanzar la felicidad me sugirió que redactara los principios básicos de mi método y me puso en contacto con algunas publicaciones. Yo tenía un puñado de tontas ideas para atraer a más personas al mundo de la sanación. Había colgado vídeos del tipo «hazlo tú mismo», tenía un blog y publicaba entradas divertidas como «Yoga para la resaca», «Yoga para *coaches*», «Yoga para atletas», «Yoga para adictos a Facebook» y cosas por el estilo. Internet se convirtió en otra plataforma donde podía ayudar a la gente. Pensé que cualquiera que necesitara ayuda podría encontrar mis publicaciones en la red y, al parecer, eso le ocurría a mucha gente. Las puertas se iban abriendo cada vez que tenía una idea nueva. Comencé a escribir una columna para una revista de salud y más adelante conseguí que publicaran mi primer libro. Después de escuchar durante meses que el yoga era aburrido y que a nadie le interesaría leer un libro sobre esta enseñanza, me puse primero a prueba con mis publicaciones digitales y más tarde fui capaz de escribir y publicar un libro de instrucciones para yoga. *Slim Calm Sexy Yoga* tuvo más éxito de lo que yo podía esperar, y así fueron abriéndose más puertas.

Conocí a mi marido, Mike, justo en el momento en que las cosas habían empezado a tomar impulso. Mike era otro defensor de la soltura y la naturalidad. Me encontraba en un retiro de yoga tratando grabar imágenes divertidas de mis propios intentos de abandonar el chocolate, de la vida en las literas, de la sensación de estar perdido y, por supuesto, de la frecuente búsqueda de un gurú.

Cuando Mike y yo comenzamos a hablar, percibí de inmediato que todo cobraba sentido; la naturalidad y el sosiego estaban llegando a mi vida de diferentes maneras. Nos comprometimos unos meses más tarde y nos casamos al cabo de un año.

Nuestra relación significó para mí un nuevo paso para liberarme de la tensión. Me sentía cómoda, segura y relajada. La libertad y el espacio se abrieron ante mí cuando comencé a compartir mi nueva vida con Mike. Todas las capas de tensión que había acumulado se disolvieron, y tuve la sensación de aflorar a la superficie con el entusiasmo necesario para desarrollar mi método para ayudar a los demás. Comencé a dar una clase semanal de yoga gratuita en Central Park. Confeccioné una pancarta de color naranja brillante que decía YOGA GRATIS, y Mike la sostenía en alto para atraer a las personas. Creamos una página en Facebook. La gente empezó a asistir a las clases de forma masiva y en determinado momento llegamos a tener problemas con las autoridades del parque por reunir a un grupo demasiado numeroso sin contar con un permiso. Tenía alumnos regulares, pero al cabo de un tiempo también comenzaron a incorporarse personas que estaban paseando por el parque. El grupo no dejaba de crecer y llegó un punto en el que sentí que era hora de dar la clase en el interior. Mike y yo organizamos un estudio bastante informal en el salón de nuestro apartamento. Todas las noches dábamos una clase y las sesiones pronto se hicieron muy populares debido a su estilo divertido, libre, abierto y directo... ¡y a su buena música! Los asistentes obtenían resultados rápidos que incluían la fuerza física, la liberación emocional y el alivio de sus dolores. Era muy emocionante. Teníamos visitantes de otras ciudades que practicaban con mis vídeos *online*. Los periodistas venían a entrevistarme, aunque yo lo pasaba bastante mal cuando trataban de describir lo que estaba sucediendo. Todo el mundo decía que mis clases eran diferentes a otras clases de yoga, más divertidas, más libres, menos rígidas. Yo no pretendía que fueran ni más ni menos que las demás, simplemente quería que fueran útiles. Decidí que debía analizar lo que realmente estaba haciendo para descubrir por qué era tan beneficioso para la gente.

MOVERSE CON SOLTURA Y NATURALIDAD ES FUNDAMENTAL

Pronto me percaté de que la clase era tan efectiva porque se basaba en moverse de la forma más natural y cómoda posible. Trabajábamos los movimientos concentrándonos en el proceso y no en los resultados. Resumiendo, estábamos haciendo las cosas con naturalidad y relajadamente. En aquel momento aún no me daba cuenta de que había sentado las bases de Strala Yoga.

Strala se basa en la soltura y la naturalidad. Los movimientos fluyen fácilmente como el agua. Son impulsados por la respiración y abren un espacio para que el cuerpo y la mente consigan logros sin estresarse. Todo está interconectado. La relación que tenemos con nuestro cuerpo revela cómo vivimos. Si modificamos la manera de movernos, podemos cambiar nuestra forma de vivir. Moverse como el agua sobre la esterilla de yoga, tanto durante los movimientos simples como los complicados, es un entrenamiento selectivo para eliminar el estrés. Si consigues realizar movimientos complicados con naturalidad y relajadamente, adoptarás la misma actitud frente a las dificultades y los retos que la vida te presenta. Pronto habrás encontrado la forma de entrar en ese círculo feliz. Como es evidente, la vida siempre traerá nuevos desafíos y situaciones estresantes, pero lo verdaderamente importante es tu forma de responder y avanzar. Si logras tener una vida relajada, serás capaz de hacer más con menos esfuerzo, sacar partido de tu energía para conseguir tus objetivos y deshacerte de las tensiones innecesarias a lo largo del camino.

La práctica de Strala, con movimientos naturales y fáciles, tiene precisamente el objetivo de situarte a ti en el proceso de autocuidado. El foco de la práctica eres tú, moviéndote de la manera en que te sientes mejor, permaneciendo en las posturas que te resultan más cómodas y ofreciéndote la posibilidad de descansar. Strala te motiva a explorar la conexión mente-cuerpo, y su objetivo es que llegues a percibir lo que realmente necesitas. Te ayuda a sintonizar con tu intuición enseñándote a estar en el momento presente y a dejarte fluir a través de tus movimientos. Al hacerlo, no solamente reconoces lo que necesitas por anticipado sino que además te dejas llevar por la respuesta relajada y natural de tu cuerpo, y esto te ayuda a recargarte, revitalizarte y sanarte. Si combinas todo esto, estarás preparado para cosechar buenos resultados. Los tres secretos de Strala son: concentrarse en la conexión entre la respiración y el cuerpo, conectar con la intuición a través de las sensaciones y conseguir un movimiento que fluya de manera natural. Explicaré cada uno de ellos en los siguientes capítulos; de momento me limito a decir que Strala es una evolución de la práctica del yoga y la meditación. El tiempo que invertimos en la práctica nos ofrece resultados duraderos: menor tensión; mayor creatividad; mejor conexión con el propio ser; más confianza; fuerza física y amplitud de movimientos, y un estado interior saludable con espacio para la creatividad y la alegría. En pocas palabras, te hace sentir maravillosamente bien desde dentro hacia fuera.

EXPERIMENTAR LA SOLTURA

Vamos a hacer un experimento simple y divertido. Prepárate para generar tensión en todo tu cuerpo. Contrae los músculos, aprieta firmemente los puños y arruga la frente. Ahora intenta ponerte de pie y cruzar la habitación manteniendo intacta esa tensión.

¿Cómo te ha ido?

Sí, ya sé que el ejercicio parece un poco tonto y acaso también sea un poco estresante. Muchas personas sienten la tensión no solo en el cuerpo sino también en la mente. El ejercicio les produce frustración y ansiedad, además de elevar sus niveles de estrés de forma estrepitosa; y todo eso únicamente debido a un breve paseo en tensión.

Muy bien. Ahora te pido que te relajes y recuperes el estado que tenías antes de hacer el ejercicio. Mantente de pie e inhala profundamente mientras levantas los brazos. Exhala largamente y déjalos caer a los lados del cuerpo. Dedica un momento a hacer algunas respiraciones profundas y luego vuelve a atravesar la habitación.

Menuda diferencia, ¿verdad? Evidentemente, este ejercicio es bastante radical pero sirve para poner de manifiesto en qué medida la tensión que acumulamos puede interponerse en cada movimiento que realizamos.

EL EQUILIBRIO DE LA NATURALEZA

Los seres humanos tenemos la capacidad de elegir cómo vivir, y eso es fantástico para poder desarrollar nuestra vida, aunque también puede ser perjudicial si nos olvidamos de nuestra condición natural –el equilibrio–. Cuando siento que necesito hacer algo más para volver a conectar con mi intuición y con mi propia sensación de sosiego, retorno a la naturaleza.

La naturaleza es un sistema increíble que se equilibra constantemente, cambiando sin titubear, doblándose con la brisa, bañando la costa bajo la dirección atenta de la luna, creciendo y descansando con la salida y la puesta del sol. Nuestro fantástico ecosistema está lleno de equilibrios y regulaciones para que todo fluya y funcione ofreciéndonos los mayores beneficios. La naturaleza fluye libremente en un estado de tranquilidad y armonía, tal como deberíamos hacer nosotros.

Cuando usamos la naturaleza como guía, ella nos recuerda que debemos aplicar la sabiduría, la libertad, el movimiento y la belleza en nuestra vida y relajarnos para dejarnos llevar por el flujo de los elementos que hay a nuestro alrededor. Cuando nos conectamos con la tranquilidad que nos muestra, nuestra mente se torna más clara y aguda y nuestro cuerpo se fortalece y encuentra el equilibrio. Sin embargo, cuando la vida está orientada hacia el éxito, es muy fácil caer en la sensación de estar separado de la naturaleza. Esa sensación nos hace olvidar que en realidad formamos parte de ella y estamos conectados con todo lo que nos rodea. Olvidamos que formamos parte de un ecosistema y ponemos a prueba nuestros límites sin considerar lo poco naturales que podemos llegar a ser y, a pesar de todo, prosperar. Acumulamos trabajo y grandes cantidades de estrés y, armándonos de coraje, generamos expectativas sin poder eliminar las frustraciones. Nos desequilibramos y enfermamos, y finalmente algo se rompe. Tratamos de controlarlo todo. Nos negamos a parar, a bajar el ritmo, a descansar y cuidar de nosotros mismos –algo completamente antinatural.

Imagina un árbol que se resiste a dejar que un pájaro construya su nido en una de sus ramas porque se siente menospreciado, o que se niega a que el viento lo despoje de sus hojas porque está de mal humor. Esta estúpida representación de una naturaleza caprichosa y malhumorada no dista demasiado de lo que hacemos en la vida cotidiana. Nos excitamos y generamos una tensión innecesaria, nos disociamos y perdemos la conexión con quien realmente somos, anulamos nuestra intuición y acatamos reglas impuestas por otras personas.

Observando la naturaleza podemos aprender mucho de la forma en que trabajamos. Practicar yoga teniendo en mente el mundo natural y absorbiendo los elementos que necesitamos mientras fluimos con el movimiento nos recuerda que la actitud que triunfa es una actitud tranquila. La práctica de volver a centrarse en la respiración, dejar que el cuerpo fluya suavemente a su ritmo y generar espacio para serenar la mente y abrir el cuerpo nos muestra que incluso en esos momentos en que estamos a punto de dejarnos llevar por una reacción intensa, la serenidad siempre estará esperando que regresemos a ella. Practicar la soltura y la calma nos recuerda quiénes somos. No somos personas estresadas ni frustradas. Cuando nos vemos obligados a afrontar momentos intensos, tenemos la capacidad de recordar que solo son momentos. En cualquier situación somos capaces de optar por una actitud tranquila, y cabe esperar que sigamos eligiéndola cuando lleguemos a entender cómo funciona.

ENCONTRAR TU CORAZÓN

Al comienzo y al final de cada clase de Strala Yoga hacemos este ejercicio, que nos reporta los mismos beneficios que salir a la naturaleza. Conectar con los latidos de nuestro corazón es una forma tangible de tomar conciencia de todo lo que nos está sucediendo en ese momento que puede guiarnos hacia un estado de tranquilidad, armonía y energía.

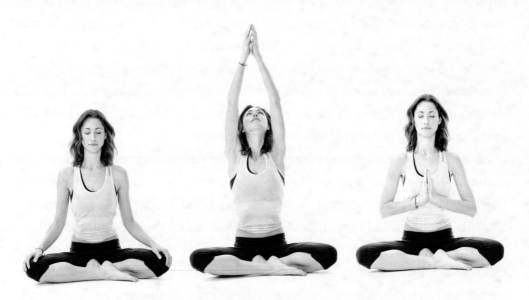

Siéntate cómodamente en una silla, un sofá o el suelo, lo que te resulte más fácil. Cierra los ojos y respira hondo durante unos minutos. Luego inhala largamente y eleva los brazos por encima de la cabeza. Presiona las palmas, baja los brazos, acerca los pulgares al corazón y déjalos allí durante algunos instantes para sentir sus latidos. Inhala profundamente por la nariz y luego exhala largamente por la boca. Repite dos veces. Una profunda inhalación por la nariz seguida de una larga exhalación por la boca. Repite una vez más. Una profunda inhalación por la nariz seguida de una larga exhalación por la boca. Quédate quieto durante un momento. Cuando estés listo, abre los ojos y relaja los brazos a los lados del cuerpo.

ESTRUCTURACIÓN FORMAL DE STRALA

En cuanto descubrí por qué este tipo de yoga era tan potente, decidí estructurar formalmente las clases. Necesitaba un nombre para el estudio, de modo que Mike yo comenzamos a apuntar palabras que nos resultaran inspiradoras y que capturaran el espíritu de las sensaciones que la práctica despertaba en los alumnos.

Se nos ocurrieron una serie de nombres, entre ellos, *Strength*, *Balance* y *Awareness* (Fuerza, Equilibrio y Conciencia), y combinándolos inventamos uno nuevo: Strala, que nos sonó muy bien a los dos. Más adelante, gracias a un grupo de suecos que visitó nuestro estudio y a un periódico sueco que escribió un artículo sobre nosotros, nos enteramos de que realmente no habíamos inventado la palabra. El término existe en sueco (aunque con un círculo encima de la primera a: *Stråla*) y significa «irradiar luz», y también «sonreír ampliamente», lo que no deja de ser sorprendente.

Abrimos el estudio en el centro de Nueva York y comenzamos a pasarlo realmente bien. Éramos conocidos en todo el mundo y algunos viajeros asistían a nuestras clases cuando pasaban por la ciudad. Muchas de esas personas estaban familiarizadas con mis vídeos y *posts*, y conocimos algunas historias de transformación realmente magníficas. Fue asombroso comprobar el alcance de los medios digitales, aunque lo mejor fue observar que el concepto de naturalidad, calma y soltura que defendíamos estaba ayudando a mucha gente. Me sentí honrada al saber que esas personas se estaban ayudando a sí mismas gracias a que había decidido compartir una técnica que había sido de gran ayuda para mí.

Después de pasar varios años dando clases que anunciaba simplemente como «yoga» y comprobar sus buenos resultados, estaba preparada para aceptar y adoptar Strala como algo diferente y especial. Personas que practicaban yoga desde hacía mucho tiempo e instructores de yoga de otros estudios se sumaron a esta iniciativa y comenzaron a incluir elementos de Strala, unos en su práctica personal y otros en sus clases. Optaron por sustituir la rigidez del yoga por la experiencia de la libertad. Determinaron descubrir y establecer sus propias normas en lugar de seguir las reglas dictadas por otros. Estaba claro que Strala era una práctica vigorizante, de modo que decidimos estructurar el método más formalmente. Empezamos a formar instructores para que enseñaran Strala con el objetivo de inspirar a otros a descubrir lo que los hacía sentir sanos y vitales.

Las clases de Strala se basan en compartir el proceso, de modo que empezamos a buscar una palabra más específica para describir a nuestros instructores; el término *profesor* sugería la idea de jerarquía y superioridad y por eso resultaba un poco confusa para los alumnos en este contexto. Independientemente de cuál sea nuestra función, todos estamos juntos en este viaje tratando de conocer quiénes somos en verdad y con la intención de descubrir la magia que reside en nuestro interior a la espera de que conectemos con ella. Así que decidimos utilizar la palabra *guía*. Los guías de Strala desempeñan la importante labor de ofrecer a las personas un marco de seguridad y enseñarles un proceso claro para que sean capaces de volver a conectar consigo mismas. La principal tarea de un guía es no interponerse en el camino y ofrecer ayuda solo cuando es estrictamente necesario. Es lo mismo que sucede cuando subes una montaña: el guía te indica dónde debes pisar, cómo evitar las grietas, dónde descansar y todo ese tipo de cosas. Él escala contigo, tiene experiencia en la montaña y te mantiene a salvo. El propósito de los guías de Strala es alcanzar el éxito con calma y naturalidad y empoderar a las personas para que encuentren su propia magia.

Cada guía es único y ofrece algo especial y maravilloso en sus clases. Me enorgullezco de nuestra individualidad y libertad de expresión a la hora de orientar a los guías hacia un objetivo común en lugar de forzarlos a respetar normas específicas.

Tenemos un lenguaje común de movimientos relajados y naturales y una estructura basada en la libertad interior para que puedas moverte de la forma que sea más cómoda para ti. Hoy en día, y probablemente todo el tiempo que esté aquí en la Tierra, me encontrarás dando vueltas por el estudio, impartiendo clases, trabajando con los guías y pasando unos ratos agradables con la gente formidable que forma parte de este mundo. Hay guías dando clases en clubes y estudios asociados en todo el planeta, divulgando estas vibraciones positivas que irradian luz y tranquilidad.

Me gusta describir Strala como un universo propio donde nuestro objetivo es conectar con el ser; en él hay determinados elementos que intervienen en la forma de organizar esa experiencia. Existen otros universos de yoga con objetivos y elementos diferentes. No pretendo decir que un universo sea mejor que otro, simplemente aclarar que existen diferencias que tienen sentido en cada uno de ellos. En Strala los árboles son de color púrpura (o del color que tú desees), el cielo es claro y los pájaros se ven guiados por una intensa sensación de ligereza. La meta de Strala Yoga es fortalecer y equilibrar el cuerpo y calmar y centrar la mente. La práctica fue concebida para ser divertida, liberadora y placentera. Te enseñará a moverte al ritmo de tu respiración, mantener las posturas en las que te encuentras cómodo e investigar hasta encontrar todas las posturas y movimientos que te hacen sentir a gusto contigo mismo. Los movimientos se han diseñado para abrir, expandir, crear espacio y conectar con tu ser interior. Me emociona compartir esta práctica contigo y te animo a que tú también compartas la tranquilidad y el placer que te brinda con las personas que sabes que realmente la necesitan. Conseguirás mejorar algunas vidas y nos servirá de ayuda a todos los que estamos en el camino.

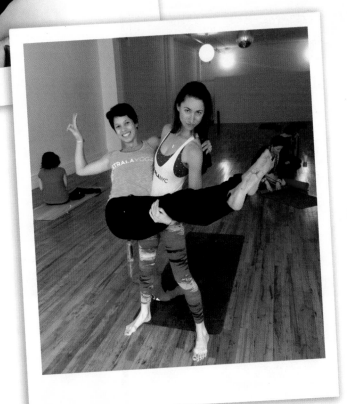

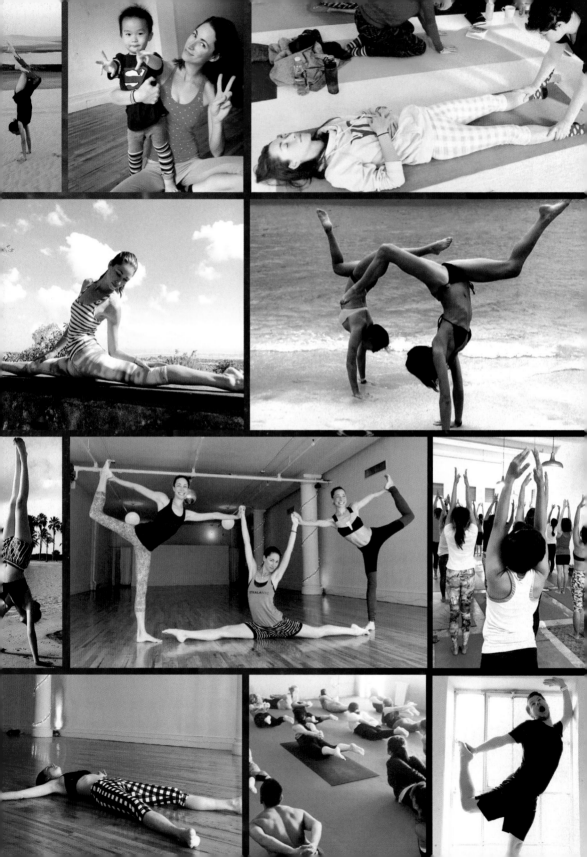

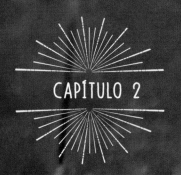

CAPÍTULO 2

CREAR ESPACIO:

la conexión entre la respiración y el cuerpo

El primer secreto para moverse con soltura y naturalidad, conseguir más con menos esfuerzo, adquirir más fuerza y equilibrio, ser cada vez más consciente y sentirte genial es, en realidad, algo que hacemos todo el tiempo. Lo hacemos sin pensar, sin esfuerzo, sin planificar. Es nuestro recurso menos valorado y utilizado y, al mismo tiempo, el más natural, sostenible y renovable. Si lo exploramos en profundidad, sentimos el cuerpo más fuerte y vital y la mente más tranquila y atenta.

Cuando le prestamos atención, nos sumergimos en un estado maravilloso de seguridad, gratitud y remembranza. Y cuando nos afanamos por desarrollar el hábito de ser conscientes de ella, reforzamos nuestra capacidad de regularnos, transformarnos, recuperarnos y sanarnos.

Estoy convencida de que ya has adivinado que estoy hablando de la respiración. Tomar conciencia de la respiración facilita abordar el movimiento de una forma relajada que te sumerge en el flujo mismo del proceso y que hace que tu cuerpo se mueva como el agua. La respiración te conecta con tu intuición, tu creatividad y tu concentración; te permite realizar cambios para desarrollar una fuerza sobrehumana, mayor amplitud de movimientos y una salud radiante. El hecho de concentrarse en la respiración produce una respuesta de relajación que te permite «pulsar el botón de reinicio», fortalecer tu sistema inmunitario y conectar con la capacidad que tiene tu cuerpo para relajarse, recuperarse y sanarse.

Nuestra respiración es lo que define cómo vivimos. Es espontáneamente profunda cuando estamos relajados y la mente está despejada. Por el contrario, es más corta y rápida y el cuerpo está rígido y la mente agotada, si estamos estresados. Únicamente conseguimos tener una visión general de las cosas cuando permanecemos relajados.

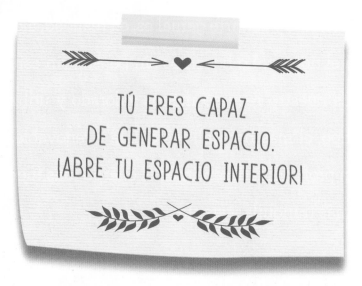

TÚ ERES CAPAZ
DE GENERAR ESPACIO.
¡ABRE TU ESPACIO INTERIOR!

Tenemos una visión optimista de nuestra vida cuando nos sentimos felices y contentos. Sin embargo, si estamos nerviosos y estresados, la visión es distorsionada y limitada. Nos sentimos «quemados» y distraídos. La respiración es una herramienta formidable que podemos utilizar para retornar a un estado relajado y vivir cada día con gracia y naturalidad. Cuando empleamos la respiración de forma consciente para impulsar el cuerpo, se convierte en una poderosa herramienta que nos permite realizar movimientos simples y también complicados.

UNA SIMPLE RESPIRACIÓN

Antes de adentrarnos en nuestro estudio de la respiración, vamos a probar un experimento muy simple. Cierra los ojos y presta atención a tu respiración. ¿Es corta y rápida, o larga y profunda? ¿Algún otro detalle que merezca la pena destacar? Limítate a observar tus inhalaciones y exhalaciones. Advierte el espacio que hay entre ellas. Si notas que tu atención se aleja de tu respiración, trata de guiarla nuevamente hacia ella. Conviértete en un observador tranquilo de todo lo que está sucediendo a tu alrededor, igual que cuando estás tumbado sobre la hierba observando las nubes moviéndose en el cielo en un día cálido y soleado. Permanece en esta situación durante algunos instantes y abre suavemente los ojos cuando te apetezca.

Agradable, ¿verdad? Después de hacer este experimento te sentirás simplemente un poco más relajado y abierto; sin embargo, por el mero hecho de prestar atención a tu propia respiración pueden suceder muchas más cosas. El poder de todo un universo reside precisamente dentro de ti. Es tu propio mundo personal de posibilidades ilimitadas. Un pozo de respuestas, belleza, relajación y maravillas. Una conexión con todo lo que te rodea y con tu propio ser. Y está ahí, precisamente en tu interior. Todas las comodidades y la seguridad del hogar están esperándote dentro de ti. La respiración es nuestra herramienta primordial y cuando comenzamos a prestarle atención nos percatamos de que somos capaces de hacer cosas increíbles y disfrutar a lo largo del camino.

Puedes realizar este ejercicio en cualquier momento y en cualquier lugar. El simple acto de observar genera un espacio que nos ayuda a ganar perspectiva, erradicar los pensamientos desordenados o vertiginosos y conectarnos con nuestra creatividad, intuición y propósito.

Limítate a imaginar qué pasaría si prestaras atención a tu respiración de manera habitual.

Cuando comencé a dedicar cada mañana unos minutos a conectar con mi respiración, muchas cosas se modificaron en mi vida además de la respiración. Al principio no se produjeron demasiados cambios, pero más tarde todo empezó a seguir la dirección exacta a la que yo aspiraba. Estaba experimentando la sensación de fluir (¡y por suerte sigo haciéndolo!). Las puertas iban abriéndose con facilidad. Me encontraba frecuentemente en el lugar correcto en el momento oportuno, y disfrutaba mucho más de los momentos y situaciones que la vida me ofrecía. La sincronicidad era cada vez más habitual. Por ejemplo, cuando mi primer libro estaba listo para editar, necesitaba que una persona especial escribiera un comentario para la portada.

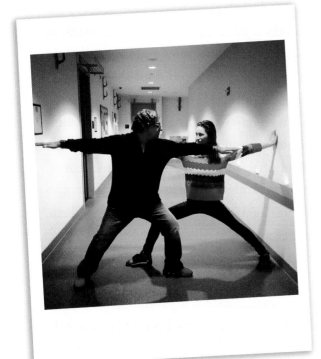

El día que mi editor me preguntó quién sería esa persona, sin dudarlo respondí: «Deepak Chopra. Es un ser maravilloso y probablemente le gustará lo que hago». El problema era que yo no conocía personalmente a Deepak, de modo que conseguir su contribución al libro no iba a ser una tarea sencilla. Sin embargo, al día siguiente recibí un correo electrónico en el que se me invitaba a impartir una de mis clases de yoga en un evento en el que Deepak Chopra iba a dar una conferencia. ¡Como es evidente, acepté de inmediato! En ese evento Deepak me pidió que participara en una idea relacionada con el yoga que tenía para una aplicación de iPhone. Más adelante colaboramos en muchos otros proyectos y con el paso de los años llegamos a ser buenos amigos. A propósito, me gustaría decir que se ofreció amablemente a escribir un comentario para mi libro.

También sucedieron otras cosas maravillosas, y todo gracias a la sincronicidad. Me sentía cada vez mejor, conectada con todo lo que me rodeaba, y por ello fui capaz de ayudar con mayor eficacia a las personas con las que trabajaba individualmente.

Existe un punto ideal al que se llega cuando dedicamos entre diez y veinte minutos cada mañana a sentarnos tranquilamente para conectar con la respiración. La sensación de relajación y el espacio que percibimos durante las meditaciones basadas en la respiración tiñen el resto del día. Esta práctica nos hace empezar la jornada con buen pie, y esto se traduce en que somos capaces de afrontar las frustraciones que salen a relucir cada día. También nos ofrece muchos otros beneficios: una conexión más profunda con nosotros mismos, con las personas que nos rodean y con los objetivos de nuestra vida; mayor inmunidad, mejor salud y bienestar general; una mente más centrada y aguda; mucha creatividad y energía; un sueño más reparador..., y la lista no se acaba aquí. Apostaría a que esta práctica respiratoria matutina podría mejorar cualquier aspecto de tu vida.

EL PRIMER ELEMENTO DE LA SOLTURA Y LA NATURALIDAD

La conexión respiración-cuerpo es el ingrediente principal para alcanzar la soltura y la naturalidad de los movimientos. Cuando comenzamos a movernos de forma relajada, también empezamos a respirar en profundidad. Además, tenemos la opción de respirar más profundamente de forma consciente y al hacerlo utilizamos nuestra respiración para impulsar nuestros movimientos mientras nuestro cuerpo simplemente se deja llevar. Este es el primer elemento en el que nos concentramos cuando practicamos Strala.

La respiración tiene la capacidad de hacernos percibir cómo nos sentimos y permite que nuestra propia respuesta de relajación trabaje a nuestro favor y corrija nuestros desequilibrios con eficacia y naturalidad. La respiración puede relajar, movilizar e impulsar nuestro cuerpo y nuestra mente hacia cualquier dirección que deseemos seguir; al mismo tiempo elimina la presión de tener que trabajar duramente para que podamos disfrutar del proceso. De hecho, la sensación de moverse al compás de la respiración es muy agradable. Es posible que si nos movemos sin tener conciencia de cómo estamos respirando seamos capaces de realizar un mayor número de actividades; sin embargo, las llevamos a cabo con un esfuerzo innecesario y nos resultan menos placenteras.

La respiración se da por descontada, pero cuando le dedicamos toda nuestra atención, podemos utilizarla para conseguir muchas más cosas con menos esfuerzo y generar espacio para la claridad mental, la creatividad y la recuperación a lo largo del camino.

UN EXPERIMENTO CON LA RESPIRACIÓN

Vamos a probar un experimento divertido para comprobar en qué medida somos capaces de mejorar nuestra experiencia con la respiración de una forma extremadamente simple. Permanece tal como estás en este momento, ya sea de pie, sentado o tumbado. Levanta el brazo derecho. Baja el brazo derecho. Levanta el brazo izquierdo. Baja el brazo izquierdo. Levanta ambos brazos. Baja ambos brazos.

Muy bien, no ha sido complicado, ¿verdad? Para la mayoría de nosotros es un ejercicio muy fácil que no requiere demasiada fuerza ni esfuerzo. Para levantar los brazos no se necesita mucha concentración pues es un movimiento simple.

Ahora vamos a intentarlo de nuevo con plena conciencia de la respiración. Cierra los ojos durante un momento. Concéntrate un poco más en tu interior. Inhala profundamente, luego haz una exhalación prolongada y relájate. Haz una inhalación profunda y levanta el brazo derecho. A continuación, exhala y relaja el brazo, bajándolo suavemente. Levanta el brazo izquierdo con una inhalación profunda, y a continuación exhala y bájalo. Inhala profundamente y levanta ambos brazos; después, exhala suavemente y relájalos a los lados del cuerpo.

¿Cómo te ha ido con este ejercicio? Es muy posible que haya sido un poco más placentero, que hayas conseguido crear un espacio mayor y experimentar la sensación de moverte un poco más grácilmente. ¿Es eso lo que ha sucedido?

En las clases de Strala utilizamos la respiración para impulsar el movimiento. No tienes que preocuparte ni pensar en nada. Nosotros cuidamos de ti, guiándote por medio de instrucciones. No siempre indicamos o guiamos todas las inhalaciones y exhalaciones; lo hacemos únicamente cuando el cuerpo está haciendo un movimiento para el que la respiración puede ser de gran ayuda, y en ese caso esta ocupa un lugar privilegiado. La inhalación hace el trabajo pesado, la exhalación relaja. La postura del perro con el hocico hacia abajo con una pierna extendida a menudo se acompaña de una inhalación profunda para que resulte más fácil levantar la pierna y llevarla hacia atrás. Obviamente, a esa inhalación le sigue una exhalación, pero te indicaremos explícitamente cómo debes respirar dependiendo de cuál sea el siguiente movimiento o la próxima postura. Como es evidente, tú seguirás respirando de manera natural, de modo que solo destacamos el papel de la respiración cuando puede contribuir a realizar el movimiento con menos esfuerzo. Si en cada postura te indicara cuándo debes inhalar o exhalar, creo que me arrojarías la esterilla de yoga a la cara a los cinco minutos de empezar la clase. Con el paso de los años, y también principalmente gracias a un buen número de equivocaciones, hemos aprendido cuándo es efectivo guiar la respiración y cuándo es mejor dejar que cada uno perciba por sí mismo cómo debe respirar al realizar los ejercicios.

También indico cómo hay que respirar en los momentos en que debemos permanecer en una misma postura o hacer el mismo movimiento durante varias respiraciones. La respiración le da vida a la postura, por eso tiene sentido considerarla como un movimiento. En la postura del niño, por ejemplo, te recordaría que hicieras algunas respiraciones largas y profundas. También te recordaría que te relajaras y respiraras mientras te enseño algún movimiento nuevo.

Para seguir con el ejemplo de la postura del niño, el hecho de ayudarte a abrir espacio mediante la respiración en lugar de indicarte cuándo debes inhalar y exhalar te permitirá experimentar una sensación de libertad y soltura en el momento presente. Si te recomendara inhalar y exhalar cinco veces en el momento que a mí me parece oportuno, habría más probabilidades de que te enfadaras conmigo o de que te convencieras de que es una buena idea inhalar y exhalar solamente cuando yo lo digo. Ninguna de las dos opciones es muy divertida.

Los dos objetivos implícitos en la práctica de concentrarse en la respiración son impulsar el movimiento y crear espacio para la relajación. Y cuando lo conseguimos, sucede algo maravilloso.

El cuerpo comienza a moverse para ti y a trabajar de un modo eficaz. Las preocupaciones se disipan, los movimientos se tornan suaves y el espacio se abre para que la mente pueda reflexionar y alcanzar un estado meditativo. Si nos movemos sintiéndonos a gusto con nuestro cuerpo y nuestra mente, podemos entrar en un estado de meditación en movimiento. Cuando nos movemos sin tener conciencia de la respiración, la mayor parte de nuestro poder mental está exclusivamente dedicado a la tarea de movernos.

Y también sucede algo muy positivo: nuestra percepción del tiempo cambia cuando le prestamos atención a nuestra respiración. El tiempo parece alargarse cuando nos movemos sin ser plenamente conscientes de ella; los movimientos se tornan un poco rígidos y trabajosos, y comenzamos a mentalizarnos. Entonces empezamos a pensar cuándo habrá que deshacer la postura, cuánto tiempo falta para que termine la clase o incluso qué es lo que vamos a cenar.

Por el contrario, cuando la respiración impulsa nuestros movimientos, nos situamos en un «estado de fluidez» en el que nos encontramos muy a gusto. Los movimientos se desarrollan con suma facilidad, la mente no nos interrumpe ni distrae y disfrutamos plenamente de la postura sin percatarnos de que el tiempo pasa.

A continuación te presento algunas formas divertidas de visualizar la conexión entre la respiración y el cuerpo:

- ★ Cada inhalación abre una puerta, y con cada exhalación la atraviesas.
- ★ Cada inhalación crea espacio, y con cada exhalación te desplazas a través de él.

- ★ Cada inhalación tonifica. Cada exhalación relaja.
- ★ Cada inhalación te llena. Cada exhalación te afirma.
- ★ La inhalación te reanima y hace el trabajo por ti. La exhalación te relaja.

Los movimientos se tornan fáciles, placenteros y circulares cuando utilizas la conexión respiración-cuerpo en tu práctica de yoga. Tu respiración y tu cuerpo se mueven en sintonía y te ofrecen un ritmo oceánico. Las olas vienen y van. Te animas y te relajas mientras realizas los movimientos. Cuando la respiración impulsa tus movimientos, te deslizas sin esfuerzo. Vuelve a pensar durante un momento en ese experimento simple en el que primero te pedí que levantaras los brazos sin prestar atención a tu respiración y luego te indiqué que realizaras los mismos movimientos acompañados por la respiración. Ese ejercicio no implica prácticamente ningún esfuerzo, pero las sensaciones son diferentes cuando el movimiento es impulsado por la respiración. Imagina ahora que las cosas empiezan a ponerse más difíciles y estás intentando realizar un movimiento que te resulta un poco duro. Por ejemplo, que estás balanceándote de atrás hacia delante en la postura sobre las manos. Este movimiento puede ser emocionante o espantoso, según cómo te sientas en la postura. Con ayuda de la respiración puedes encontrar la naturalidad y la soltura en el balanceo; sin recurrir a ella esta postura es puro esfuerzo.

Al prestar atención a la respiración estás concentrándote en el proceso que te lleva a hacer la postura sobre las manos y no simplemente en el objetivo. Este es el factor clave en Strala: lo importante es el proceso y no la meta que deseas alcanzar.

¿Y QUÉ PASA CON EL ENTRENAMIENTO FÍSICO?

Trabajar y moverse al compás de la respiración en lugar de utilizar la fuerza muscular es un cambio muy importante para muchas personas. Si te pareces a buena parte de quienes vienen a las clases de Strala, el hecho de moverte con soltura puede hacer que te hagas un par de preguntas. Específicamente: «¿Dónde está el entrenamiento físico en esta manera tan fácil de moverse?» y «¿Cómo puedo estar haciendo un trabajo físico intenso sin llegar a contraer ni flexionar los músculos mientras me muevo?». No puedes imaginar la cantidad de veces que me han preguntado si un ejercicio basado en la soltura y la naturalidad es realmente un entrenamiento.

Mi respuesta siempre es la misma: «Por supuesto que se trata de un entrenamiento y, de hecho, de uno que es realmente bueno». Piensa en los leones que viven en estado salvaje. Ellos no contraen los músculos cuando corren, trepan a los árboles o persiguen a sus presas. Simplemente lo hacen. Se mueven de un modo natural y de esa forma consiguen sus objetivos. Están en forma y no necesitan ir a un gimnasio para conservar su estado físico.

En el vocabulario de Strala, del que nos ocuparemos más tarde, los movimientos combinados con la conexión respiración-cuerpo se han diseñado para desarrollar un cuerpo naturalmente eficaz, parecido al de un animal, y una mente concentrada y serena. A diferencia de muchas clases de yoga tradicionales en las que debes realizar una postura, deshacerla y luego hacer otra, las clases de Strala están dirigidas a moverte en tu conjunto. No existen posturas, únicamente movimientos, y toda la clase se convierte en un movimiento sencillo gracias a la respiración.

Si utilizas la respiración para impulsar el movimiento, puedes conseguir mucho más con tu cuerpo que si simplemente te limitas a seguir una secuencia; de este modo obtienes muchos más beneficios. Tus músculos son capaces de trabajar eficazmente cuando no los contraes y flexionas constantemente.

En una sola clase conseguimos una gran cantidad de beneficios. Te acostumbras a mover tu cuerpo únicamente de un modo natural. Eres capaz de mantener el equilibrio sobre los dos pies, un pie, dos manos y una mano. Te mueves desde el centro de tu cuerpo y puedes elevar tu peso corporal. Las personas que practican con frecuencia Strala están increíblemente fuertes y sanas y en muy buena forma. Algunos utilizan Strala como un entrenamiento físico y mental, en paralelo a otras actividades atléticas. Otros, como el principal ejercicio para mantenerse en forma. Con independencia de cuál sea el uso que le quieras dar a Strala, es un entrenamiento fantástico.

¡VAMOS A PRACTICAR!

¡Muy bien! Creo que ya estás preparado para seguir adelante y experimentar plenamente el poder de la conexión entre la respiración y el cuerpo. La siguiente secuencia es muy simple. Voy a pedirte que la hagas dos veces: la primera sin indicaciones para la respiración y la siguiente con indicaciones.

En la primera ronda no daré ninguna consigna; me dedicaré únicamente a guiar los movimientos. Obivamente, tú seguirás respirando, pero sin ninguna intención. En la segunda ronda te enseñaré a moverte utilizando el impulso de la respiración. Es importante que tomes nota de las diferentes sensaciones que experimentas en ambos ejercicios.

El objetivo es percibir cómo se siente tu cuerpo cuando añades elementos distintos. Espero que esta secuencia te ayude a experimentar lo útil que puede ser tu respiración para realizar un movimiento, abrir espacio en tu cuerpo y en tu mente y tener la sensación de estar fluyendo.

SECUENCIA DE MOVIMIENTOS SIMPLES

MOVERTE SIN LA AYUDA DE LA RESPIRACIÓN

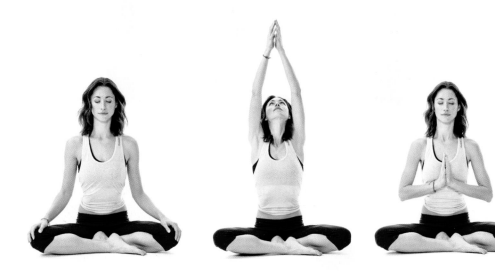

Siéntate cómodamente. Levanta los brazos por encima de la cabeza y presiona las palmas de las manos entre sí. Baja los brazos y acerca los pulgares al corazón. Inhala por la nariz y exhala por la boca. Repite dos veces. Inhala por la nariz y exhala por la boca. Inhala por la nariz y exhala por la boca. Relaja las manos sobre los muslos.

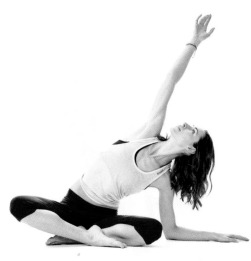

Coloca la mano izquierda sobre el suelo al lado de tu cuerpo, ejerciendo presión hacia abajo. Flexiona el torso lateralmente. Relaja el codo y apoya el antebrazo sobre el suelo. Mantén la postura durante unos instantes. Eleva el torso llevándolo hacia el centro y repite toda la secuencia de movimientos con el otro lado.

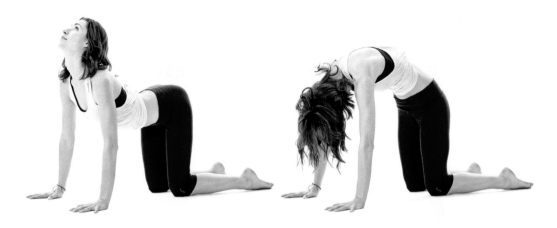

A cuatro patas, lleva el abdomen hacia abajo arqueando la espalda y mira hacia arriba. Luego redondea la espalda y mira hacia abajo.
Repite este ejercicio tres veces.

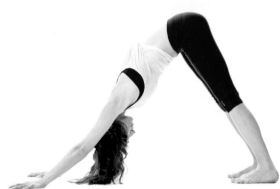

Dobla los dedos de los pies y eleva las caderas; desplázalas luego hacia atrás para realizar la postura del perro con el hocico hacia abajo.

Acerca los pies a las manos y flexiona el torso para acercarlo a las piernas.

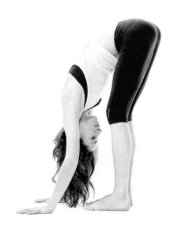

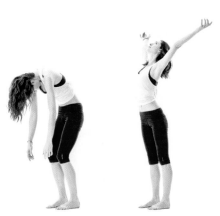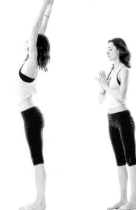

Eleva el torso hasta ponerte erguido. Levanta los brazos, ábrelos y mira hacia arriba. Exhala mientras bajas los brazos, presiona una palma contra la otra y luego acercas los pulgares al corazón.

Muy bien, ¿cómo te ha ido? Como en este momento no estoy contigo, voy a aventurar un resultado para comprobar si coincidimos. Apostaría a que el ejercicio te ha sentado bien, aunque no ha sucedido nada demasiado relevante. Es posible que te hayas sentido un poco inestable, o incluso algo rígido, o que el ejercicio te haya resultado difícil. Quizás te hayas sentido estancado en alguna postura, cuando el objetivo era pasar de una a otra postura hasta concluir la secuencia. Esto es lo que normalmente se suele comentar después de la clase cuando hacemos este ejercicio en grupo.

Me parece muy interesante destacar que muchas personas afirman haber tenido la sensación de que les están ordenando lo que tienen que hacer, y por ese motivo en algunos momentos se han sentido incómodas. Otro comentario frecuente sobre este tipo de clases es que al haber un monitor que da instrucciones precisas, la persona que realiza la secuencia en ocasiones puede sentirse excesivamente dirigida. Por otra parte, la clase puede resultar aburrida o parecerse a una rutina de ejercicios que estamos deseando que termine para poder relajarnos. No obstante, también puede ocurrir que no compartas esas sensaciones y te haya gustado el ejercicio. ¡Y me alegra mucho que así sea!

Dedica un momento a reflexionar qué has sentido durante esta secuencia. Si lo deseas, puedes apuntarlo en una libreta.

En cuanto hayas terminado la repetiremos una vez más, aunque en esta ocasión prestarás atención a la conexión entre el cuerpo y la respiración para ver si percibes alguna diferencia.

MOVERTE IMPULSADO POR LA RESPIRACIÓN

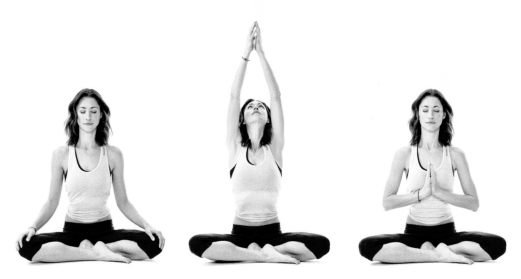

Siéntate cómodamente. Mueve con suavidad tu cuerpo al compás de tu respiración hasta encontrar una posición neutral y placentera. Haz algunas respiraciones y relájate durante unos instantes. Inhala profundamente y levanta los brazos por encima de la cabeza. Presiona una palma contra la otra, baja los brazos y acerca los pulgares al corazón. Relájate durante un momento. Inhala en profundidad a través de la nariz y a continuación exhala largamente por la boca. Repite dos veces. Una profunda inhalación por la nariz. Una larga exhalación por la boca. Y una última vez, inhala profundamente por la nariz y exhala largamente por la boca. Relaja las manos sobre los muslos y permanece relajado durante unos instantes.

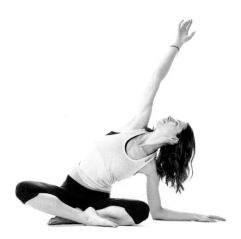

Inclínate hacia la izquierda con el cuerpo relajado, presionando la mano y el antebrazo izquierdos contra el suelo. Estira el otro brazo por encima de la cabeza y mantén la postura durante algunas respiraciones largas y profundas. Lleva el torso hacia el centro y repite con el otro lado.

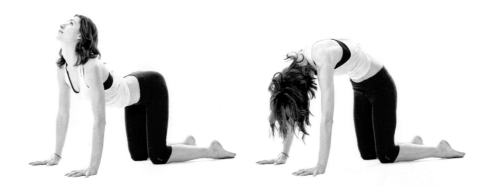

A cuatro patas, déjate llevar por la respiración. Inhala profundamente y arquea la espalda, llevando el abdomen hacia el suelo y elevando la cabeza para mirar hacia arriba. Exhala y redondea la espalda, mirando hacia abajo. Fluye a través de este movimiento durante tres respiraciones completas.

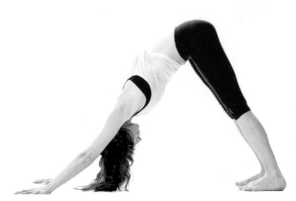

Dobla los dedos de los pies, inhala profundamente, eleva las caderas; desplázalas hacia atrás para realizar la postura del perro con el hocico hacia abajo.

Desliza las manos hacia los pies y flexiona el torso suavemente para relajarlo y acercarlo a las piernas.

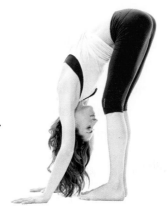

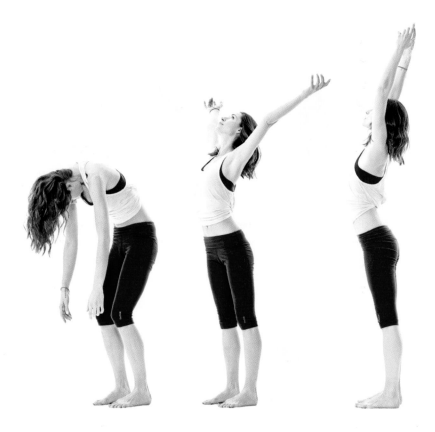

Eleva el torso hasta llegar a la posición vertical. Inhala
profundamente, levanta y abre los brazos, une las
manos y presiona las palmas entre sí, baja los brazos
y coloca los pulgares junto al corazón.

¿Cómo han ido las cosas ahora? Probablemente habrás percibido que la
respiración tiene una gran capacidad para impulsar y relajar el movimiento,
haciéndolo más fácil y ligero. La respiración nos hace sentir que el trabajo
sucede más allá del cuerpo y nos facilita fluir con el movimiento. Sin su ayuda
el movimiento se torna más difícil de lo necesario, lo que hace que la mente
acumule tensión y llegue a bloquear nuestro sentido del espacio y la soltura
de nuestros movimientos.

TODO UN DESAFÍO

Si estás dispuesto, te enseñaré una secuencia que incluye otros movimientos para que todo tu cuerpo se mueva realmente al ritmo que marca la respiración. Algunos de esos movimientos son bastante duros, así que te recomiendo que llegues hasta donde te resulte posible sin esforzarte. Puedes omitir un movimiento o detener la serie si sientes que algo no está dentro de tus posibilidades. Vamos a hacer lo mismo que la última vez: en primer lugar haremos el ejercicio sin las indicaciones para la respiración y luego la usaremos para impulsar el movimiento. Practicar estas dos variaciones del mismo ejercicio te ayudará realmente a comprobar el poder que puede llegar a tener la respiración. A diferencia de lo que sucede en esta última secuencia, quizás no seas capaz de hacer algunas de las posturas de esta serie si te mueves sin tener en cuenta cómo respiras, pero en cuanto vuelvas a concentrarte en tu respiración podrás completarlas, o estarás mucho más cerca de conseguirlo.

MOVERTE SIN LA AYUDA DE LA RESPIRACIÓN

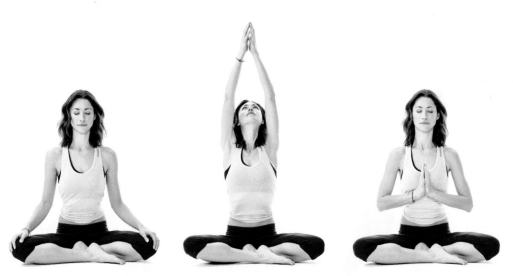

Siéntate cómodamente. Levanta los brazos por encima de la cabeza y presiona las palmas de las manos entre sí. Baja los los pulgares cerca del corazón. Inhala por la nariz y exhala por la boca. Repite dos veces. Inhala por la nariz y exhala por la boca. Inhala por la nariz y exhala por la boca. Relaja las manos sobre los muslos.

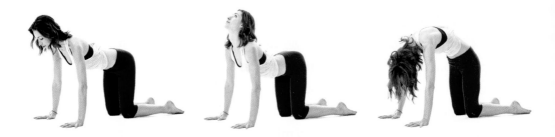

A cuatro patas, lleva el abdomen hacia abajo arqueando la espalda y mira hacia arriba. Luego redondea la espalda y mira hacia abajo.
Repite este ejercicio tres veces.

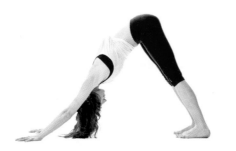

Dobla los dedos de los pies y eleva las caderas; desplázalas luego hacia atrás para realizar la postura del perro con el hocico hacia abajo.

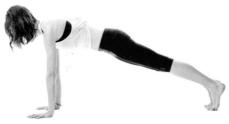

Eleva el mentón y baja la espalda para hacer la postura de la tabla.

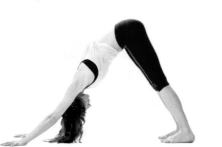

Vuelve a realizar la postura del perro con el hocico hacia abajo.

Lleva el mentón hacia arriba y baja recta la espalda para ir nuevamente a la postura de la tabla.

Cambia el peso corporal hacia la mano derecha y el borde exterior del pie derecho. A continuación abre tu cuerpo en la postura de la tabla lateral hacia el lado izquierdo. Si necesitas un poco más de estabilidad, relaja la espinilla derecha sobre el suelo para usarla como soporte.

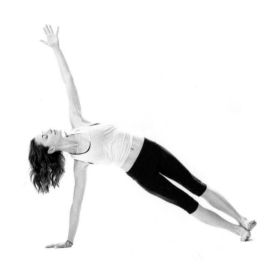

Vuelve a la postura de la tabla.

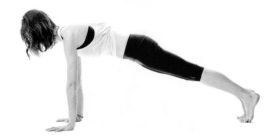

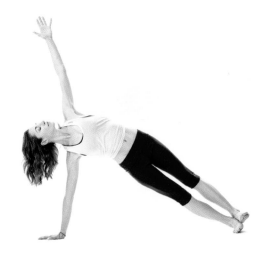

Repite la postura de la tabla lateral hacia el otro lado.

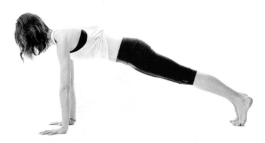

Vuelve a la postura de la tabla.

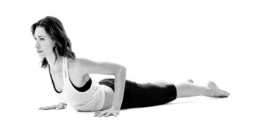

Baja las rodillas y las caderas y haz la postura del perro con el hocico hacia arriba. Abre el pecho.

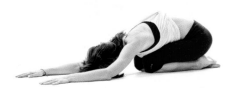

Manteniendo las rodillas en contacto con el suelo, desplaza las caderas hacia los talones y relaja el torso sobre el suelo en la postura del niño.

Vuelve a la postura a cuatro patas, dobla los dedos de los pies, eleva las caderas y llévalas luego hacia atrás para hacer la postura del perro con el hocico hacia abajo.

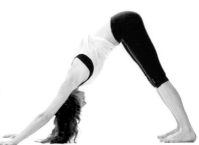

Levanta la pierna derecha para hacer la postura del perro con el hocico hacia abajo con una pierna extendida.

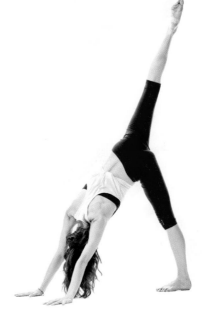

Lleva el pie derecho hacia delante para hacer la postura del paso bajo extendido, también llamada postura de la estocada baja.

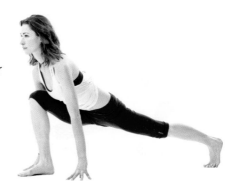

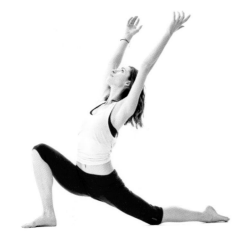

Baja al suelo la rodilla izquierda.
Abre el pecho y levanta los brazos.

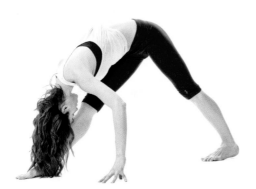

Baja los brazos y coloca ambas manos a
los lados del pie adelantado, presionán-
dolas contra el suelo. Dobla los dedos del
pie que está detrás del cuerpo, eleva las
caderas y relaja el torso sobre la pierna
que está por delante.

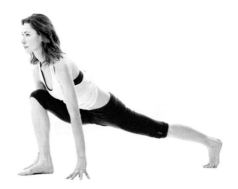

Baja las caderas para hacer la postura
del paso bajo extendido.

Levanta el cuerpo para pasar a la postura del paso alto extendido, conocida también como postura de la estocada alta. Eleva las caderas y lleva los brazos por encima de la cabeza.

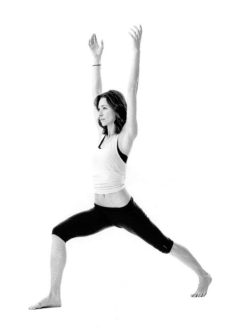

Gira el torso hacia la pierna que está por delante y abre los brazos a ambos lados del cuerpo.

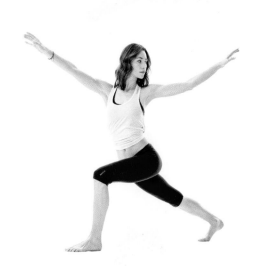

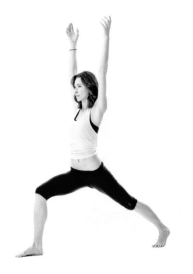

Vuelve a la postura del paso alto extendido.

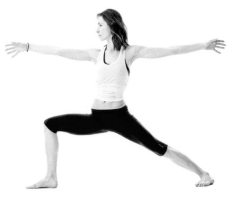

Realiza la postura del guerrero 2. Lleva hacia abajo la rodilla de la pierna que está por detrás, con los dedos de los pies ligeramente orientados hacia delante. Baja las caderas hasta que la rodilla de la pierna adelantada se sitúe por encima del pie. Abre los brazos a ambos lados.

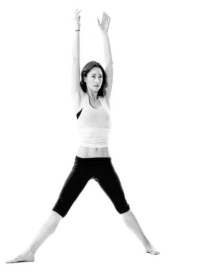

Desde la postura del guerrero 2, eleva las caderas y levanta los brazos por encima de la cabeza.

Baja el cuerpo para volver a la postura del guerrero 2.

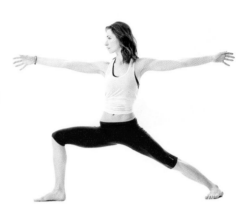

Inclina el torso hacia atrás para hacer la postura del guerrero invertido. Desliza la mano que está detrás del cuerpo sobre la pierna, estira el torso hacia arriba y extiende el brazo de delante por encima de la cabeza.

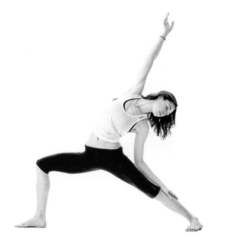

Inclina el torso sobre la pierna que está por delante para hacer la postura del ángulo lateral extendido. Presiona la parte superior del antebrazo sobre el muslo de esa pierna, estira hacia arriba el brazo que está detrás del cuerpo hasta que se sitúe por encima de la cabeza y abre el torso.

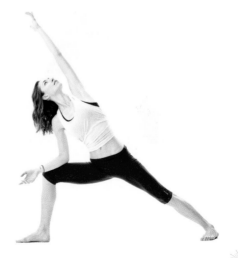

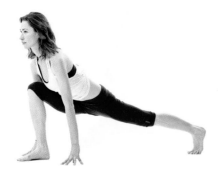

Coloca las dos manos a los lados del pie adelantado, con las puntas de los dedos sobre el
suelo, y baja las caderas para hacer la postura
del paso bajo extendido.

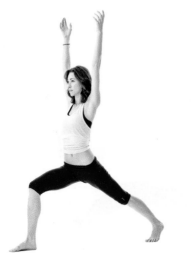

Levanta el cuerpo para pasar a la postura del
paso alto extendido. Eleva las caderas y lleva
los brazos por encima de la cabeza.

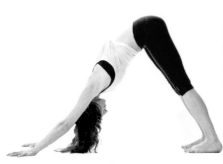

Presiona las palmas contra el suelo
y vuelve a hacer la postura del perro
con el hocico hacia abajo. Repite con
el otro lado.

MOVERTE IMPULSADO POR LA RESPIRACIÓN

Allá vamos otra vez, utilizando la respiración en nuestro beneficio.

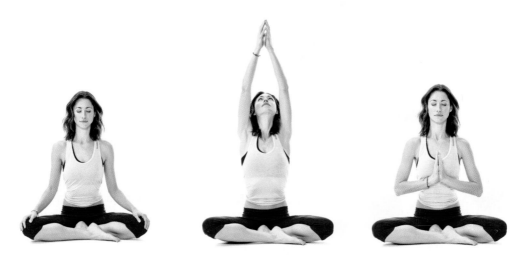

Siéntate en una posición cómoda. Relájate un momento. Inhala profundamente y levanta los brazos por encima de la cabeza. Presiona una palma contra la otra, baja los brazos y acerca los pulgares al corazón. Relájate unos instantes. Inhala en profundidad a través de la nariz y a continuación exhala largamente por la boca. Repite dos veces. Una inhalación profunda por la nariz. Una exhalación prolongada por la boca. Y una última vez, inhala profundamente por la nariz y exhala largamente por la boca. Relaja las manos sobre los muslos.

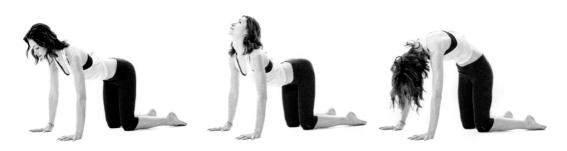

Ahora adopta la postura a cuatro patas. Inhala profundamente y arquea la espalda llevando el abdomen hacia abajo y la cabeza hacia arriba. Exhala y redondea la espalda, mirando hacia abajo. Fluye a través de este movimiento al ritmo de la respiración unas cuantas veces.

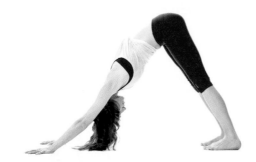

Dobla los dedos de los pies, inhala profundamente y eleva y desplaza las caderas hacia atrás para realizar la postura del perro con el hocico hacia abajo.

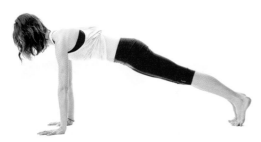

Eleva el mentón y baja recta la espalda para pasar a la postura de la tabla.

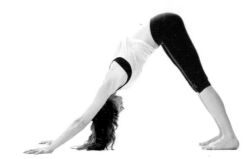

Inhala profundamente y eleva el cuerpo para volver a la postura del perro con el hocico hacia abajo.

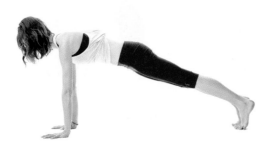

Eleva el mentón y baja recta la espalda para pasar nuevamente a la postura de la tabla.

Cambia el peso corporal hacia la mano derecha y el borde exterior del pie derecho. Inhala profundamente y abre tu cuerpo en la postura de la tabla lateral hacia el lado izquierdo. Si necesitas un poco más de estabilidad, relaja la espinilla derecha sobre el suelo a modo de soporte.

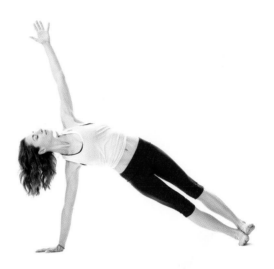

Vuelve a la postura de la tabla.

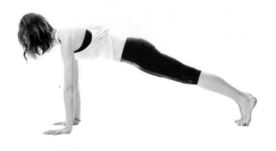

Repite la postura de la tabla lateral hacia el otro lado. Inhala profundamente y abre tu cuerpo.

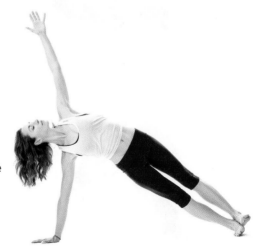

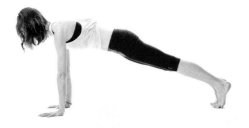

Vuelve a la postura de la tabla.

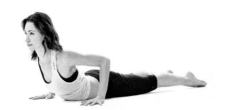

Baja las rodillas y las caderas y haz la postura del perro con el hocico hacia arriba. Abre el pecho, moviéndote relajadamente al compás de la respiración.

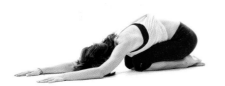

Manteniendo las rodillas en contacto con el suelo, desplaza las caderas hacia los talones y relaja el torso sobre el suelo en la postura del niño. Mantén la postura durante algunas respiraciones largas y profundas.

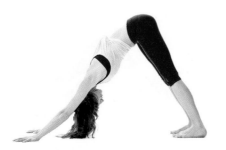

Vuelve a la postura a cuatro patas, dobla los dedos de los pies, inhala en profundidad, eleva las caderas y llévalas luego hacia atrás para hacer la postura del perro con el hocico hacia abajo.

Inhala profundamente y levanta la pierna derecha para hacer la postura del perro con el hocico hacia abajo con una pierna estirada.

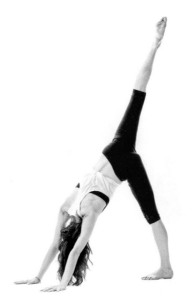

A continuación adelanta la pierna derecha y apoya la planta del pie en el suelo para hacer la postura del paso bajo extendido.

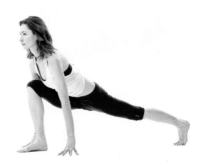

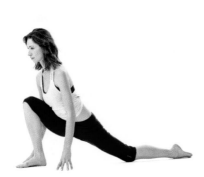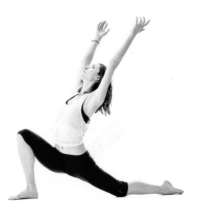

Apoya en el suelo la rodilla izquierda. Abre el pecho con la ayuda de la respiración. Inhala profundamente y levanta los brazos.

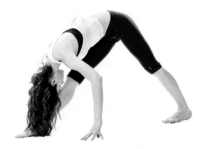

Baja los brazos y presiona los dedos de las manos contra el suelo. Dobla los dedos del pie que está por detrás del cuerpo, eleva las caderas y relaja el torso sobre la pierna que está por delante.

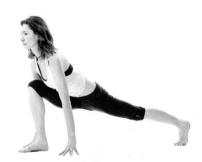

Baja las caderas para hacer la postura del paso bajo extendido.

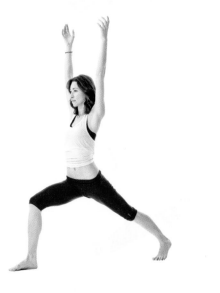

Inhala profundamente y levanta el cuerpo hasta la postura del paso alto extendido. Eleva las caderas y lleva los brazos por encima de la cabeza.

Exhala y gira el torso hacia la pierna que está por delante, y después abre los brazos hacia los lados.

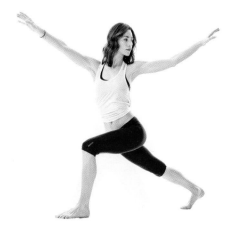

Inhala largamente y vuelve a la postura del paso alto extendido.

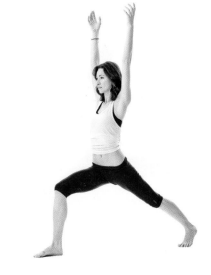

Exhala y pasa a la postura del guerrero 2 apoyando sobre el suelo el talón del pie que está por detrás, con los dedos ligeramente dirigidos hacia delante; a continuación baja las caderas hasta que la rodilla de la pierna adelantada se sitúe justo encima del pie. Abre los brazos hacia los lados y relájate un momento.

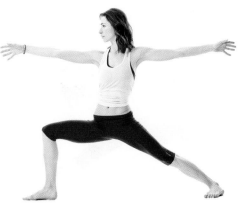

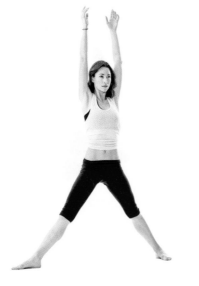

Inhala profundamente mientras elevas las caderas y levantas los brazos por encima de la cabeza.

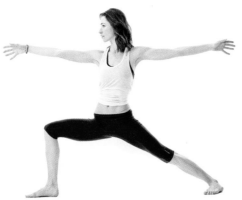

Exhala suavemente y relájate en la postura del guerrero 2.

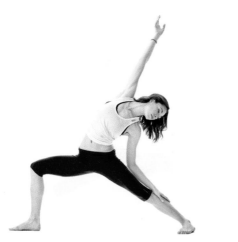

Inclina el cuerpo hacia atrás para hacer la postura del guerrero invertido. Desliza la mano que está por detrás sobre la pierna posterior y extiende hacia arriba y hacia atrás el brazo que está por delante hasta situarlo por encima de la cabeza.

A continuación inclina el torso sobre la pierna adelantada para adoptar la postura del ángulo lateral extendido. Presiona la parte superior del antebrazo contra el muslo de esa pierna, estira el brazo de atrás por encima de la cabeza y abre el torso.

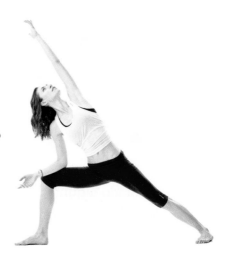

Baja ahora las manos al suelo y colócalas a ambos lados del pie adelantado; luego baja las caderas para hacer la postura del paso bajo extendido.

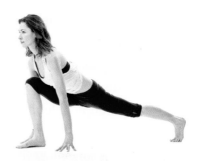

Inhala profundamente y eleva el cuerpo hasta la postura del paso alto extendido. Sube las caderas y levanta los brazos por encima de la cabeza.

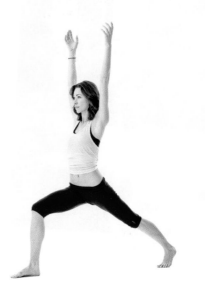

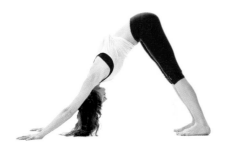

Exhala y baja el cuerpo hacia delante, presionando las palmas de las manos contra el suelo para volver a la postura del perro con el hocico hacia abajo.

Repite con el otro lado.

¿Has notado alguna diferencia? En general, la mayoría de las personas responden afirmativamente y, tal como sucedió con la secuencia de movimientos simples, casi todas coinciden en que la diferencia es enorme. ¡En esta versión consiguen crear más espacio, se sienten más ligeras y más libres y también se divierten más! El tiempo vuela y la experiencia ofrece una sensación de libertad y satisfacción. Tú puedes crear tu propio espacio, y el camino para lograrlo se basa en tu respiración.

Esta idea de crear espacio físico y mental se convierte en realidad cuando la respiración ocupa el lugar central.

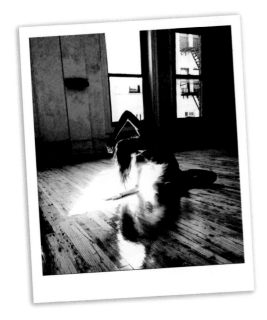

Resulta sorprendente comprobar lo efectivo que puede ser una herramienta simple y hasta qué punto puede cambiar radicalmente toda una experiencia.

Hemos practicado la misma serie de movimientos cambiando una sola cosa: el modo de utilizar la respiración; sin embargo, las sensaciones no podrían ser más diferentes. Esto no nos sirve únicamente para recordar cómo respirar en general, sino también para saber cómo utilizar la respiración para mover nuestro cuerpo eliminando cualquier tipo de presión física, mental o emocional. ¡Qué alivio!

UN MOMENTO DE REFLEXIÓN

Ahora que ya hemos realizado nuestro primer experimento, es hora de que intentes ser tu propio guía. Ya has reflexionado sobre la relación que existe entre la respiración, la tensión y la relajación. Nos han enseñado que para conseguir algo es necesario esforzarse; sin embargo, cuando nos movemos de forma relajada, conseguimos mucho más con menos esfuerzo. Qué duda cabe de que mientras nos movemos seguimos respirando (más allá de que la respiración sea intencional o no), pero cuando utilizamos conscientemente la respiración para impulsar los movimientos, podemos movernos mucho más fácilmente y alcanzar nuestros objetivos sin experimentar ningún tipo de presión. Te animo a que reflexiones sobre todo esto e incorpores todos los conceptos que hemos analizado hasta el momento en tu vida cotidiana.

Tienes toda la libertad para escribir, moverte e investigar, o cualquier otra cosa que te resulte conveniente para interiorizar la conexión entre el cuerpo y la respiración. A continuación te presento algunas preguntas que te ayudarán a iniciar el proceso:

* ¿En qué situaciones siento tensión en mi vida, y qué me sucede física y emocionalmente cuando estoy tenso?

* ¿En qué partes de mi cuerpo se aloja la tensión?

* ¿En qué momentos me siento a gusto con mi vida y qué me sucede física y emocionalmente cuando estoy relajado?

* ¿En qué circunstancias siento que tengo más espacio?

* ¿En qué parte de mi cuerpo se diluye primero la tensión cuando empiezo a relajarme?

* En general, ¿soy una persona tensa o relajada?

* ¿Me gustaría sentirme más relajado?

* ¿Me esfuerzo demasiado en mis actividades y me siento frustrado cuando las cosas no salen como yo esperaba?

* ¿Creo realmente que una actividad física basada en moverme con naturalidad y soltura puede ayudarme a disolver la tensión que acumulo en mi vida cotidiana?

Es muy útil formularse todas estas preguntas. No es un test. Tampoco pretendemos emitir juicios. Se trata simplemente de una oportunidad para comprobar qué es lo que está sucediendo en tu vida y cómo reaccionas en cada momento. Cuanto más analicemos nuestra forma de estar en el mundo, más capacidad tendremos para mejorarla y disfrutar de nuestro tiempo de una forma más útil y placentera. Esta práctica consiste en un proceso al que hay que volver una y otra vez y al que es necesario recurrir para conectarnos con nosotros mismos. Cuando vuelvo a formularme estas preguntas y a reflexionar sobre la práctica de la soltura y la naturalidad, recupero inmediatamente la calma, la autoconciencia y la relajación y vuelvo a deslizarme hacia esa zona donde se consigue más con menos esfuerzo. Créeme, se trata de un proceso y no de un destino. Es muy importante que seas amable contigo mismo a lo largo de dicho proceso. Todos estamos aquí para mejorar,

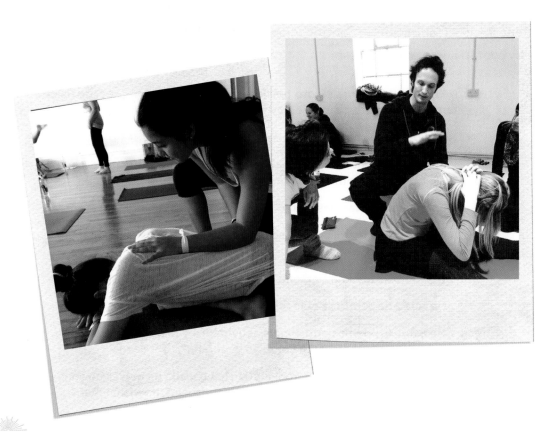

para ayudarnos a nosotros mismos y a los demás y para dejar que ellos también nos ayuden. Ha llegado la hora de que te concentres en ti mismo y que disfrutes del espacio, del tiempo y de los regalos que te haces. Aprovechar este momento es la práctica más importante.

La próxima vez que te sientas tenso, sea en una práctica física, en el trabajo, durante una discusión con un amigo o colega o en un diálogo interior, te aconsejo que respires profunda y largamente varias veces. Deja que tu respiración tonifique tu cuerpo con las inhalaciones y lo relaje con las exhalaciones. Este no es un ejercicio de «tiempo muerto» ni una receta para enseñarte a respirar tres veces para calmarte antes de actuar; se trata de un cambio físico y emocional que puedes producir en cualquier momento que sientas la necesidad de tener más espacio.

Tú eres capaz de crear espacio; todo lo que precisas es recordar cómo hacerlo cuando más lo necesitas. Utilizando tan solo una única herramienta en el momento oportuno puedes modificar la sensación de encontrarte bloqueado, tenso, cerrado y estancado por la de sentirte abierto y libre. Tu respiración es un recurso ilimitado que genera más espacio para que respires, sientas y te conectes contigo mismo con el fin de hacer realidad todo lo que deseas en este mundo. Las herramientas que necesitas están en tu interior, esperando que las descubras y las utilices eficazmente. Hemos comenzado por la mayor herramienta multifuncional que poseemos: la respiración. Impresionante, ¿verdad?

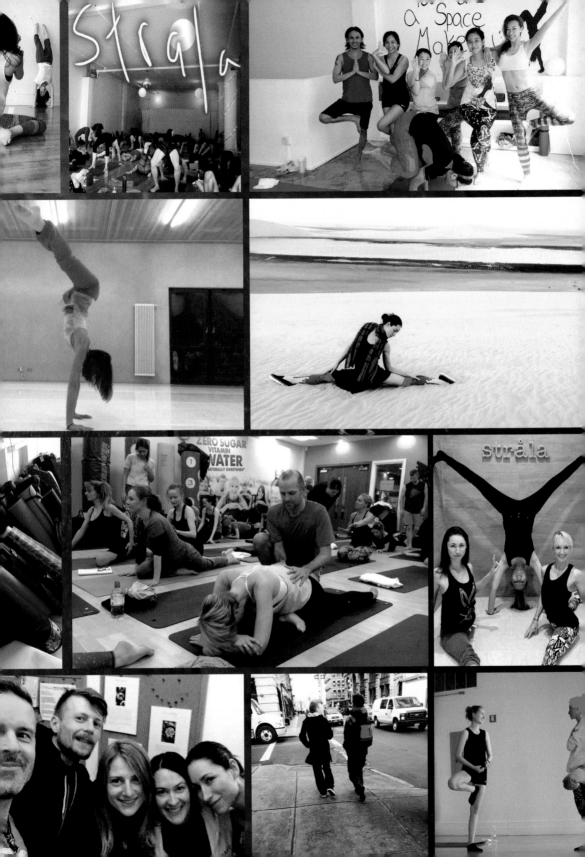

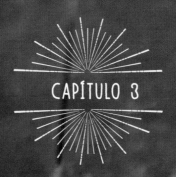

CAPÍTULO 3

CONFIAR EN TU INTUICIÓN:

un recordatorio para sentir

MUÉVETE DE LA FORMA QUE MEJOR TE SIENTE. CONÉCTATE CON TU INTUICIÓN.

Esta parte apasionante de la práctica de strala

te recuerda que lo importante es sentir. Se trata de un proceso que contribuye al empoderamiento y consiste en recordarte que prestes atención a lo que tu cuerpo te está diciendo para reaccionar de la manera adecuada. Cuando tomas conciencia de tus sensaciones y movimientos, y te mueves de la forma en que te encuentras más a gusto, generas espacio para la relajación y la sanación, ofreces a tu mente la posibilidad de abrirse, serenarse y concentrarse, y te sientes mucho más creativo e inspirado porque has eliminado el estrés. Todo tu organismo puede funcionar en «modo restaurar». Acostumbrarte a sintonizar con tu intuición es esencial para poder cuidar de ti mismo, un hábito que ofrece muchas gratificaciones tanto sobre la esterilla de yoga como fuera de ella. Tomar conciencia de lo que tu cuerpo reclama (y que cambia día a día) te permite darle lo que realmente necesita para estar en las mejores condiciones. Algunas veces te viene mejor descansar y otras moverte. En ciertas ocasiones lo que precisas es sentarte en el sofá y mirar una película. Si diriges tu atención hacia el interior, te darás cuenta de qué es lo que necesitas para recuperarte y sentirte maravillosamente bien desde dentro hacia fuera.

En una clase de Strala Yoga es esencial practicar la autoconciencia mientras se hacen las posturas. Normalmente practicamos dos tipos de movimientos: los que se producen de manera continua y otros en los que se dispone de tiempo y espacio para mantener la postura y relajarse en ella. En los movimientos continuos, la consigna es que te muevas de la forma en que te sientas más a gusto. Los que nos ocupamos de guiar las sesiones no estamos pendientes de cómo te mueves nos concentramos en ayudarte a realizar movimientos que han sido diseñados para que te sientas expansivo y libre y seas capaz de generar mucho espacio. No hay principio ni fin entre los movimientos: se pasa de uno a otro sin que medie un descanso y sin volver a empezar. El objetivo del otro tipo de movimientos, los que invitan a permanecer en ellos y aflojar el cuerpo durante algunos instantes, es relajarse y dirigir la respiración hacia el interior de ti mismo.

Ten presente que en la práctica de Strala eres tú quien está al mando. No te olvides de moverte de la forma que te resulte más agradable, sostener los movimientos que te hacen sentir bien y buscar nuevas posibilidades con el objetivo de encontrar la forma más adecuada de mover tu cuerpo. Y recuerda: el jefe eres tú. Mi trabajo se limita a mostrarte el camino y ofrecerte seguridad para que tomes conciencia de lo que es más conveniente para ti en un momento determinado. Nada más. Solo estoy aquí para ayudar.

CREAR UN CONTEXTO PARA LA LIBERTAD

Hace alrededor de dos años me encontraba en España y estaba sentada en una roca frente al océano reflexionando sobre la idea de dejarse llevar por la intuición. No lo había planeado; simplemente tenía una hora libre entre las clases que estaba impartiendo en un retiro y decidí escaparme un rato para aquietar la mente. Y sin proponérmelo, me asaltaron pensamientos profundos.

Mientras estaba tranquilamente sentada en la orilla del mar observando el agua golpear contra las rocas, donde se habían formado pequeñas pozas naturales, acudieron a mi mente los conceptos de contexto, límites y libertad. Me percaté de que sin aquellas rocas el agua fluiría naturalmente a merced de la corriente y el viento, y no sería capaz de formar esas pozas naturales. Noté que el agua seguía moviéndose libremente dentro de ellas a pesar de estar contenida por las formaciones rocosas y en ese instante tuve una revelación fantástica que llegó a mí como una ola gigante. Si disponemos de un contexto seguro, podemos experimentar la libertad, pero la intuición y la libertad quedan a la deriva si no contamos con él.

Si les pidiéramos a un grupo de personas simplemente que se movieran de la forma más placentera para ellas, lo más probable es que se sintieran perdidas. Al no recibir ninguna otra instrucción, se preguntarían qué es lo que se supone que deben hacer y se sumirían en el caos y la confusión. Sin embargo, si les diéramos la misma consigna en un contexto claro y seguro, definiendo los movimientos que deben realizar, esas personas podrían experimentar la libertad de un modo completamente natural. El contexto les ofrecería la oportunidad de mirar dentro de sí mismas porque no habría nada exterior que pudiera confundirlas ni apartarlas de la consigna.

El concepto de Strala está destinado a recordarte que lo importante son las sensaciones y consiste en ofrecerte pautas para que llegues a ser capaz de experimentar cómo te sientes durante la ejecución de un movimiento. Así como un animal sabe cómo modificar sus movimientos y dejarse llevar por ellos cuando está escapando de un predador, nosotros somos capaces de regular nuestros movimientos cuando estamos realizando una secuencia de ejercicios guiados.

En algún punto del camino hemos dejado de prestar atención a nuestra intuición y, en su lugar, hemos empezado a someternos a las instrucciones estrictas de otras personas. Ya no percibimos cómo nos sentimos, sino que hacemos lo que nos mandan, incluso aunque sea contrario a lo que creemos que es correcto.

Este desprecio flagrante de las sensaciones es la causa de todo tipo de problemas. Cuando no somos conscientes de cómo nos sentimos, nuestro cuerpo y nuestra mente acumulan tensión, el hábito de estar separado de nuestro propio ser se instala en nuestra cotidianeidad y se produce una reacción en cadena de problemas de salud, tanto físicos como mentales, que pueden llegar a estropear nuestra vida. Yo no tengo ningún interés en sugerirte cómo debes moverte ni cómo debes sentirte. Lo único que me interesa es ofrecerte un contexto claro y seguro para que te muevas de la forma en que te sientas más a gusto, pues eso te permitirá abrir tu cuerpo, tu mente y tu vida en general. Tú no puedes llegar a conectar contigo mismo y dejar que tu cuerpo haga lo que debe hacer para corregir defectos o bloqueos, desarrollar fuerza y tener una salud radiante simplemente porque yo te diga dónde debes poner las manos o los pies.

La salud es multifacética y, en gran parte, tener una vida sana consiste en encontrar tiempo para tomar conciencia de cómo te sientes y generar espacio para que tu mente y tu cuerpo trabajen en tu favor. Esto te ayudará en muchos sentidos y aliviará tu sufrimiento físico y emocional. Moverte de la forma en que te sientes a gusto te permitirá estar atento a lo que tu cuerpo necesita y, por lo tanto, llegar más lejos con menos esfuerzo.

UN ESPACIO PARA LAS ELECCIONES

El propósito de conectar con tu intuición y encontrar la libertad es desarrollar la capacidad de elegir el mejor camino. Las personas muy cualificadas, desde los atletas profesionales hasta los científicos, hablan de un punto ideal, o una zona óptima, del esfuerzo que deja espacio para la creatividad. La improvisación y la espontaneidad son esenciales para conseguir logros importantes, de lo que se deduce que la forma de enfocar las cosas es fundamental. Cuando estamos tensos y nerviosos, empleamos toda nuestra energía en el estrés y la preocupación. Por el contrario, cuando decidimos dejarnos llevar por la intuición, logramos eliminar el estrés y generar espacio para las elecciones. La posibilidad de elegir es esencial porque nos permite tomar conciencia de lo que tenemos que hacer para alcanzar nuestros deseos. En ese mismo espacio podemos experimentar la maravillosa sensación de estar «en el punto óptimo». Las posibilidades son infinitas en cuanto comienzas a prestar atención a cómo te sientes.

La conexión entre la respiración y el cuerpo abre espacios físicos y mentales. La actitud de estar atento a tus sensaciones te aporta ideas para que puedas explorar ese espacio con el objetivo de confiar en tu intuición.

En la mayoría de las clases de yoga (y también en la vida) tenemos opciones. En una clase de Strala nuestras elecciones se basan en lo que nos hace sentir bien en el momento presente, en lugar de pensar en lo que podríamos o no podríamos llegar a hacer si nos esforzamos por llegar hasta el límite de nuestras posibilidades. Me resulta sorprendente observar las diferencias entre una clase en la que doy instrucciones precisas para cada una de las posturas sin dejar lugar a demasiadas opciones y otra en la que los participantes tienen libertad total para moverse como les apetezca. Incluso con el mismo grupo de personas y los mismos movimientos, se consigue mucho más con menos esfuerzo cuando se anima a los practicantes a tomar conciencia de lo que están sintiendo. La libertad de movimientos no solo conduce a sentirse mejor durante el proceso sino también a cosechar más resultados. Te fortaleces más rápidamente cuando eres consciente de lo que sientes. Al prolongar las posturas en que te encuentras francamente a gusto, consigues mayor amplitud de movimientos. Si investigas las posibilidades de tu cuerpo en lugar de acatar instrucciones de terceras personas, incluso serás capaz de hacer posturas complicadas.

A continuación te presento algunos de los recordatorios que suelo utilizar para ayudar a la gente a sentirse conectada:

★ **Muévete de la forma que te resulte más placentera.**

★ **Presta atención a tus sensaciones.**

★ **Si te sientes a gusto, sigue adelante. Si encuentras algo que te hace sentir mejor, avanza en esa dirección.**

★ **Volveremos a vernos cuando estés preparado.**

Todas las secuencias destinadas a que tomes conciencia de cómo te sientes han sido concebidas para estimular tu curiosidad creativa y recordarte que tienes plena libertad para explorar y divertirte mientras te encuentras en ese contexto seguro que has creado para ti mismo. Estamos desarrollando algo maravilloso y sorprendente. Se trata de una experiencia expansiva que va desde el interior hacia el exterior, y tú estás en el centro del proceso.

SUPERAR LOS CONTRATIEMPOS

Si el hecho de desarrollar la sensibilidad y experimentar las propias sensaciones es algo tan maravilloso, ¿por qué no lo hacemos de manera natural? Todo se debe a ese mismo obstáculo mental que antes relacionaba con la dificultad general para relajarse. Nos han enseñado a esforzarnos y a sufrir para obtener recompensas. Básicamente, nos han entrenado para no escuchar a nuestro cuerpo, para ignorar sus mensajes aun siendo conscientes de lo que necesita: «Trabaja lo más duramente posible; de lo contrario, nunca conseguirás lo que quieres. Acata las reglas. Esfuérzate». Algunas veces funciona. En determinadas ocasiones luchamos por lo que queremos y finalmente conseguimos nuestro objetivo, pero lo más frecuente es que nos sintamos cada vez más tensos y generemos muchísimos obstáculos que lo único que hacen es alargar el proceso. Cuando trabajamos correctamente con la conexión respiración-cuerpo y además incorporamos la intuición, cambiamos nuestro foco de atención y nos centramos en el proceso y no en los objetivos. Avanzamos relajadamente y los resultados llegan a superar los objetivos.

Si tienes ciertas dificultades para deshacerte de los mensajes que has recibido durante toda tu vida y no eres capaz de confiar en tu intuición y actuar conforme a ella, recuerda que no hay ninguna necesidad de hacerlo todo de inmediato. Se requiere tiempo para desarrollar la sensibilidad. No existe ninguna planificación que conste solo de tres pasos, ningún mapa de carreteras, ningún resumen.

Iniciar el proceso a través de los movimientos que haces sobre la esterilla te ofrece un contexto seguro para que puedas explorar tus posibilidades. Tu propia investigación pronto te enseñará que eres la persona más indicada para hablar en tu nombre, y serás capaz de descubrir qué es lo que te hace sentir bien, te da salud y te hace brillar. Por último, tendrás más confianza en ti mismo e irradiarás más amor.

¡VAMOS A PRACTICAR!

Ahora voy a enseñarte una secuencia breve pensada para enseñarte a comprender de qué manera el hecho de conectar con tu intuición puede modificar tu forma de experimentar el movimiento. En primer lugar te guiaré usando solamente breves frases sobre el movimiento. Después vas a realizar la misma secuencia, aunque en esta ocasión agregaré recordatorios para que conectes con tus sensaciones.

En ambos casos incorporaremos la conexión respiración-cuerpo porque nos permitirá destacar aún más la diferencia entre ambas secuencias. Ya sabemos que utilizar la respiración para impulsar el movimiento es maravilloso, de modo que ahora vamos a comprobar que realmente puedes moverte mucho mejor cuando escuchas lo que tu cuerpo necesita.

SECUENCIA SIN RECORDATORIOS PARA CONECTAR CON TUS SENSACIONES

Comienza por la postura del niño. Apoya las caderas sobre los talones, relaja el torso sobre las rodillas y apoya los antebrazos en el suelo. Mantén la postura durante algunas respiraciones largas y profundas.

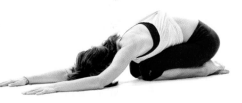

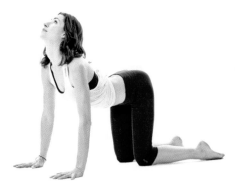

A cuatro patas, inhala profundamente y arquea la espalda bajando el abdomen hacia el suelo y mirando hacia arriba. Luego exhala largamente, redondea la espalda y mira hacia dentro. Repite el movimiento unas cuantas veces más a tu propio ritmo.

Dobla los dedos de los pies para apoyar las plantas sobre el suelo, inhala profundamente y levanta las caderas y desplázalas hacia atrás para hacer la postura del perro con el hocico hacia abajo.

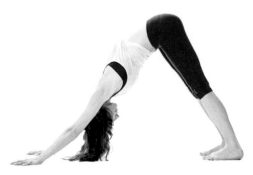

Eleva la barbilla para pasar a la postura de la tabla.

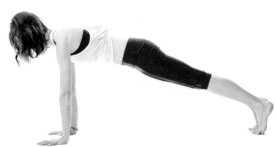

Cambia el peso corporal a la mano derecha, levanta las caderas, inhala profundamente y abre tu cuerpo hacia la izquierda. Coloca un pie sobre el otro. Si necesitas más estabilidad, relaja la espinilla derecha sobre el suelo para usarla como soporte. Mantén la postura durante algunas respiraciones largas y profundas. Vuelve a la postura de la tabla y repite todo el proceso con el otro lado.

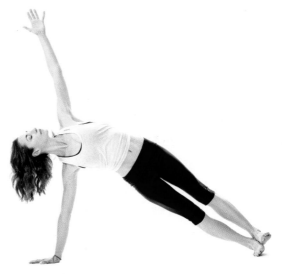

Relaja las rodillas sobre el suelo, baja las caderas, respira profundamente y abre el pecho hacia delante.

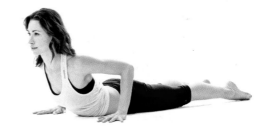

Luego descansa las caderas sobre los talones y relájate en la postura del niño.

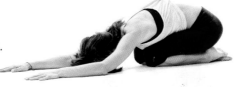

¿Qué es lo que has sentido? Es importante que percibas cómo te encuentras tanto física como mentalmente. Espero que te hayas sentido bien y que el ejercicio no te haya resultado complicado. No es mi intención someterte a ninguna postura que pueda resultarte incómoda. Mi objetivo es mostrarte que un movimiento que te resulta normal, e incluso familiar, se modifica cuando lo llevas al terreno de las sensaciones. En esta primera ronda se trataba de realizar movimientos específicos sin ofrecerte ninguna opción; no había espacio para la improvisación.

En una clase que se basa únicamente en dar instrucciones para los movimientos, el hecho de hacer algo diferente a lo esperado implica que «lo estás haciendo mal». Es bastante frecuente que nos quedemos bloqueados en la disyuntiva de «correcto o incorrecto» y nos olvidemos de cómo nos sentimos. Preguntarse por las sensaciones puede parecer una tontería cuando lo ponemos en práctica en algo tan simple como la postura de la tabla lateral; sin embargo, es fundamental cuando se trata de crear una vida en la que te encuentres muy a gusto.

Bien, ahora vamos a probar la misma secuencia recurriendo a recordatorios para tomar conciencia de lo que sentimos.

SECUENCIA CON RECORDATORIOS PARA CONECTAR CON TUS SENSACIONES

Comienza adoptando la postura del niño. Coloca las caderas sobre los talones y relaja el torso apoyando la frente y los antebrazos sobre el suelo. Balancéate un poco si te resulta agradable. Mantén la postura durante algunas respiraciones largas y profundas.

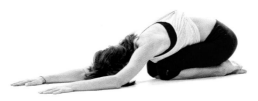

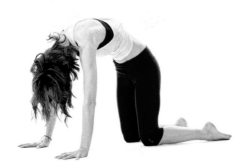

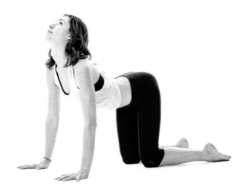

Cuando tu cuerpo esté relajado y te sientas preparado, adopta la postura a cuatro patas. Muévete de la forma que te resulte más cómoda, arqueando y redondeando la columna al compás de la respiración. Mantén la postura si te sientes a gusto en ella. Sigue moviéndote de la misma forma durante algunas respiraciones largas y profundas.

En cuando estés dispuesto,
modifica la postura de los dedos
de los pies para apoyar las plantas,
inhala profundamente y levanta las
caderas para desplazarlas luego
hacia atrás y hacer la postura del
perro con el hocico hacia abajo.

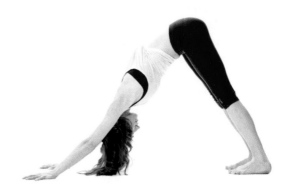

Eleva la barbilla para pasar a la
postura de la tabla. Balancéate
lateralmente, o de atrás adelante,
durante unos instantes si el movimiento te resulta agradable.

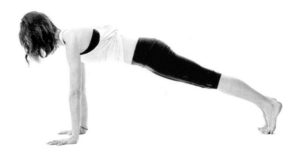

Cambia el peso corporal a la mano
derecha, levanta las caderas, inhala
profundamente y abre tu cuerpo
hacia la izquierda. Puedes mantener
esta postura, elevar la pierna
izquierda, o bajar hasta el suelo la
espinilla de la pierna derecha. Elige
el movimiento que te resulte más
cómodo y placentero. Si necesitas
más estabilidad, relaja la espinilla
derecha sobre el suelo para tener
mejor apoyo. Mantén la postura
durante algunas respiraciones largas
y profundas. Vuelve a la postura de
la tabla y repite todo el proceso
con el otro lado.

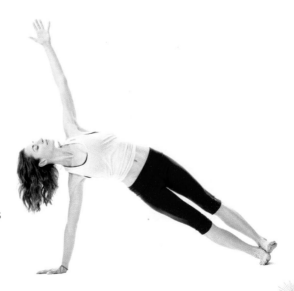

Cuando estés listo, levanta ligeramente la barbilla y realiza la postura de la tabla. Relaja las rodillas sobre el suelo y baja las caderas. Ahora puedes mirar primero hacia un hombro y luego hacia el otro para abrirte un poco más. Si sientes que este movimiento no es conveniente para la parte baja de tu espalda, relaja los codos un poco más para abrir la parte media y superior de esta. Inhala profundamente y abre el pecho hacia delante.

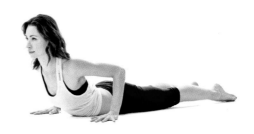

Relaja las caderas sobre los talones en la postura del niño. Aprovecha esta postura para relajar tu cuerpo durante unos instantes.

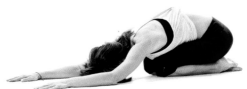

¿Cómo te has sentido? Espero que hayas experimentado una agradable sensación de libertad que te haya permitido moverte de la manera más placentera y que no hayas permanecido demasiado tiempo en una postura que te haya resultado incómoda o inconveniente.

Esta idea de moverte de la forma que mejor te siente es un concepto interesante que abre muchas posibilidades. Una de ellas es la de abstenerse de hacer algo que no es bueno para el cuerpo y, por el contrario, insistir en aquellos movimientos que resultan cómodos y placenteros. Esta práctica permite trabajar naturalmente las contracturas y los bloqueos corporales, además de desarrollar fácilmente la fuerza. Otra de sus posibilidades consiste en ignorar los objetivos físicos y hacer pausas de vez en cuando con el propósito de percibir las sensaciones. Y por último, ayuda a tomar conciencia del proceso global en lugar de estar pendiente de cada uno de los movimientos.

Los recordatorios para conectar con las sensaciones no consisten en indicar una postura o un movimiento determinado en un momento específico. La magia de usar estos recordatorios, en lugar de dar instrucciones, reside en su poder de sugestión para despertar tus propias sensaciones y crear un amplio espacio para la improvisación.

Las frases que sirven de recordatorio han sido concebidas para ayudarte a conectar contigo mismo, desarrollar el hábito de cuidarte y cultivar la creatividad y la exploración tanto en los movimientos que te resultan fáciles como en los que son complicados. Los movimientos están destinados a que tú decidas cómo, cuándo y qué estás haciendo con tu cuerpo.

A pesar de que la segunda secuencia es más larga que la primera, quizás hayas advertido que el tiempo parecía pasar más rápido. Las frases del tipo «cuando estés preparado», «cuando hayas acabado, «cuando estés dispuesto» o «cuando te apetezca» apuntan a que te tomes el tiempo necesario para realizar la postura. La frase sirve para abrir un espacio en el que puedas explorar. Cuando no hay recordatorios, cualquier espacio se llena manteniendo la postura y esperando la próxima. Los recordatorios ayudan a eliminar el concepto de tiempo para que puedas sintonizar con tus sensaciones e investigar.

Cuando tomas conciencia de lo que sientes y te mueves de la forma más agradable para ti en lugar de permanecer en una postura esperando que llegue el momento de pasar a la siguiente, el tiempo transcurre increíblemente rápido y los retos que te plantean los movimientos se vuelven más ligeros, fáciles y liberadores.

Las sensaciones tienen mucho que ver con cuándo y cómo. El momento en el que sentimos que algo es adecuado para nosotros marca una enorme diferencia en todos los aspectos de nuestra vida. Algunas veces es conveniente mantenerse en movimiento, y otras es mejor detenerse. Si eres consciente de tus sensaciones, vas a obtener resultados espectaculares no solamente sobre la esterilla sino también en tu vida.

UN NUEVO DESAFÍO

Si has disfrutado con el ejercicio anterior, ahora te presento una secuencia diseñada para ayudarte a constatar que las sensaciones pueden modificar tu experiencia del movimiento. Vamos a hacer nuevamente dos versiones de la misma secuencia: una sin recordatorios y otra con ellos. Si eres principiante, es probable que algunos de los movimientos no estén a tu alcance. Es indudable el hecho de que la postura sobre las manos no es algo que todo el mundo es capaz de hacer, pero te aconsejo que pruebes esta versión. Haz lo que puedas y presta atención a cómo te sientes ante estos desafíos sin perder de vista tus sensaciones. Lo único que debes recordar es que tu cuerpo y tu mente deben estar relajados. Puedes descansar cuando lo necesites y volver a la secuencia cuando te hayas recuperado.

SECUENCIA SIN RECORDATORIOS PARA CONECTAR CON TUS SENSACIONES

Comienza por la postura del niño. Apoya las caderas sobre los talones y relaja el torso apoyando la frente y los antebrazos sobre el suelo. Mantén la postura durante algunas respiraciones largas y profundas.

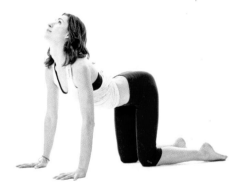 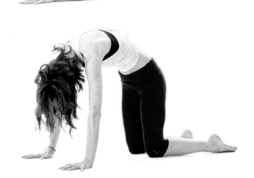

Ponte a cuatro patas, inhala profundamente y baja las caderas, arqueando la espalda y levantando la cabeza hacia arriba. Exhala largamente, redondea la espalda y dirige la mirada hacia abajo. Repite los movimientos varias veces más a tu propio ritmo.

Coloca las plantas de los pies sobre el suelo, inhala profundamente, eleva las caderas y desplázalas luego hacia atrás para hacer la postura del perro con el hocico hacia abajo.

Inhala largamente y levanta la pierna derecha hacia arriba para hacer la misma postura con una pierna extendida.

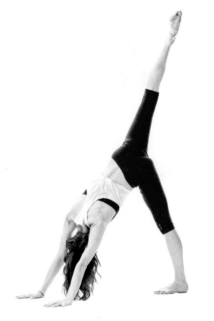

Desplaza el pie derecho hacia delante para hacer la postura del paso bajo extendido.

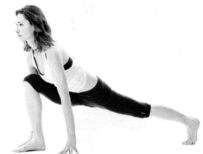

Inhala profundamente y eleva el cuerpo hasta la postura del paso alto extendido.

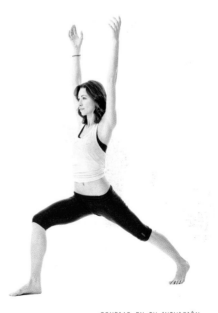

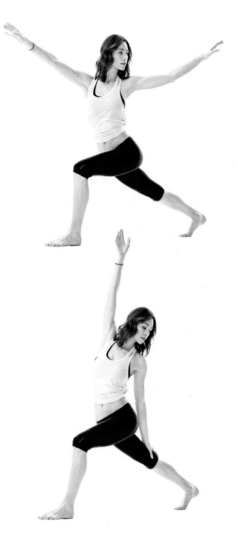

Exhala y gira el torso hacia la pierna que está por delante mientras abres los brazos a los lados.

Retrocede ligeramente para invertir el giro mientras deslizas la mano que está por detrás sobre la pierna y extiendes el otro brazo por encima de la cabeza.

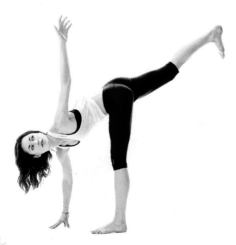

Inclínate hacia delante para hacer la postura de la media luna con giro, colocando los dedos de la mano sobre el suelo. Estira la pierna hacia atrás lo máximo posible, extiende hacia arriba el brazo que está en el aire y gira la cabeza para dirigir tu mirada hacia la mano.

Presiona los dedos de la mano derecha contra el suelo y abre el cuerpo hacia la izquierda. Estira el brazo izquierdo hacia arriba y abre el cuerpo.

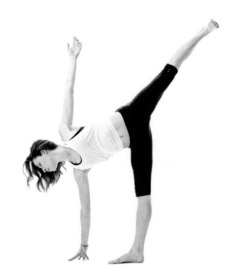

Lleva el pie elevado hacia atrás para realizar la postura del guerrero 2. Gira los dedos de ese pie hacia delante. Baja las caderas de manera que la rodilla de la pierna adelantada se sitúe por encima del tobillo. Abre lateralmente los brazos y permanece en la postura durante algunas respiraciones largas y profundas.

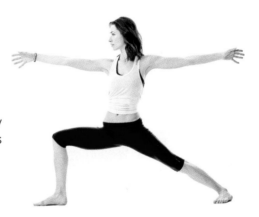

Continúa con la postura del guerrero invertido deslizando sobre el muslo la mano que está por detrás y extendiendo el otro brazo hacia arriba.

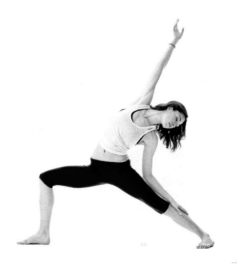

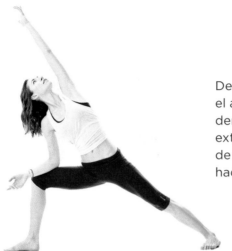

Desplaza el torso hacia delante y presiona el antebrazo derecho contra el muslo derecho. Gira el torso hacia arriba y extiende el brazo izquierdo por encima de la cabeza, dirigiendo la mirada hacia la mano.

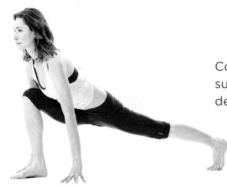

Coloca los dedos de las manos sobre el suelo a ambos lados del pie que está por delante, presionándolos hacia abajo.

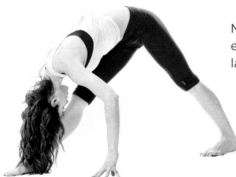

Manteniendo los dedos sobre el suelo, eleva las caderas y relaja el torso sobre la pierna adelantada.

Desplaza los dedos hasta que se encuentren frente al cuerpo y después estira y levanta la pierna que está por detrás.

A continuación redondea la espalda para ponerte de pie y acerca la espinilla izquierda al pecho. Inhala profundamente y acércala un poco más al cuerpo.

Inclínate sobre la pierna de delante y presiona los dedos de las manos contra el suelo para hacer la postura de pie con una pierna extendida. Relaja el cuello y la cabeza.

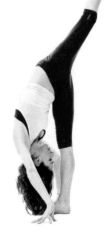

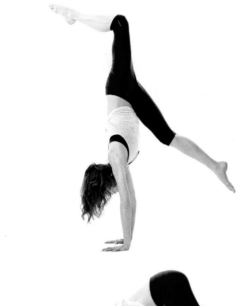

Coloca las palmas de las manos sobre el suelo a unos treinta centímetros del pie que está por delante. Balancéate hacia delante y hacia atrás hasta colocar las caderas por encima de los hombros. Vuelve a balancearte de la misma forma varias veces más.

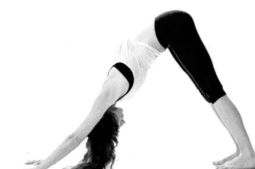

Regresa a la postura del perro con el hocico hacia abajo.

Repite toda la secuencia con el otro lado.

Muy bien. ¿Cómo te has sentido? Espero que no demasiado mal porque al menos has estado moviéndote al ritmo de la respiración. ¿Te ha parecido que necesitabas un poco más de libertad? ¿O te has sentido cómodo con los movimientos?

Para ser sincera, cuando imparto mis talleres me cuesta dirigir esta versión del ejercicio. Me siento en una absurda posición de autoridad cuando le digo a la gente lo que tiene que hacer y hasta dónde debe llegar, sin ofrecer ninguna otra alternativa que sea más suave ni dar más explicaciones.

Ciertamente, tiene que existir una estructura para que nos sintamos seguros en nuestra práctica, pero en cuanto pruebes la próxima versión, que incluye frases que te ayudan a recordar que seas consciente de tus sensaciones, comprobarás que abre más tu cuerpo y es mucho más placentera.

Antes de iniciarla dedica un momento a pensar cómo te has sentido en esta primera versión. Puedes apuntar tus reflexiones en un diario si te interesa recordarlas en el futuro. Cuando estés listo puedes comenzar con la versión que incluye recordatorios y comprobar si percibes la diferencia.

SECUENCIA CON RECORDATORIOS PARA CONECTAR CON TUS SENSACIONES

Comienza haciendo la postura del niño. Coloca las caderas sobre los talones y relaja el torso apoyando la frente y los antebrazos sobre el suelo. Balancéate un poco si te resulta agradable. Mantén la postura durante algunas respiraciones largas y profundas.

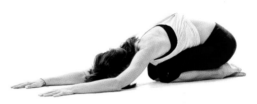

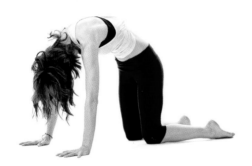

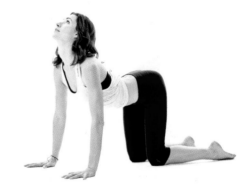

Cuando te sientas preparado, ponte a cuatro patas y mueve relajadamente las articulaciones y el resto del cuerpo. Balancea con suavidad la columna vertebral de lado a lado o de atrás adelante, respirando en profundidad y de la forma que te resulte cómoda.

Cuando estés listo, coloca las plantas de los pies sobre el suelo, inhala profundamente, levanta las caderas y desplázalas hacia atrás para hacer la postura del perro con el hocico hacia abajo.

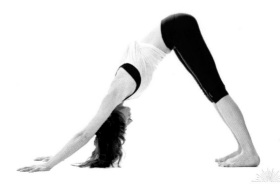

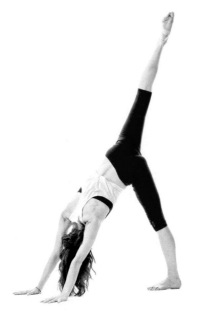

Inhala largamente y mueve la pierna derecha hacia arriba para hacer la misma postura con una pierna extendida. Abre las caderas y los hombros, siempre que este movimiento te resulte cómodo.

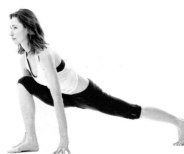

Coloca el pie derecho por delante del cuerpo para hacer la postura del paso bajo extendido.

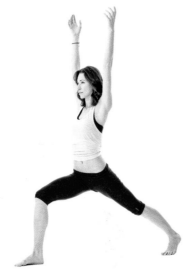

Inhala profundamente y eleva el cuerpo hasta la postura del paso alto extendido.

Exhala y gira el torso hacia la pierna que está por delante mientras abres los brazos a los lados.

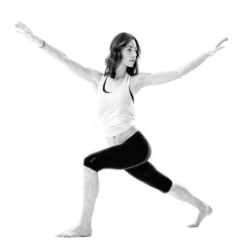

Retrocede ligeramente para invertir el giro, mientras deslizas la mano que está por detrás sobre la pierna y extiendes el otro brazo por encima de la cabeza.

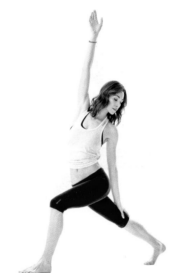

Inclínate hacia delante para hacer la postura de la media luna con giro, colocando los dedos de la mano izquierda sobre el suelo. Abre el cuerpo hacia el lado derecho y, si te resulta cómodo, levanta la cabeza para dirigir la mirada hacia la mano elevada.

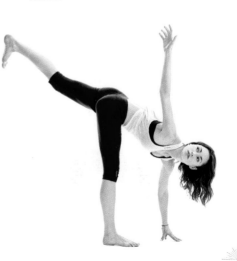

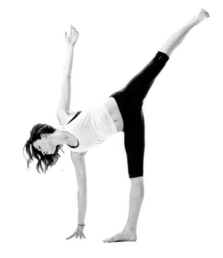

Presiona los dedos de la mano derecha contra el suelo y abre el cuerpo hacia la izquierda. Estira el brazo izquierdo hacia arriba para abrir el cuerpo.

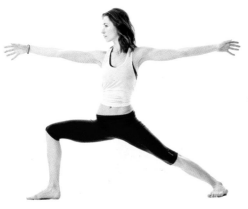

Lleva el pie elevado hacia atrás para realizar la postura del guerrero 2. Gira los dedos de ese pie hacia delante. Baja las caderas de manera que la rodilla de la pierna adelantada se sitúe por encima del tobillo. Abre lateralmente los brazos y permanece en la postura durante algunas respiraciones largas y profundas, balanceándote ligeramente si encuentras placentero el movimiento.

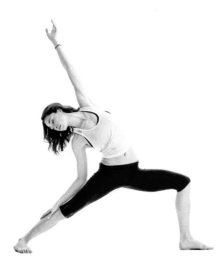

Continúa con la postura del guerrero invertido, deslizando la mano que está por detrás sobre el muslo y extendiendo el otro brazo hacia arriba.

Inclínate hacia delante y presiona el antebrazo derecho sobre el muslo derecho. Gira el torso hacia arriba y extiende el brazo izquierdo por encima de la cabeza.

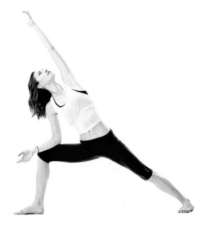

Presiona los dedos de las manos sobre el suelo a ambos lados del pie adelantado. Baja las caderas y balancéate de lado a lado si el movimiento te resulta agradable.

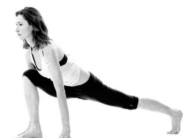

Sin despegar los dedos del suelo, levanta las caderas y relaja el torso sobre la pierna que está por delante.

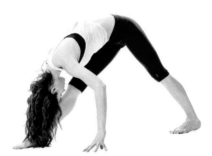

Desplaza los dedos hasta situarlos frente al cuerpo y estira y levanta la pierna que está por detrás.

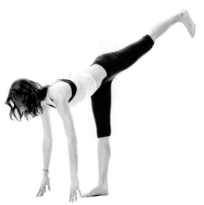

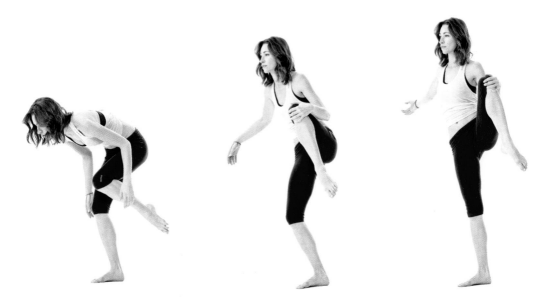

A continuación redondea la espalda para incorporarte y acerca la espinilla izquierda al pecho. Inhala profundamente y apriétala contra el cuerpo. Mueve ligeramente las caderas si el movimiento te resulta cómodo.

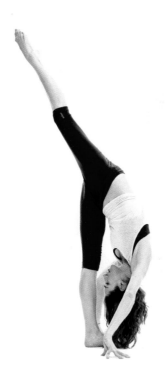

Flexiona el cuerpo sobre la pierna de delante y presiona los dedos de las manos contra el suelo para hacer la postura de pie con una pierna extendida. Relaja el cuello y la cabeza. Balancéate suavemente.

Coloca las palmas contra el suelo a una distancia aproximada de treinta centímetros del pie que está por delante. Balancéate hacia delante y hacia atrás hasta que las caderas se sitúen por encima de los hombros. Balancéate un poco más, movilizando ligeramente las caderas y el abdomen.

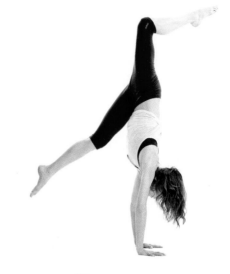

Cuando estés preparado, vuelve a la postura del perro con el hocico hacia abajo.

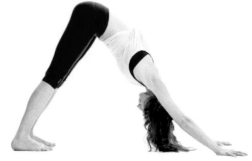

Repite con el otro lado.

Bien. ¿Qué es lo que has sentido esta vez? ¿Fue diferente la experiencia? Espero que esta segunda versión te haya servido de estímulo para investigar. Recuerda que las sensaciones te ofrecen mucho más que las posturas. Si te abandonas para sentir los movimientos en lugar de empeñarte en hacer bien las posturas, llegarás más lejos más rápidamente y el proceso será mucho más divertido.

El objetivo de las clases de Strala es conectarte de nuevo contigo mismo. Los movimientos han sido diseñados para desarrollar un cuerpo fuerte y dinámico y una mente serena y concentrada.

La clase está organizada de manera para que puedas disfrutar de la experiencia. Como es natural, algunos movimientos te resultarán más difíciles que otros, pero la forma en que te guiamos a través de todo el proceso consigue que el reto resulte ameno. Es fácil superar los desafíos cuando te recuerdan que tienes libertad para investigar tus propias posibilidades y cuentas con la ayuda de la respiración.

UN MOMENTO DE REFLEXIÓN

Ahora que por fin estamos conectados con lo que sentimos, es un buen momento para avanzar un paso más y considerar de qué forma este aprendizaje puede aplicarse en la vida cotidiana. Has experimentado la diferencia que esta práctica marca en una secuencia de yoga. Cuando nos permitimos el espacio y el tiempo para movernos de la manera que mejor nos sienta, las posibilidades son infinitas. Te animo a que dediques unos instantes a reflexionar y asimilar los conceptos que hemos investigado hasta el momento.

Puedes seguir trabajando por tu propia cuenta para interiorizar la experiencia. Si sientes la necesidad de anotar tus pensamientos, puedes llevar un diario para apuntar cómo te sientes. A continuación te presento algunas preguntas que pueden servirte de ayuda al iniciar la práctica:

* ¿Existen momentos y circunstancias en los que me siento desconectado de mis sensaciones?

* ¿Qué es lo que me sucede física y mentalmente cuando me siento desconectado?

* ¿En qué momentos me siento más conectado con mi vida?

* ¿Cuándo me siento más libre?

* ¿Qué parte de mi cuerpo experimenta la mayor libertad?

* En mi vida cotidiana, ¿hago caso de mi intuición la mayor parte del tiempo u obedezco las reglas?

* ¿Suelo ir muy deprisa o, por el contrario, demasiado despacio? ¿Tengo una mala relación con el tiempo?

* ¿Creo realmente que una actividad física basada en ser consciente de mis sensaciones puede modificar mi forma de vivir?

En mi opinión, confiar en tu intuición es una de las cosas más potentes que puedes hacer para encauzar tu vida en la mejor dirección posible. Tienes que moverte de un modo que sea beneficioso para ti. Las secuencias utilizadas durante las clases para recordarte que prestes atención a tus sensaciones te ayudan a conseguirlo mientras estás sobre la esterilla. Son frases que fomentan la individualidad en un contexto seguro y producen un resultado fantástico: conectar con lo que estás sintiendo a lo largo de la práctica, lo cual facilitará que sigas siendo consciente de tus sensaciones en la vida real. No es difícil imaginar una vida en la que tienes espacio suficiente para respirar y moverte libremente.

El espacio y las asombrosas vibraciones que se crean cuando empiezas a confiar en tu intuición te ayudan a tomar decisiones claras, tener relaciones auténticas con las personas que te rodean y vivir alineado con tu pasión.

Cada vez que te sientas desconectado de ti mismo, puedes retornar a la práctica de moverte de la forma que te resulte más placentera. Volverás a relajarte y conectar con tu ser sensible rápidamente. Recuerda comenzar siempre con una inhalación profunda destinada a generar espacio y a continuación exhalar relajadamente.

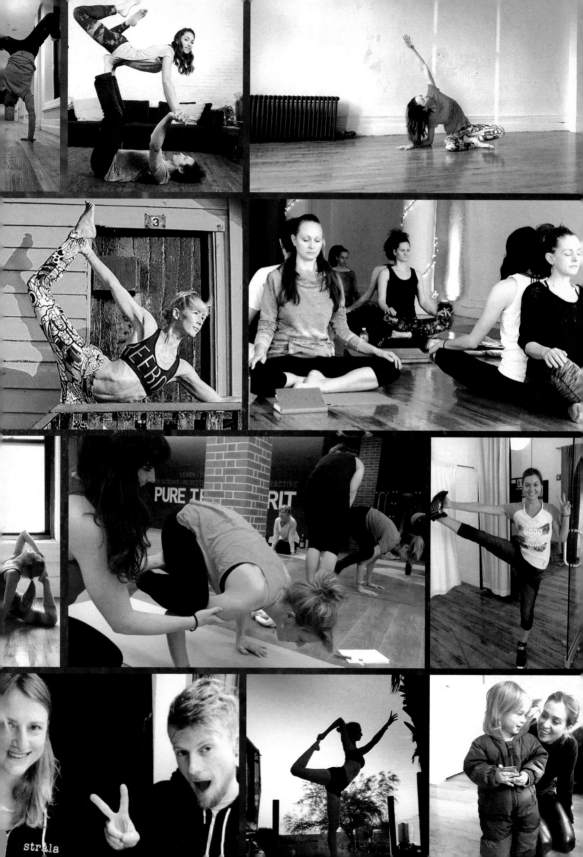

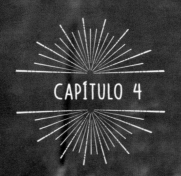

CAPÍTULO 4

APRENDER A FLUIR

para encontrar el movimiento natural

MUÉVETE DESDE EL CENTRO. DISFRUTA DE UNA INTENSA EXPERIENCIA INTERIOR.

Espero que estés descubriendo cómo se combinan los dos primeros elementos de Strala para que el proceso sea llevadero y agradable.

El elemento final es un concepto muy importante: el movimiento natural. Los principios del movimiento natural te permitirán disfrutar de tu crecimiento personal y de una vida llena de nuevas posibilidades.

El movimiento natural se opone radicalmente a una técnica que requiera realizar diversos pasos para llegar a adoptar una postura, y representa un enfoque general para que te muevas con soltura y relajadamente en cualquier dirección, desarrollando todas tus posibilidades e iniciando siempre el movimiento desde tu centro. Cuando aplicamos técnicas que utilizan diferentes pasos para llegar a hacer alguna de las posturas (como, por ejemplo, girar el muslo, flexionar los pies, mover los brazos o estirar la pierna), prácticamente inmovilizamos el cuerpo y la mente, lo que significa que no somos capaces de conseguir los resultados que esperamos. Como mucho, podemos mantener una postura sin tener conciencia de lo que sentimos, con un horizonte estrecho de posibilidades y mucho revuelo alrededor. Las posturas, y concretamente la forma específica de hacerlas, eclipsa todo lo demás cuando se aplican esas técnicas. El objetivo consiste en hacer las posturas, lo que en mi opinión desvirtúa el valor de la práctica de yoga. Por el contrario, el proceso que no se basa únicamente en realizar la postura sino también en beneficiarse de todas las posibilidades derivadas de ella se convierte en realidad cuando practicamos el movimiento natural. Todos queremos hacer más con menos esfuerzo, y el movimiento natural es el camino para conseguirlo.

Con él podemos relajarnos mientras nos movemos e iniciar el movimiento desde las caderas y el abdomen. El resto del cuerpo se suma luego a un movimiento que se caracteriza por ser lento, suave y continuo. Este enfoque se parece al movimiento del agua y te permitirá tener mayor conciencia y una mejor sensación del espacio, de tu cuerpo y de la postura. Y moverte te resultará mucho más fácil. Si eliminamos el movimiento natural, nos limitamos a hacer las posturas de la mejor manera posible, sudando, con el cuerpo tembloroso y muchas veces perdiendo el control. No nos sentimos seguros, nuestros movimientos reflejan tensión y terminamos agotados. El movimiento natural se consigue trabajando desde el centro, respetando la organización del movimiento y ampliando la zona de confort. Avanzas de manera gradual pero progresas rápidamente. Con el movimiento natural no se trabaja más allá de la zona de confort. No existe nada similar a «cierra los ojos y adopta simplemente la postura», ni tampoco a «limítate a esperar hasta que termine». De ese modo, puedes percibir cada fase del movimiento. Básicamente, el hecho de concentrarte en el proceso y no de empeñarte en hacer una postura determinada acrecienta tus posibilidades. El movimiento natural es algo muy parecido a los movimientos de un ninja. Su gracilidad da la impresión de que estás haciendo algo muy sencillo. El movimiento natural es la clave para tener una intensa experiencia interior y, en muchos sentidos, es el elemento más importante del proceso.

EL MOVIMIENTO NATURAL

Así como la respiración y el hecho de tomar conciencia de tus sensaciones corporales son fundamentales para que te sientas más a gusto cuando mueves tu cuerpo, en esta parte de la filosofía de Strala nos centramos en el movimiento en sí mismo. Y nuestra forma de enfocarlo y ejecutarlo se basa en conocimientos extraídos de la naturaleza.

Ya he destacado que el movimiento natural consiste en relajarse, pero también requiere tener un buen apoyo y dejarse fluir. ¿Qué quiero decir con esto? Piensa en los movimientos de la naturaleza. Un árbol no se pone rígido para resistir al viento; por el contrario, permanece suave y flexible y bien enraizado para poder balancearse. El agua no se empeña en seguir un curso rectilíneo sino que fluye a través de las rocas y los valles moviéndose en la dirección más fácil. Esta perspectiva del movimiento natural se centra básicamente en relajar los músculos y las articulaciones mientras nos movemos e iniciar el movimiento desde la parte central del cuerpo, el abdomen y las caderas, con el fin de tener un buen soporte. El movimiento natural nos ayuda a movernos eficientemente con el menor esfuerzo y a vivir tranquila y relajadamente cada momento para que el proceso sea más placentero.

Como ya sabemos, el objetivo final de Strala no son las posturas. Esto se manifiesta en la forma de movernos durante la práctica, que consiste en hacer movimientos circulares en lugar de lineales. También hay posturas pero como no son más importantes que los demás elementos del movimiento, nos movemos sin que la meta sea llegar a adoptar la postura perfecta. No tenemos la intención de llegar a ninguna parte: ¡ya estamos allí! De este modo, Strala nos sitúa directamente en el presente y no trabajamos con la idea de llegar a ningún otro lugar. El movimiento es completamente fluido, tanto en las posturas como en la transición de una a otra. No existe un punto final para cada postura puesto que se trata de fluir entre ellas sin interrupción. En Strala practicamos *frases de movimientos*, un término que tomé prestado del mundo de la danza y luego desarrollé en mis clases. Estas frases te guían a través de un viaje por el movimiento en el que el punto inicial y el punto final se unen a través de una serie de movimientos, y no en una única postura. Por ejemplo, pueden inspirarte para que te muevas como un árbol, balanceándote con la brisa y desde el interior hacia el exterior.

El hecho de aprender un poco más sobre el movimiento natural y algunos de los principios que lo han inspirado te ayudará a avanzar hasta el siguiente nivel. Tu vida y tus movimientos mejorarán notablemente, tu espacio mental será más amplio y fluirás mucho mejor.

EL MOVIMIENTO ANTINATURAL

Antes de analizar más profundamente el movimiento natural, vamos a ocuparnos de su opuesto: el movimiento antinatural, que tiene lugar cuando nos movemos desde el exterior hacia el interior. Esto sucede cuando impulsamos el movimiento con los brazos y las piernas, centrándonos básicamente en nuestras extremidades; al hacerlo perdemos la capacidad de movernos fácil y eficazmente. El movimiento se parece a una floritura o a una interpretación, algo maravilloso para el *ballet* pero no para nuestro propósito de enriquecer nuestro mundo interno sin privilegiar la ejecución de las posturas y mejorar nuestro propio ser basándonos en los principios de los movimientos naturales.

El movimiento antinatural suele producirse cuando pensamos que es necesario flexionar y forzar nuestros músculos para obtener el máximo beneficio de un movimiento, o incluso para realizarlo de la forma correcta. Una mentalidad basada en «debo ser flexible para conseguirlo» genera tensión en el cuerpo y la mente durante una actividad física y puede llegar a bloquear drásticamente el movimiento. Al flexionar nuestro cuerpo restringimos técnicamente el movimiento y no somos capaces de movernos al máximo de nuestra capacidad. Esto nos aleja cada vez más de nuestros objetivos y además agrega una tensión emocional que se expresará a través de nuestros movimientos. Cuando nos movemos de forma antinatural, cualquier cosa que hacemos se convierte en un tormento. Por otra parte, la imposición de flexionar y forzar los músculos anula la capacidad de improvisar para moverse con soltura y naturalidad. También nos resta posibilidades al obligarnos a adoptar una postura únicamente a través de un proceso que implica varios pasos, como el siguiente:

1. **Flexiona los abdominales.**

2. **Trabaja con el muslo.**

3. **Levanta la pierna.**

4. **Dobla los dedos del pie.**

5. **Salta.**

Cuando te empeñas en practicar un método estricto, es muy probable que la única forma de conseguirlo te resulte antinatural, y eso significa que la capacidad de moverte naturalmente se desvanece.

No estoy segura de cuál es el motivo de que se haya extendido tanto la idea de que es preciso flexionar y contraer el cuerpo para obtener el máximo beneficio de nuestros movimientos. Estoy convencida de que tiene relación con la convicción de que «hay que luchar para lograrlo». Es verdad que hay ocasiones en las que dicha actitud resulta conveniente. Por ejemplo, si eres defensa en un partido de fútbol y debes enfrentarte a una fila de atacantes en un partido de fútbol te resultará muy útil contraer los músculos. Pero si estás en una clase de yoga con el objetivo de desarrollar tu fuerza, aumentar la amplitud de tus movimientos y reducir el estrés, tu mejor amigo es el movimiento natural.

LA CONEXIÓN MENTE-CUERPO

Me gustaría hablar de la conexión entre la mente y el movimiento. Como ya he mencionado, la idea de flexionar y contraer los músculos es contraria a nuestra búsqueda de la soltura y la naturalidad, porque nuestros pensamientos y sensaciones se trasladan a la forma en que nos movemos físicamente y también a nuestra vida en general.

Se requiere tensión para flexionar y contraer los músculos, de manera que cuando nos movemos con esa idea en mente, nuestros movimientos son tensos. Si somos capaces de cambiar de mentalidad para concentrarnos en el concepto de relajación, nuestros movimientos serán más sueltos y naturales. En otras palabras, nuestro cuerpo revela claramente lo que sucede en nuestro mundo interior.

La mayoría de nosotros tenemos algo que superar para llegar a movernos de una forma natural. Esto es algo absolutamente personal, y trabajar en ello es una experiencia de aprendizaje muy valiosa. En mi caso, el bloqueo ha sido (y sigue siéndolo cuando no presto atención) mi inseguridad y la necesidad de demostrarme a mí misma lo que valgo. Después de esforzarme mucho, he conseguido vencerlo mediante la observación y la práctica. Ahora, la mayoría de las veces ya no es el protagonista de mi vida sino simplemente un mero actor de reparto.

Retrotrayéndome a cuando vivía acosada por una constante inseguridad, debo decir que me movía más cómodamente desde el exterior hacia el interior. La necesidad de demostrarme a mí misma y a los demás que era una persona valiosa me llevaba a adoptar posturas arriesgadas, lo que en mi vida personal se manifestaba a través de movimientos y reacciones similares. Las piernas y los brazos eran los primeros en moverse. Yo siempre solía ser la primera en saltar y en conseguir un objetivo bastante rápida y bruscamente. No tenía gracia al moverme ni conciencia de mi cuerpo porque estaba obnubilada por la necesidad de sobreponerme a mis dificultades. Conseguí encontrar mi centro cuando logré dominar mi inseguridad y comencé a trabajar para incorporar el movimiento natural en mi vida.

Uno de los sorprendentes resultados que ofrece la práctica con regularidad del movimiento natural es la habilidad de transformar nuestros desafíos internos en observaciones conscientes. Si somos capaces de detectar nuestros puntos débiles, podremos utilizarlos para volver a equilibrar nuestra vida. Gracias a todos esos años de trabajo puedo ahora identificar los momentos en que mi inseguridad amenaza con volver a manifestarse.

Como puedes ver, el objetivo de movernos de forma natural no consiste en fortalecernos ni conseguir una salud radiante (aunque el movimiento natural contribuye a ambas cosas), sino equilibrar nuestro mundo interior, modificar las conversaciones que tenemos con nosotros mismos para ser más amables y más reflexivos, y para estar más abiertos; en definitiva, contribuye a desbloquear nuestra vida ampliando al máximo nuestras posibilidades. Aunque estamos diseñados para movernos de forma natural, también tenemos la capacidad de realizar movimientos antinaturales si eso es lo que deseamos. Observar nuestra mente y nuestros movimientos con compasión es fundamental para nuestro crecimiento personal y nos permite evolucionar hacia la mejor versión de nosotros mismos.

UNA EXPERIENCIA INTERIOR

Cuando nos dedicamos a trabajar con el propósito de desarrollar la autorreflexión e investigar las posibilidades de nuestro cuerpo, es importante tener una experiencia interior durante la práctica. Nuestra intención es centrarnos en cómo nos sentimos, qué hacemos y cuál es la motivación que subyace a nuestros movimientos. Moverse de forma natural abre un espacio para que se produzca una experiencia interior y para desarrollar nuestra capacidad de sintonizar con nuestra intuición para descubrir lo que realmente necesitamos.

El hecho de invertir nuestro tiempo en investigar una práctica destinada a conectar con nuestro mundo interno produce un cambio: somos más sensibles a cómo nos sentimos y nuestro principal deseo es sentirnos interiormente bien. Tratamos de reservar tiempo para cocinar y preparar comidas sanas, para reflexionar y meditar, porque nuestra prioridad es cuidarnos.

Cambiamos nuestro apego a lo físico y material por la emoción de sentirnos serenos y relajados y tener más espacio. Y estos cambios nos ayudan a deshacernos del lastre acumulado a lo largo de toda nuestra vida. El movimiento natural también es una herramienta que te ayuda a modificar tu forma de pensar para poder moverte con más naturalidad. Una vez más... estamos ante un círculo positivo.

¿Cómo son los movimientos naturales? Han sido diseñados para conducirte nuevamente hacia tu interior y que te conectes contigo mismo. No es necesario flexionar los músculos para conseguir hacer una postura o sentir sus efectos. Tu cuerpo trabajará por ti, los músculos se activarán por sí mismos y tú no tendrás que hacer nada especial para conseguirlo.

La actitud contraria (es decir, empeñarse en lograr un fin) dirige la atención a los aspectos externos y se instala directamente en tus pensamientos: «¿Estoy lo suficientemente fuerte? ¿Flexiono adecuadamente el cuerpo? ¿Lo estoy haciendo bien?». Esta actitud genera una armadura que envuelve nuestro cuerpo e inhibe el movimiento.

Los movimientos naturales implican relajarse y empezar a moverse a partir del propio centro. Todos estos conceptos te ayudarán a pasar de una postura a otra con facilidad. No hay necesidad de estresarse ni ponerse tenso cuando el propósito es tener una experiencia interior. En realidad, el estrés y la tensión te llevan hacia el mundo exterior.

El hecho de concentrarte en lo externo te aparta de tu experiencia interna, tanto física como emocionalmente, e inhibe tu cuerpo, que ya no es capaz de moverse con naturalidad. Para nuestro propósito, el yoga no es una representación ni tampoco una muestra de fuerza, flexibilidad o contorsionismo. Es un movimiento simple y fluido en el que el desafío de las posturas y las transiciones entre ellas se afronta con tranquilidad.

UN EXPERIMENTO SIMPLE

Vamos a poner en práctica esta idea de tener una experiencia interna sin entrar demasiado todavía en movimientos que recuerdan a las posturas de yoga. Se trata de un experimento simple concebido para movernos cómoda y naturalmente, sin preocuparnos por conseguir hacer una postura, y que se centra en la exploración y la relajación. ¡Prepárate para moverte basándote en tus sensaciones y disfruta del proceso!

Ponte de pie con los pies ligeramente separados. Busca la postura que te resulte más cómoda. Afloja un poco las rodillas. Relaja la cabeza, el cuello y los hombros, los brazos y las caderas.

Gira los hombros de un lado a otro para que tus brazos se muevan relajadamente durante unos instantes. Muévete con soltura y naturalidad y a continuación deja que tu cuerpo recupere la quietud durante unos instantes.

Cierra los ojos y dirige tu atención hacia el interior.

Relaja las rodillas, la cabeza, el cuello y los hombros.

Inhala profundamente y, con suavidad, eleva los brazos por encima de la cabeza.

Presiona las palmas de las manos entre sí, baja los brazos y acerca los pulgares al corazón.

Si te encuentras a gusto, balancea levemente el cuerpo de lado a lado y luego de atrás adelante.

Cuando hayas acabado, abre los ojos y relaja los brazos a ambos lados de tu cuerpo.

¿Cómo te has sentido? Espero que te hayas encontrado a gusto y te hayas movido de manera fluida, relajada y natural. Cuando tus movimientos son naturales, eres capaz de fluir y de moverte fácil y suavemente como el agua.

DESDE AQUÍ HASTA AQUÍ

Las transiciones de una a otra postura son una parte importante del movimiento natural. El movimiento antinatural empieza y se detiene. Primero una postura, luego otra y finalmente una más; todas son independientes y no se presta atención a cómo se hace la transición de una postura a la siguiente. Sin embargo, el movimiento natural permite fluir. Todo está conectado y resulta muy agradable descubrir cuál es la forma más fácil y relajada de pasar de una postura a otra.

Las transiciones son momentos especiales porque siempre están presentes. A lo largo de los movimientos (y en este sentido, también de la vida) cambiamos permanentemente la posición de nuestro cuerpo, estamos en una transición continua. Prestar atención a las transiciones es la manera de centrarse en el proceso y en el momento presente. Es probable que en el proceso de transición encuentres una postura en la que te gustaría permanecer más tiempo y, de hecho, puedes hacerlo porque las transiciones no son un mero medio para llegar a un fin, sino momentos extraordinarios. En realidad, no existen pausas ni interrupciones porque cada uno de los movimientos es un destino en sí mismo, y ninguno es el momento final. Cuando somos conscientes de dónde estamos exactamente en el momento presente, todo empieza a ser realmente fantástico, porque aprendes qué es lo que necesitas para sentirte mejor. Incluso cuando estás relajándote en una postura de descanso, respiras para calmar tu cuerpo y tu mente hasta experimentar una quietud total. En la quietud también hay movimiento. Mientras estamos vivos y respiramos, nos hallamos constantemente en movimiento y cuando nos olvidamos del movimiento natural comenzamos a sentirnos estancados o bloqueados. Necesitamos más energía para conseguir nuestros propósitos, y esto nos produce un desgaste mayor de lo necesario. Cuando nos movemos con soltura y naturalidad, obtenemos los mayores beneficios. Nuestros movimientos se tornan suaves y oceánicos, y no torpes y lineales. Fluyen fácilmente. Nos sentimos equilibrados cuando nos concentramos en movernos relajadamente. La experiencia se torna circular y estimulante, en lugar de ser un proceso que se extiende desde el punto A hasta el punto B, desde el comienzo hasta el final. Y en el terreno emocional nos sentimos más serenos, creativos, libres y concentrados.

La clave para practicar el movimiento natural es cultivar la sensación de fluir; esto no solo resulta más útil para nuestro cuerpo, nuestra mente y nuestra vida, sino también más entretenido. En la práctica se traduce en relajarse antes y durante un movimiento. Relajar las rodillas, las caderas y las articulaciones cuando nos dirigimos de un sitio a otro.

Movilizar las caderas y el abdomen cuando circulamos al compás de la respiración, estirándonos y relajándonos para que el siguiente movimiento no requiera ningún esfuerzo. De este modo, el movimiento fluye como el agua. Es continuo, fácil y circular. Si has visto alguna vez a un grupo de practicantes de taichí moviéndose al unísono, ya sabes lo que quiero decir. Observar esos movimientos circulares es una experiencia relajante e inspiradora. No tienen principio ni fin, son un flujo constante.

Cuando practicas el movimiento natural, llegas a ser tan consciente de los movimientos que estás realizando que realmente puedes sentir el aire a tu alrededor mientras movilizas y aflojas el cuerpo. Si te mueves relajadamente, conseguirás hacerlo con facilidad, y también tendrás más opciones a tu alcance para elegir la dirección de tus movimientos. La forma de aplicar el concepto de movimiento natural en Strala es relajarnos completamente antes de ponernos en marcha.

A continuación te presento algunas formas de visualizar el movimiento natural:

- ★ **Relájate mientras te mueves.**
- ★ **Inicia el movimiento a partir de las caderas y el abdomen.**
- ★ **Balancéate ligeramente mientras te mueves.**
- ★ **En el equilibrio siempre hay movimiento.**

OTROS BENEFICIOS DEL MOVIMIENTO NATURAL

El movimiento natural no se limita a ofrecernos una experiencia interna para equilibrar nuestra mente y nuestra vida; al ser completamente seguro, previene la aparición de lesiones. La conexión entre el cuerpo y la respiración, a la que se suman la intuición y el movimiento natural, constituye una fórmula para experimentar nuestra capacidad de expansión de una manera segura.

Al hablar sobre seguridad me vienen a la mente las articulaciones y los grandes grupos musculares. Las muñecas, las rodillas y los tobillos pueden llegar a sufrir daños cuando el movimiento no es natural. Pero si aprendemos a movernos con soltura, se produce un efecto curativo; por el contrario, cuando nos movemos de forma antinatural desde el exterior hacia el interior, nos exponemos a sufrir lesiones. Si realizamos nuestra práctica sintiéndonos frustrados por el rumbo que ha tomado nuestra vida y anhelando un cambio, hacemos movimientos toscos y entrecortados que son producto de la frustración. Cuando forzamos el cuerpo para poder adoptar una determinada postura de yoga, nos apartamos del movimiento natural y nos arriesgamos a lesionarnos. Y esto nos afecta física y mentalmente.

Otro aspecto positivo del movimiento natural tiene que ver con algo que ya mencionaré en el capítulo 3: nos ayuda a concentrarnos en el proceso y no en el objetivo. Obtenemos más resultados con menos esfuerzo, y la experiencia resulta francamente placentera.

¡VAMOS A PRACTICAR!

Creo que ya has comprendido qué es un movimiento natural, y estoy convencida de que estás deseando probarlo. A continuación te muestro algunos movimientos simples para que puedas empezar a practicar de inmediato. En esta ocasión no voy a pedirte que hagas dos versiones del mismo ejercicio, como fue el caso en los capítulos 2 y 3. Espero que después de haber hecho el experimento simple todavía conserves las sensaciones de fluidez y suavidad que te proporcionó. No hay necesidad de nadar contra la corriente. Bien... ¡ahora inspira profundamente y prepárate para disfrutar del viaje!

Ponte de pie con los pies bien separados. Gira los dedos del pie derecho hacia el exterior y los del pie izquierdo ligeramente hacia el interior. Inhala profundamente y abre los brazos a los lados del cuerpo. Exhala y relaja las caderas para adoptar la postura del guerrero 2. Permanece en esa posición durante algunas respiraciones largas y profundas. Relaja la rodilla de atrás y coloca los brazos junto al cuerpo; luego balancea ligeramente las caderas y el abdomen para abrir las caderas con facilidad. Cuando te sientas cómodo, inhala largamente y vuelve a abrir los brazos en sentido lateral.

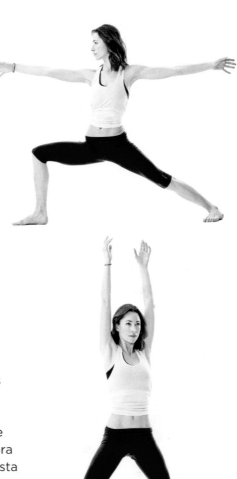

Inhala en profundidad otra vez, eleva las caderas y lleva los brazos por encima de la cabeza. Exhala y relaja el cuerpo una vez más en el guerrero 2, aflojando ambas rodillas al adoptar la postura. Relaja los brazos junto al cuerpo. Dedica unos momentos a balancearte ligeramente y aflojar todos los músculos. Ahora moviliza los hombros, la cabeza y el cuello hasta sentirte cómodo en la posición. Inténtalo varias veces más, inhalando, enderezando el cuerpo y luego relajándolo.

A continuación permanece en la postura del guerrero 2 de la forma más cómoda posible. Encuentra el modo de sentirte fuerte y sólido, y al mismo tiempo relajado. Existe un delicado equilibrio asociado al esfuerzo: si te relajas demasiado, ya no conseguirás mantener el movimiento, y si te empeñas demasiado en realizarlo, utilizarás más fuerza de la necesaria. Tu búsqueda debe ser encontrar ese equilibrio. Cuando hallamos la forma más fácil de llevar a cabo los movimientos, nuestro cuerpo y nuestra mente encuentran la armonía y de ese modo somos capaces de descubrir la forma más sencilla de afrontar todo lo que hacemos en nuestra vida. ¡Así es como se producen transformaciones sorprendentes del modo más natural!

MOVERSE CON LOS ELEMENTOS

Ahora que ya has probado una transición simple entre las posturas del guerrero 2 y el guerrero 2 elevado, quiero enseñarte una secuencia un poco más larga, pero también muy fácil, para que puedas percibir más intensamente las transiciones.

En esta secuencia voy a utilizar algunas frases para recordarte que tomes conciencia de tus sensaciones y también te daré algunas instrucciones sobre la respiración. Esto te ayudará a concentrarte para ser capaz de realizar movimientos naturales. Ten presente que la inhalación impulsa el movimiento y contribuye a elevar el cuerpo, mientras que la exhalación te relaja y te ayuda a continuar avanzando. No olvides moverte de la forma que mejor te siente en cada momento y prestar atención a tus sensaciones para poder disfrutar plenamente de la experiencia. En esta secuencia activarás tu respuesta de relajación y «reajustarás» tu organismo, cargándote de energía positiva a lo largo de toda la práctica.

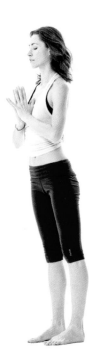

Cuando nos movemos naturalmente desde el centro, movilizando las caderas y el abdomen, encarnamos la fluidez y somos capaces de lograr cualquier objetivo que nos propongamos con una actitud tranquila y relajada.

Ponte de pie con las rodillas relajadas. Relaja también la cabeza, el cuello y los hombros. Junta las palmas de las manos y presiona los pulgares junto al corazón. Cierra los ojos unos instantes y relájate en la postura.
Deja que tu cuerpo se balancee ligeramente de lado a lado, o de atrás hacia delante, de la forma más cómoda posible. Permanece así durante unos instantes.

Cuando estés listo, inhala profundamente mientras elevas un poco tu cuerpo. Luego levanta los brazos por encima de la cabeza mientras inspiras largamente. A continuación exhala y relaja los brazos a los lados del cuerpo. Afloja las rodillas mientras te mueves.

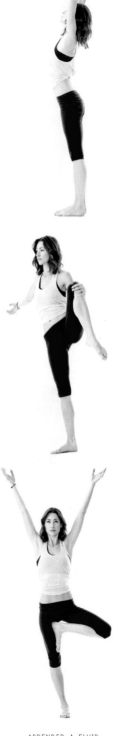

Desplaza el peso de tu cuerpo hacia la pierna derecha, inhala profundamente y lleva la espinilla izquierda hacia el pecho. Moviliza las caderas y el abdomen, moviendo en círculos la pierna que sujetas con las manos de la forma en que te resulte más sencilla.

Presiona la planta del pie sobre la parte interior del muslo de la pierna que te sostiene; también puedes apoyar el pie sobre la pantorrilla (en este caso los dedos del pie descansan sobre el suelo). Elige la versión que te resulte más cómoda. Luego inhala profundamente y eleva los brazos una vez más. Deja que tu cuerpo se balancee, como si lo moviera la brisa.

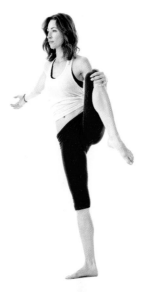

Cuando estés preparado, vuelve a recoger la espinilla contra el pecho y haz movimientos circulares con la pierna de la forma que encuentres más placentera.

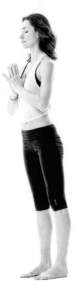

Vuelve a colocar el pie sobre el suelo cuando lo consideres oportuno y permanece de pie. Junta las palmas de las manos y acerca los pulgares al corazón. Relaja las rodillas, la cabeza, el cuello y los hombros. Cierra los ojos y moviliza suave y ligeramente el cuerpo. Abre los ojos al finalizar la secuencia de movimientos.

¿Cómo te has sentido? ¿Has sido capaz de permanecer en el momento presente y moverte de la forma más cómoda y placentera? Es francamente sorprendente que el movimiento natural marque la diferencia incluso en una secuencia simple. Facilita que te concentres en el proceso en lugar de pensar en los objetivos e impide que tu mente y tu cuerpo acumulen tensión.

OTRO DESAFÍO

Muy bien, ahora vamos a probar algo un poco más difícil. En esta secuencia se aplican las mismas ideas: permanecer en el momento presente, analizar las transiciones para encontrar la forma más fácil de realizarlas y moverse lo más cómodamente posible. Tienes que intentar mantener tu cuerpo relajado mientras te mueves y lograr que los momentos de transición sean suaves y agradables. Estos momentos son mis favoritos. La práctica, y por añadidura la propia vida, empiezan a ser realmente divertidas cuando conseguimos disfrutar de estos momentos y recrearnos con las posturas.

Ponte de pie y lleva el cuerpo hacia delante con las rodillas ligeramente flexionadas para relajar el torso sobre las piernas. Relaja también el cuello, la cabeza y los brazos. Balancea ligeramente el torso de lado a lado, moviéndote de la forma que más te guste. Si descubres algún punto de tu cuerpo cargado de tensión, permanece en la postura durante un momento y respira hondo. Haz unas cuantas respiraciones largas y profundas para abrir tu cuerpo.

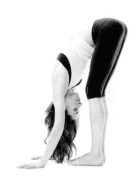

Relaja las rodillas y coloca los dedos de la mano derecha sobre el suelo. Inhala profundamente y abre el cuerpo iniciando el movimiento desde tu propio centro, rotando las caderas y el torso hacia la izquierda, extendiendo la pierna izquierda hacia arriba y elevando el brazo derecho para adoptar la postura de la media luna. Exhala y vuelve a hacer la flexión hacia delante de pie. Repite varias veces el movimiento hasta conseguir que sea natural.

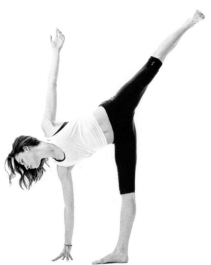

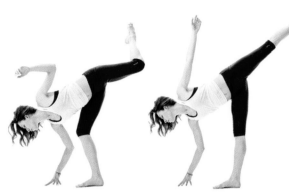

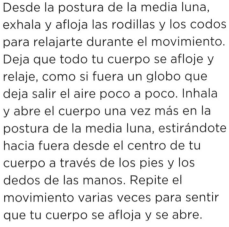

Desde la postura de la media luna, exhala y afloja las rodillas y los codos para relajarte durante el movimiento. Deja que todo tu cuerpo se afloje y relaje, como si fuera un globo que deja salir el aire poco a poco. Inhala y abre el cuerpo una vez más en la postura de la media luna, estirándote hacia fuera desde el centro de tu cuerpo a través de los pies y los dedos de las manos. Repite el movimiento varias veces para sentir que tu cuerpo se afloja y se abre.

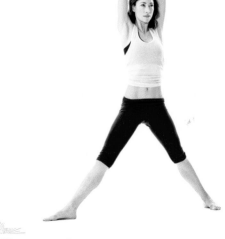

Desde la postura de la media luna, relaja un poco las rodillas, los codos y el resto del cuerpo. Baja la pierna hasta que el pie se apoye sobre el suelo a unos centímetros detrás de tu cuerpo. Gira los dedos del pie que está por detrás ligeramente hacia el interior.

Presiona las piernas contra el suelo, incorpórate con una inspiración profunda, levantando las caderas y el torso, y coloca los brazos por encima de la cabeza.

Exhala y relaja el cuerpo en la postura del guerrero 2. Abre los brazos a los lados del cuerpo y dirige la mirada hacia los dedos de la mano que está por delante. Baja las caderas y dobla la rodilla delantera hasta que se sitúe por encima del tobillo. Extiende la pierna que está por detrás y lleva los dedos del pie ligeramente hacia el interior.

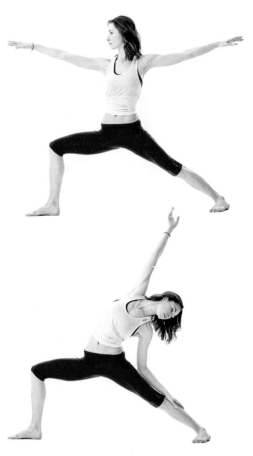

Inhala profundamente y desplaza el torso hacia atrás sobre la pierna posterior. Desliza con suavidad la mano que está por detrás sobre la pierna para tener más estabilidad. Extiende el otro brazo hacia arriba y deja que las caderas se eleven naturalmente mientras te inclinas hacia atrás.

Durante la exhalación mueve el torso hacia el pie que está por delante, relajando las caderas mientras desplazas el peso corporal. Sitúa los dedos de la mano derecha sobre el suelo frente a tu cuerpo y comienza a despegar el pie izquierdo del suelo. Cuando te sientas equilibrado, inhala profundamente y abre todo el cuerpo, extendiendo el brazo izquierdo hacia arriba y la pierna izquierda hacia atrás. Dedica unos instantes a abrir y cerrar en dirección al torso el brazo y la pierna que están extendidos al compás de la respiración. Mantén las rodillas relajadas mientras te mueves. No te preocupes por la apariencia de la postura; dedícate a disfrutar del movimiento y deja que tu cuerpo encuentre la comodidad de forma natural.

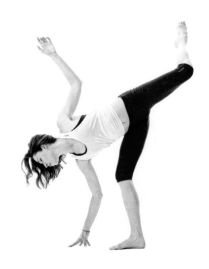

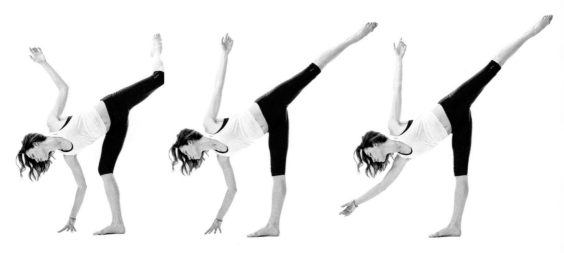

Extiende la pierna izquierda y estira el brazo izquierdo mientras presionas los dedos de la mano derecha contra el suelo al tiempo que abres el torso en sentido lateral. Gira la cabeza para mirar la mano que está por encima de la cabeza si te sientes cómodo; de lo contrario, dirige tu mirada hacia abajo o hacia el lado que has girado el torso.

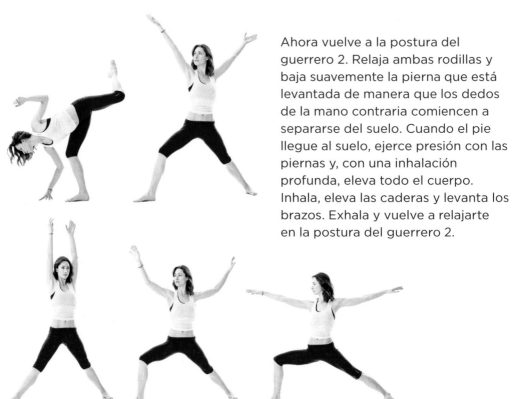

Ahora vuelve a la postura del guerrero 2. Relaja ambas rodillas y baja suavemente la pierna que está levantada de manera que los dedos de la mano contraria comiencen a separarse del suelo. Cuando el pie llegue al suelo, ejerce presión con las piernas y, con una inhalación profunda, eleva todo el cuerpo. Inhala, eleva las caderas y levanta los brazos. Exhala y vuelve a relajarte en la postura del guerrero 2.

Repite esta transición varias veces al ritmo de tu propia respiración y disfruta de los movimientos suaves. Cuando encuentres la forma de moverte pausadamente de un pie a otro, de una mano a otra, de un pie a una mano o de una mano a un pie, serás capaz de hacer muchas más cosas con la misma actitud. Conseguir que los movimientos sean más fáciles de realizar no consiste tanto en desarrollar la fuerza como en conocer tu cuerpo. La mejor forma de hacerlo es moverse naturalmente, analizar lo que sucede durante el movimiento y sentirse cómodo en todas las fases de la investigación. Cuando te familiarices con tus sensaciones corporales, podrás conseguir todo lo que te propongas de una manera tranquila y relajada.

AFRONTAR LOS DESAFÍOS MEDIANTE EL MOVIMIENTO NATURAL

Ahora que ya sabes en qué consiste el movimiento natural, vamos a ver si podemos utilizarlo para afrontar algunas posturas que son francamente complicadas: balanceos en la postura invertida sobre las manos, la postura del cuervo volando y la postura del cuervo volando con torsión.

Probar movimientos que tienen un alto grado de dificultad suele generar tensión. Cuando algo nos parece difícil, solemos contraernos, ponernos rígidos y esperar a que pase el mal momento. Sin embargo, esa no es la forma correcta de proceder. Si te mueves naturalmente, prestas atención a cada movimiento y te dejas fluir, puedes llegar a conseguir muchas cosas; por ejemplo, hacer la postura sobre las manos a pesar de estar convencido de que jamás podrías lograrlo. Y esto puede aplicarse por igual a los demás aspectos de tu vida. Siempre que nos enfrentemos a un reto es fundamental estar alerta y mantener la mente clara y serena. Una vez más, todo lo que practiques sobre la esterilla de yoga puede ayudarte a trasladar esos conocimientos a tu vida cotidiana. ¡Y llegarás a realizar movimientos que son muy agradables de ver!

Sé que probablemente no me creas, pero este proceso del movimiento natural y de prestar atención al momento presente puede ayudarnos a realizar movimientos que nos parecen imposibles. Si nos olvidamos del objetivo de la postura, o del movimiento, podemos concentrarnos plenamente en el proceso y conseguir más con menos esfuerzo. Esto es lo que realmente sucede cuando entramos en la zona óptima, o cuando nos dejamos fluir, como quieras llamarlo. Sumergiéndote de lleno en el proceso puedes lograr que tus sueños se hagan realidad. Así que aunque creas ser incapaz de hacer esas posturas, debes darles una oportunidad. Solo recuerda que tienes que entrar en sintonía con tu cuerpo para moverte de la forma más agradable y cómoda posible. Quizás no lo consigas de inmediato, ni siquiera después de un breve periodo de tiempo, pero si perseveras, llegarás a conseguirlo.

BALANCEOS EN LA POSTURA INVERTIDA SOBRE LAS MANOS

Hemos llegado a la parte entretenida: los balanceos en la postura sobre las manos. Hacer este movimiento es ir un poco más allá de la temida postura sobre las manos. Evidentemente, tendremos que adoptarla antes de llegar a los balanceos. ¿Por qué limitarnos a la postura estática sobre las manos? Explorar es emocionante y nos llevará mucho más lejos.

Algo divertido sucede cuando invertimos nuestro cuerpo, algo que es diferente para cada uno de nosotros. Algunas personas consideran que las posturas sobre las manos son emocionantes porque les da una sensación de libertad y felicidad. Otras afirman que son las posturas que más temores les despiertan; de hecho, pueden llegar a provocar ansiedad, e incluso náuseas o vértigo. Vamos a practicar el balanceo para analizar todo esto a través de la propia experiencia interior. Gracias al balanceo la postura sobre las manos sirve para abrir las caderas, y ha sido específicamente concebida para que llegues a sentirte cómodo, abierto y relajado. Si afrontamos serena y relajadamente esta experiencia emocional, que puede producir entusiasmo pero también temor, podremos disfrutar de una agradable sensación de conexión a tierra y nos sentiremos totalmente seguros a lo largo del proceso.

Otro aspecto maravilloso de los balanceos en la postura sobre las manos es que están dirigidos a que llegues tan lejos como desees. Este proceso no se limita a adoptar una postura sobre las manos con ambas piernas extendidas en vertical, que nos recuerda a una persona que se zambulle en el agua. Siéntete libre para detener el balanceo cada vez que lo necesites: también hay muchas otras posibilidades para explorar relajadamente las formas y los movimientos corporales durante la práctica. Sin embargo, esta es la postura sobre las manos que sigue dándolo todo. ¡Vamos a balancearnos!

Comienza en la postura de pie y recoge una de tus rodillas suavemente contra el pecho. Relájate en la postura de pie y haz pequeños movimientos circulares con las caderas. Inhala profundamente mientras levantas las manos y la rodilla, abriendo las caderas.

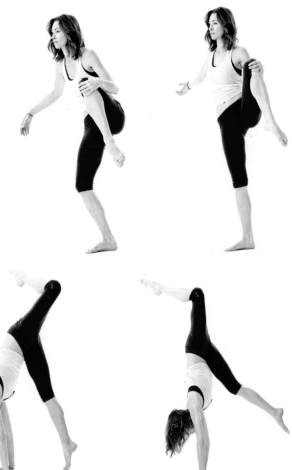

Durante la exhalación dobla el cuerpo hacia delante para colocar las palmas de las manos sobre el suelo y balancéate hacia delante y hacia atrás mientras abres las caderas. Mantén las piernas relajadas y moviliza el cuerpo desde tu centro.

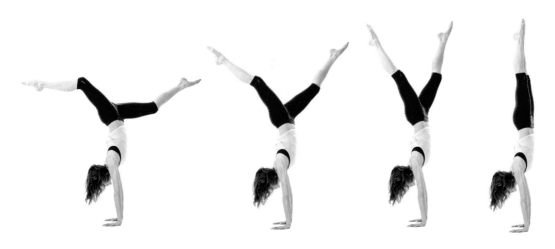

Puedes balancearte en la postura sobre las manos manteniendo una pierna delante y la otra detrás. Para ello, debes relajar las dos piernas flexionando las rodillas con el fin de facilitar el equilibrio. También puedes balancear solo las caderas hacia delante mientras inhalas, descargando el peso sobre los brazos mientras abres las caderas; luego balancéate suavemente hacia atrás mientras exhalas, relajando el cuerpo para que esté preparado para balancearse otra vez.

Si has conseguido mantener el equilibrio, ¡ahora empieza la diversión!

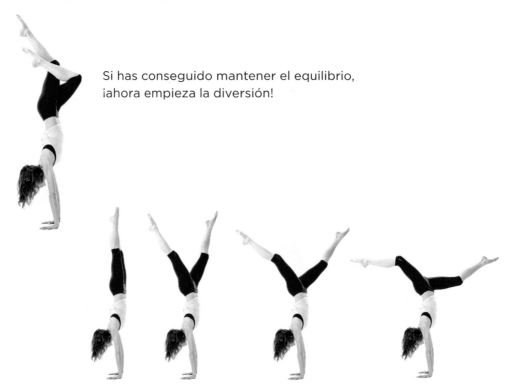

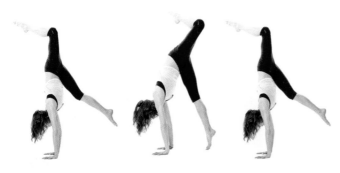

Debes relajarte lo suficiente como para que tu cuerpo pueda encontrar su propio equilibrio sin dificultad mientras balanceas las caderas. Las piernas pueden estar estiradas y rectas, completamente abiertas, o incluso entrecruzadas.

EL CUERVO VOLANDO

Te ruego que no te asustes, porque ahora ¡vamos a volar! Este movimiento es muy simple si abordas el proceso tranquilamente y te diviertes fluyendo a lo largo de él. El cuervo volando es un movimiento continuo y no un destino final; por eso te permite explorar tu cuerpo y tu mente. Las fotografías son meros indicadores de las posibilidades que te ofrece esta postura. Tu imaginación es la única limitación para tu destino real. Relájate y disfruta del viaje.

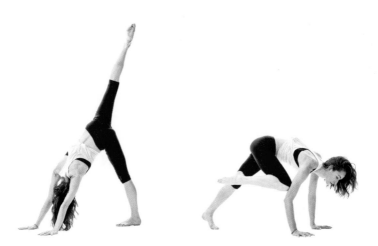

Realiza la postura del perro con el hocico hacia abajo con la pierna derecha extendida; luego inhala en profundidad para abrir las caderas. A continuación exhala para flexionar y arquear la rodilla para apoyarla sobre el brazo derecho.

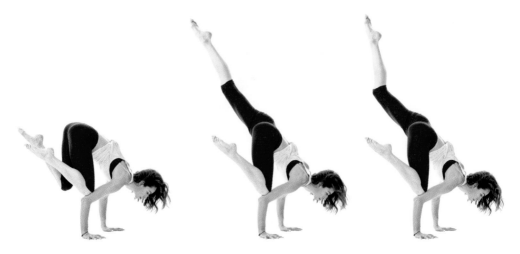

Dobla suavemente el brazo derecho para que sirva mejor de apoyo para la rodilla; luego mira hacia delante e inclínate en la misma dirección hasta encontrar el equilibrio. Si este movimiento te resulta sencillo, puedes relajar la rodilla que está por detrás y acercarla al cuerpo mientras apartas el pie del suelo. ¡No es necesario saltar! Si el movimiento te resulta cómodo, puedes estirar la pierna hacia arriba. ¡Ya estás volando!

Relájate flexionando una vez más la rodilla izquierda y bajando el pie lentamente hasta el suelo; a continuación inhala profundamente y estira la pierna derecha para realizar la postura del perro con el hocico hacia abajo con una pierna extendida. No hay ningún problema si no consigues elevar fácilmente el pie. Afloja la rodilla que está por detrás y mueve las caderas para estar sintonizado con tu cuerpo durante toda la postura. Intenta elevar un poco más las caderas desplazándote hacia el pie que está por detrás. Continúa investigando en qué dirección puedes moverte y pronto no tendrás ninguna dificultad para hacer las posturas más difíciles. Ahora prueba los mismos movimientos con el otro lado.

EL CUERVO VOLANDO CON TORSIÓN

Bien, ya has probado la postura del cuervo volando, de manera que esta nueva versión con torsión te parecerá una brisa que te mece deliciosamente. Es una postura excelente para conseguir que tu cuerpo se mueva en todas las direcciones. El hecho de girar las caderas favorece su apertura y produce una placentera sensación de estar volando. La postura te parecerá simple y ligera si te mueves de forma natural y relajadamente.

¡Pruébala y disfrútala!

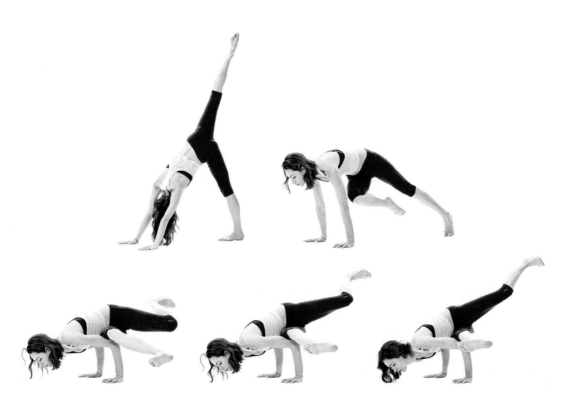

A partir de la postura del perro con el hocico hacia abajo con la pierna derecha extendida, inhala profundamente para abrir las caderas y luego exhala y flexiona la rodilla para acercarla al cuerpo. Flexiona los codos para que la parte superior del muslo derecho pueda apoyarse más cómodamente sobre el brazo izquierdo. Al hacer este movimiento puedes apoyar los dedos del pie derecho sobre el suelo. Luego mira hacia delante e inclínate hasta conseguir el equilibrio. Si te resulta fácil inclinarte de este modo, el pie que está por detrás se despegará suavemente del suelo. Ahora puedes jugar un poco en la postura, quizás extendiendo ambas piernas. Relaja ambas rodillas para salir de la postura mientras bajas suavemente hasta el suelo los dedos del pie derecho y luego los del izquierdo. Mantén ambas rodillas relajadas mientras presionas las palmas contra el suelo e inhala para elevar las caderas y estirar luego la pierna derecha para hacer la postura del perro con el hocico hacia abajo. Si no te resulta sencillo encontrar el equilibrio en esa postura, hay muchas otras cosas que puedes hacer con los pies en contacto con el suelo. Limítate a mantener las rodillas flojas y movilizar las caderas, apoyando el muslo derecho sobre el brazo izquierdo. Si prestas atención a tus sensaciones corporales mientras mantienes la postura, lo difícil se tornará fácil. Ahora repite toda la secuencia con el otro lado.

LOS PRINCIPIOS DEL MOVIMIENTO

Ahora que ya sabes qué es el movimiento natural, estás preparado para conocer los dos principios que te ayudan a fluir a través de él. Me refiero a «la magia del número tres» y en «retroceder para avanzar». Estos han sido concebidos para inspirar el movimiento natural porque complementan nuestra naturaleza y nuestro trabajo con nuestra forma de reaccionar como seres emocionales que somos. Los principios se apoyan en todo lo que nos hace sentir cómodos y nos ofrecen una base para disfrutar de un bienestar extraordinario.

En las clases de Strala el objetivo es incorporar estas ideas en nuestras secuencias; tú puedes hacer lo mismo si llegas a crear tu propia secuencia. Las clases se han pensado para que en ellas te sientas tan bien como si estuvieras pasando un día en la playa, observando un bosque al atardecer, o disfrutando de una poesía o de una melodía. La mayoría de nuestras reacciones e inspiraciones provienen directamente de modelos naturales que corresponden a los modelos de quiénes somos.

LA MAGIA DEL NÚMERO TRES

Creo que la primera vez que escuché que el número tres es mágico fue en *Barrio Sésamo*. El tres es un número que encontramos en todas partes. En la salida de una carrera para que los participantes se dispongan a correr. Uno, dos, tres, acción, antes de rodar una película. Hay algo especial en ese lapso de tiempo en el que se cuenta hasta tres. Este número nos insta a prepararnos antes de realizar cualquier acción y es un símbolo poderoso en nuestro mundo. Cuerpo, mente y espíritu. Padre, Hijo y Espíritu Santo. La estructura musical de los valses, que tiene tres partes. A la tercera va la vencida.

Y en las secuencias de Strala solemos iniciar los movimientos en series de tres. La primera fase lo pone todo en movimiento. La segunda está destinada a que te abras cada vez más. Y la tercera nos da una sensación de confianza y seguridad, además de anunciarnos la conclusión y el cierre. Al comienzo de cada clase realizamos tres respiraciones: tres inhalaciones y tres exhalaciones prolongadas. La primera es como tirarse a la piscina y en ella experimentamos una sensación inmediata de frescura en el cuerpo y la mente. Con la segunda comenzamos a sentirnos más serenos y abiertos. Y durante la tercera experimentamos la sensación de estar conectados y empezamos a fluir. La repetición y la familiaridad se suman a nuestra capacidad de movernos naturalmente.

La progresión y la repetición también se producen a menudo en series de tres. Por ejemplo, realizamos la postura del paso alto extendido y luego pasamos a la del perro con el hocico hacia abajo. En la siguiente ronda volvemos al paso alto extendido y giramos el torso, luego retornamos a la postura anterior, repetimos toda la secuencia dos veces más, pasamos a la postura del guerrero 2 y, por último, a una nueva postura en la que nos encontremos a gusto. Ahora contamos con una serie de movimientos más amplia y compleja, pero al repetir tres veces cada postura conseguimos familiarizarnos con ella, lo que nos ayuda a realizar el movimiento de forma relajada. Ejecutar un movimiento que hemos probado en la ronda anterior nos da más confianza para hacer algo que nos resultaría mucho más complicado si lo hubiéramos probado solamente una vez. Asimilar los conocimientos, disfrutar de un día en el parque, sentir la caricia de una brisa fresca, todo es una danza repetitiva y familiar.

Una vez que hemos establecido un bloque de tres, solemos pasar a otro momento que sea familiar en el que respiramos una sola vez. Si todo estuviera estructurado en conjuntos de tres, este número no nos resultaría tan especial como lo es cuando está incluido en un ámbito con conjuntos de un solo elemento. El tema y la variación nos transportan a través de la música, la poesía, el arte y la naturaleza. Una fórmula con una serie de tres seguida por otra de un solo elemento ofrece un ritmo que al practicante le complace seguir. La estructura y el ritmo de la pieza te anima y te sitúa en un momento de tranquilidad que te permite fluir con ella –es algo parecido a lo que sucede mientras estás disfrutando plenamente de una melodía y te llena de júbilo saber que tu parte favorita está a punto de comenzar–. Diseñar frases de movimiento es como escribir poesía. Aprendemos un lenguaje y luego organizamos su estructura para provocar emociones. Te guiaré a través de una secuencia de movimientos simples que haremos tres veces en primer lugar, y luego en series de uno.

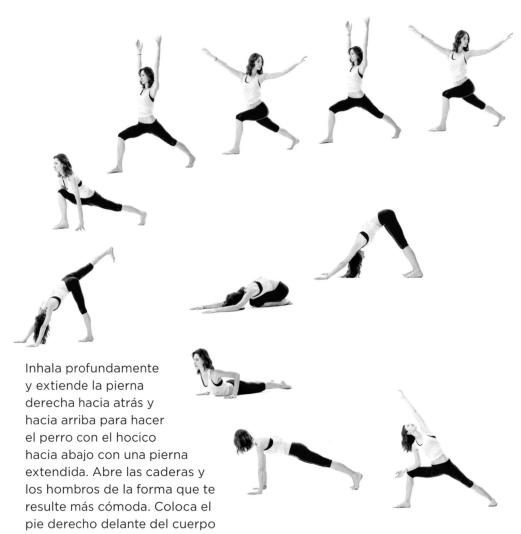

Inhala profundamente y extiende la pierna derecha hacia atrás y hacia arriba para hacer el perro con el hocico hacia abajo con una pierna extendida. Abre las caderas y los hombros de la forma que te resulte más cómoda. Coloca el pie derecho delante del cuerpo para hacer la postura del paso bajo extendido. Presiona las piernas contra el suelo y con una inhalación profunda eleva el cuerpo hasta la postura del paso alto extendido. Exhala largamente y gira el torso hacia la pierna que está por delante; estira ambos brazos a los lados. Inhala profundamente y vuelve a la postura del paso alto extendido. Repite dos veces. Luego exhala profundamente, haz una torsión sobre la pierna que está por delante y con una nueva inhalación profunda vuelve a la postura del paso alto extendido. Exhala en profundidad y gira el torso. Inhala una vez más mientras elevas el cuerpo y lo desplazas hacia atrás para abrirlo en la postura del guerrero 2. Lleva el talón posterior hacia abajo y gíralo. Baja las caderas y abre los brazos en sentido lateral. Relájate en la postura durante algunos instantes. A continuación inhala profundamente y levanta las caderas, elevando los brazos por encima de la cabeza. Exhala y vuelve a relajarte en la postura del guerrero 2. Repite la secuencia dos veces más.

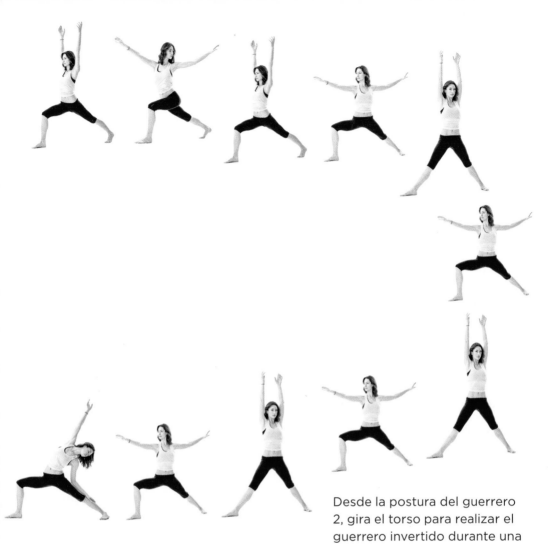

Desde la postura del guerrero 2, gira el torso para realizar el guerrero invertido durante una inhalación profunda. Exhala e inclínate hacia delante para hacer la postura del ángulo lateral extendido. Gira el torso para abrirlo de la manera que te resulte más agradable. Coloca las palmas de las manos sobre el suelo y lleva los pies hacia atrás para realizar la postura de la tabla. Baja las caderas y desplaza las rodillas en dirección al suelo, balanceando ligeramente el torso de lado a lado. Si al hacer este movimiento sintieras molestias en la parte baja de la espalda, afloja los codos un poco más y baja el torso hacia el suelo, llevando luego las caderas hacia atrás para sentarte sobre los talones en la postura del niño. Apoya el torso sobre las piernas y mantén la postura durante un par de respiraciones. Cuando estés preparado, adopta la postura a cuatro patas. Abre los dedos de las manos lo máximo posible, como si estuvieras cavando en arena húmeda, coloca la parte posterior de los dedos de los pies sobre el suelo, levanta las caderas y lleva las piernas hacia atrás para hacer la postura del perro con el hocico hacia abajo mientras inhalas profundamente.

¿Cómo te ha ido esta vez? ¿Has conseguido sentir cómo se abre y asienta tu cuerpo durante el movimiento gracias a las tres repeticiones? ¿Has percibido que los tres giros hacia la derecha eran básicamente una forma de prepararte para abrir tu cuerpo en la postura del guerrero 2? Esta secuencia de tres movimientos fue diseñada para que puedas mantener la postura del guerrero 2 durante varias respiraciones y logres experimentar la agradable sensación de tener más espacio. Las repeticiones de los giros y de los movimientos de apertura te permiten disfrutar plenamente y abrirte todavía más en la postura.

Como puedes ver, la teoría del tres desempeña la función de inspirar el movimiento natural. Acaso lo adviertas al practicar las secuencias de este libro, pero lo más importante es que puedes tener en cuenta esta idea cuando empieces a crear tus propias secuencias basándote en lo que te gusta y te sienta bien.

RETROCEDER PARA AVANZAR

Otro sorprendente principio del movimiento es que para avanzar es preciso retroceder. Esta idea, que requiere que te muevas en una dirección para luego dirigirte hacia la opuesta, crea espacio físico y mental y te da una sensación de expansión. Retrocede para avanzar, baja para subir, ve a la izquierda si quieres ir a la derecha: en todos los casos la dirección opuesta inicia la trayectoria del movimiento.

Desde un punto de vista práctico, moverse suavemente en una dirección antes de ir hacia la contraria produce un movimiento equilibrado. Una ola se levanta sobre sí misma una y otra vez antes de avanzar hacia la costa y romperse sobre la orilla. No hay dos olas iguales. Cuando aplicamos este principio de movimiento a nuestro propio cuerpo, y a nuestra vida, conseguimos mantener el equilibrio y desplazarnos con facilidad en cualquier dirección. Si tuviéramos que movernos únicamente en la dirección deseada, sin comenzar por dirigirnos a la opuesta, probablemente lo pasaríamos mal, nos expondríamos a una lesión, nos fallaría la respiración y nos faltaría espacio.

Esta explicación puede resultarte familiar porque la hemos incorporado en el trabajo que hemos estado realizando hasta ahora. Elevar el cuerpo para crear más espacio te ayuda a mantener mejor la postura del guerrero 2. Un pequeño giro en una dirección permite aflojar los movimientos en la dirección contraria. Moverse en la dirección opuesta suele ser una buena ayuda para conseguir un movimiento más amplio en la dirección deseada. Te mueves de forma relajada porque se crea un equilibrio.

Vamos a demostrarlo. En la secuencia que te presento a continuación comprobarás que realmente bajas antes de subir, te desplazas hacia atrás para avanzar y giras a la izquierda cuando lo que quieres es ir hacia la derecha. En cuanto dejes que tu cuerpo se relaje, fluya y se mueva con soltura, observarás que ya no hay mucha diferencia entre los movimientos fáciles y los difíciles. Este es el punto en que todo se torna realmente emocionante. ¡Disfruta!

SOLO AVANZAR

Realizar la postura del guerrero invertido para llegar a la del ángulo lateral extendido es un ejemplo de retroceder para avanzar. De esta forma has creado espacio en tu cuerpo para que el movimiento hacia delante se produzca desplazándote primero hacia atrás. Si quieres probar qué es lo que sucede cuando lo haces de otro modo, adopta la postura del guerrero 2, mantenla durante varias respiraciones profundas y luego lleva el torso hacia delante para pasar al ángulo lateral extendido y permanece en ahí mientras respiras hondo varias veces. Vuelve al guerrero 2. Repite esta secuencia varias veces más. Quizás no lo consideres el peor movimiento del mundo, pero no te sentirás tan libre y abierto como cuando lo inicias con un desplazamiento hacia atrás antes de llevar el torso hacia delante.

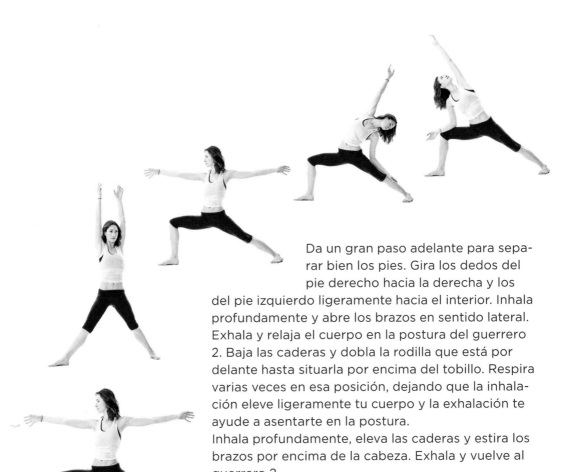

Da un gran paso adelante para separar bien los pies. Gira los dedos del pie derecho hacia la derecha y los del pie izquierdo ligeramente hacia el interior. Inhala profundamente y abre los brazos en sentido lateral. Exhala y relaja el cuerpo en la postura del guerrero 2. Baja las caderas y dobla la rodilla que está por delante hasta situarla por encima del tobillo. Respira varias veces en esa posición, dejando que la inhalación eleve ligeramente tu cuerpo y la exhalación te ayude a asentarte en la postura.

Inhala profundamente, eleva las caderas y estira los brazos por encima de la cabeza. Exhala y vuelve al guerrero 2.

Ahora inhala una vez más y desplaza el torso hacia atrás para hacer la postura del guerrero invertido. Deja que las caderas se eleven naturalmente mientras te mueves. Desplaza el torso hacia delante mientras exhalas para adoptar la postura del ángulo lateral extendido. Apoya el antebrazo derecho sobre el muslo derecho y estira el brazo izquierdo por encima de la cabeza. Si te encuentras cómodo, gira suavemente el cuerpo para abrir el torso. En esta postura tienes toda la libertad para moverte de acuerdo con lo que mejor te siente. Intenta presionar con suavidad los pies contra el suelo y el antebrazo contra el muslo para crear espacio antes de girar y abrir el torso.

Desde la postura del ángulo lateral extendido, inspira en profundidad y eleva el cuerpo para hacer el guerrero 2; luego desplázalo hacia atrás para pasar al guerrero invertido. A continuación afloja las rodillas mientras llevas el torso hacia delante en dirección al pie. Coloca los dedos de las manos sobre el suelo frente a tu cuerpo. A medida que tu peso corporal se desplaza hacia la pierna de delante, flexiona la rodilla que está por detrás, redondea la espalda y recoge

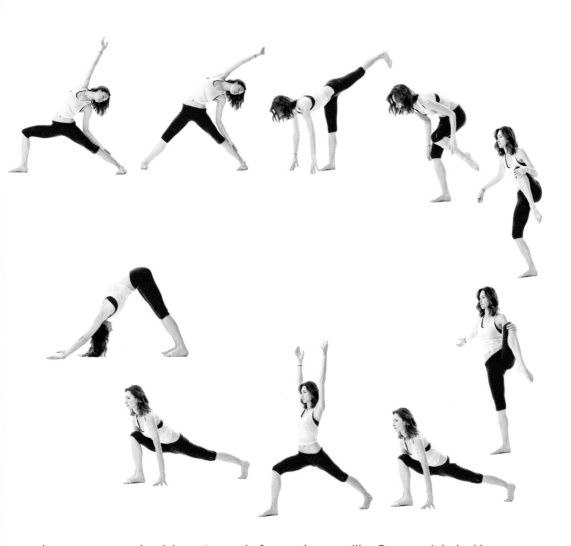

el cuerpo como si quisieras tomar la forma de un ovillo. Con una inhalación profunda, levanta y extiende la pierna que está por detrás y abre el torso al tiempo que lo inclinas hacia delante para llegar a la postura del guerrero 3. Afloja las rodillas en la postura y redondea la espalda para llevarla a la vertical. Luego recoge la espinilla izquierda junto al pecho y muévela en círculos para abrir las caderas mientras relajas la otra pierna a fin de mantener el equilibrio. Relaja las rodillas y avanza con la pierna izquierda para hacer la postura del paso bajo. Presiona las piernas contra el suelo e inhala profundamente para elevar el cuerpo a la postura del paso alto extendido, subiendo las caderas y estirando los brazos por encima de la cabeza. Exhala y vuelve a la postura del paso bajo invertido, presionando las manos sobre el suelo a ambos lados del pie que está por delante. A continuación, pasa directamente a la postura del perro con el hocico hacia abajo o déjate fluir entre ambas posturas de la forma que te sea más placentera.

Esta secuencia incluye muchos movimientos hacia delante, atrás, arriba y abajo. Seguramente habrás percibido la diferencia que existe entre iniciar un movimiento por la dirección opuesta y la sugerencia de «limítate a avanzar». No obstante, esta no es la única ocasión en que hemos aplicado esta idea.

Pasar de la postura del guerrero 2 a la del guerrero 2 elevado nos muestra cómo desplazarse hacia arriba cuando lo que pretendemos es movernos hacia abajo. Al inspirar elevamos el cuerpo y generamos espacio para relajarnos durante la práctica. Podemos recurrir al poder de la respiración con el único propósito de inspirar o para impulsarnos cuando deseamos elevarnos. En la postura del guerrero 2 elevado, la respiración impulsa el cuerpo, que se levanta completamente. El movimiento es continuo, como si fuera una ola. No existen pausas, y el movimiento fluye de forma constante.

Una forma de ir hacia abajo cuando la intención es dirigirse hacia arriba en la postura del ángulo extendido es presionar los pies sobre el suelo y el antebrazo sobre el muslo. Esto resulta menos visible en un movimiento amplio, aunque de cualquier modo deberías ser capaz de percibirlo. Es muy útil para abrir el espacio corporal, activar una respuesta de relajación y estabilizar el equilibrio a través de un movimiento sencillo.

En la postura del guerrero invertido nos hemos desplazado hacia atrás para ir luego hacia delante con el fin de pasar al guerrero 3. De este modo hemos sido capaces de generar más espacio y facilitar el equilibrio sobre una pierna. Cuando nos movemos hacia arriba y hacia dentro con el fin de bajar y abrir el cuerpo, nos percatamos de que el movimiento es circular y no lineal.

Por último, al pasar de la postura del paso bajo extendido a la del paso alto extendido, una transición que le dio frescura al movimiento, hemos practicado cómo ir hacia abajo cuando nuestra intención era desplazarnos hacia arriba.

El diseño del movimiento circular tiene como objetivo que llegues a sentirte capaz de adoptar la postura de una forma cómoda y ligera, mientras desarrollas la fuerza y el equilibrio y eres más consciente de tu cuerpo, tu mente y tu vida. Cuando nos movemos entre opuestos, conseguimos afrontar los desafíos de forma serena y nos damos cuenta de que la expansión no tiene límites.

MÁS DESAFÍOS

Si te apetece ahora un nuevo reto, vamos a jugar con el equilibrio sobre una pierna y el equilibrio con el cuerpo invertido, y luego combinaremos los dos movimientos. Nos preparamos para la postura sobre las manos movilizando las caderas y el abdomen mientras nos balanceamos sobre una sola pierna. La postura consiste simplemente en realizar lo contrario a este movimiento mientras el peso corporal se desplaza de una a otra mano. Este movimiento es otro ejemplo de cómo bajar el cuerpo para luego elevarlo, o girarlo hacia el interior antes de proyectarlo hacia fuera. Todo sucede al mismo tiempo en todo momento.

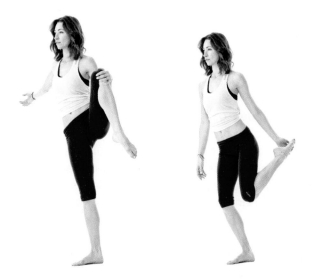

Ahora vamos a ir un poco más lejos con los movimientos de equilibrio sobre una sola pierna. Recoge la espinilla junto al pecho y a continuación relaja la rodilla de manera que apunte hacia el suelo. Coge la parte interna del pie izquierdo con la mano izquierda. Relaja la rodilla de la pierna que te sostiene y luego el resto del cuerpo. Así como es importante bajar cuando queremos subir y retroceder para avanzar, también lo es aflojar el cuerpo antes de iniciar el movimiento. Si estás nervioso, lo más probable es que no consigas deshacerte de la tensión ni controlar los movimientos y que aumenten tus niveles de estrés. Por el contrario, cuando te mueves tranquila y relajadamente, puedes explorar nuevas posibilidades, ni siquiera el hecho de perder la estabilidad consigue alterarte y eres capaz de ampliar tu zona de confort y disfrutar del proceso.

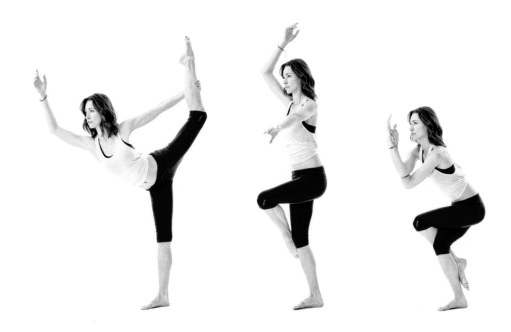

Inhala profundamente y coge la espinilla izquierda con la mano izquierda por detrás del cuerpo. Levanta el brazo derecho para tener más equilibrio. Durante la exhalación afloja el cuerpo, libera la espinilla y junta las piernas. Eleva el cuerpo con una inhalación profunda, abre la pierna izquierda lateralmente y extiende los brazos. Exhala y cruza la pierna izquierda sobre la derecha, en la postura del águila, y pasa el brazo izquierdo por debajo del derecho frente al cuerpo. Desciende iniciando el movimiento desde las caderas y luego sube suavemente desde las puntas de los dedos de las manos. ¡Has conseguido realizar el movimiento del águila fácilmente! El secreto de imitar a nuestras amigas las águilas es realizar movimientos suaves y relajados y descender mientras te elevas. Al adoptar esta postura nos desplazamos hacia abajo cuando lo que queremos es ir hacia arriba. El movimiento de entrelazar las piernas es amplio, expansivo y circular, lo que contribuye a mantener el equilibrio. Si el hecho de cruzar una pierna sobre la otra no te ofrece suficiente estabilidad, puedes presionar los dedos del pie contra el suelo para tener un mejor soporte. Siempre se puede encontrar una forma de sentirse más seguro. La estabilidad y la relajación son prioritarias en el movimiento. Son las cualidades que activan la respuesta de relajación, fortalecen el cuerpo, amplían los movimientos, reafirman la intuición y potencian una sensación emocional que puede expandirse ilimitadamente.

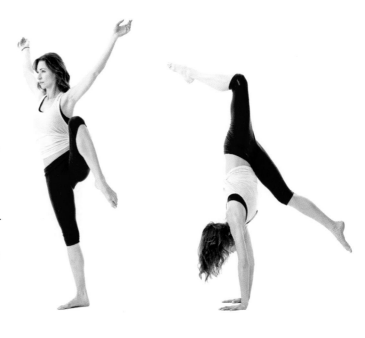

¿Estás preparado para seguir adelante? Ahora vamos a invertir la posición del cuerpo. Desde la postura del águila, inhala profundamente, levanta y abre los brazos y separa las piernas. Inclínate suavemente sobre la pierna que te sostiene para colocar las manos sobre el suelo, ejerciendo un poco de presión con los brazos. Muévete lentamente hacia delante sobre los brazos hasta colocar las caderas por encima de los hombros. Moviliza las caderas y el abdomen mientras te desplazas hacia atrás. Exhala y relájate. Repite varias veces el movimiento acompañándolo con la respiración y disfruta. Evita saltar, abandonar la conexión entre la respiración y el cuerpo y ponerte tenso mientras te mueves. Estos son obstáculos típicos de las posturas sobre las manos que pueden hacerte tambalear o caer; aun cuando consigas mantener la postura pueden producir una gran dosis de estrés en tu organismo. Disfruta del balanceo hacia adelante y atrás, transfiriendo el peso corporal hacia los brazos. No pasa nada si das un pequeño salto, pero debes ser consciente de lo que sientes en todo momento y tener la disposición de investigar. Si te deleitas durante el proceso, podrás llegar a tu destino relajadamente. Hemos comprobado que ejerciendo presión con los brazos y balanceándonos de atrás hacia delante podemos bajar antes de subir. El momento en que nos desplazamos suavemente hacia atrás sirve para moverse hacia abajo, y cada inspiración previa al balanceo precede a un movimiento ascendente. Sigue investigando con esta idea de bajar para subir, y recuerda que lo importante es disfrutar del proceso. Después de haber explorado la postura sobre las manos hacia un lado necesitamos compensar esta serie de movimientos. Afloja las rodillas y vuelve al perro con el hocico hacia abajo. Desplaza lentamente los pies hacia las manos, eleva el cuerpo y sujeta la espinilla contra el pecho para repetir la secuencia con el otro lado. Relaja la mente y el cuerpo mientras realizas posturas difíciles. No te empeñes en conseguir la postura correcta. Los movimientos serán más fáciles a medida que avances en tu práctica.

UN MOMENTO DE REFLEXIÓN

Ahora que estamos practicando el movimiento continuo y natural, tenemos una buena oportunidad para dar otro paso adelante y considerar de qué manera podemos aplicar esta práctica a nuestra vida. Todos pasamos por épocas en las que nos sentimos estancados, y otros en los cuales nos alegramos de fluir naturalmente. Te animo a que dediques unos instantes a reflexionar sobre estas ideas para considerar de qué forma puedes aplicarlas.

Podrás interiorizar la experiencia y meditar sobre ella para descubrir qué es lo mejor para ti. A continuación incluyo algunas preguntas con la intención de ayudarte a empezar:

★ **¿Hay momentos en los que me siento desconectado de mi ser natural?**

★ **En general, ¿soy capaz de dejarme llevar por el flujo de la vida?**

★ **Cuando _____, todo me resulta fácil.**

★ **¿Cómo me siento cuando consigo fluir naturalmente?**

★ **Cuando pienso en _____, me siento bloqueado y tenso.**

★ **¿Me siento más conectado con mi experiencia interna o con la externa?**

★ **¿Me preocupo por demostrarles a otros lo que valgo y termino por interpretar un papel en lugar de actuar de acuerdo con lo que siento?**

★ **¿Vivo relajadamente con una sensación de alegría y bienestar, o me muevo con torpeza y siempre voy deprisa?**

★ **¿Me gustaría encontrar una forma más natural de estar en el mundo?**

★ **¿Realmente creo que practicar el movimiento natural puede cambiar mi forma de vivir para estar más alineado con mi ser natural?**

Vivir en sintonía con nuestro ser natural nos sitúa en nuestro centro; conseguimos ser más efectivos y disfrutar de todo aquello en lo que invertimos nuestros esfuerzos. Cuando nos sentimos desconectados del flujo de la vida, nos movemos con miedo e inseguridad y, por tanto, nuestros movimientos y acciones son torpes y nos agotan. Por el contrario, cuando somos capaces de fluir de forma natural, nuestros movimientos parten de un propósito y una profunda sensación de alegría; son suaves, gráciles y relajados, igual que nuestras acciones. Afrontamos los desafíos con serenidad y disfrutamos del equilibrio y del ritmo natural de la vida. Todos pasamos por temporadas en las que fluimos sin dificultad y otras en las que todo parece estar bloqueado. El secreto reside en retornar al flujo de la vida.

EL MOVIMIENTO CONTINUO

El movimiento se caracteriza por ser circular y continuo. La naturaleza nunca deja de respirar ni de moverse. Sencillamente reduce su ritmo, o lo acelera, cambiando su tono y su cualidad sin dificultad. Cuando nosotros nos acordamos de movernos naturalmente, también somos capaces de hacer lo mismo; por el contrario, contenemos la respiración, esperamos con ansia que acabe el desafío o nos enfrentamos a él de una forma inadecuada cuando lo olvidamos, lo que significa que acumulamos estrés a lo largo del proceso. Al tomar conciencia de nuestra humanidad, sentimos la alegría y la responsabilidad de poder elegir. Cuando elegimos bien, prosperamos, evolucionamos y nos expandimos; cuando elegimos mal, actuamos guiados por el estrés y las preocupaciones, nos movemos de manera rígida y tensa y acumulamos bloqueos corporales y mentales, en la vida en general. Nuestra forma de movernos es un reflejo de lo que pensamos de nosotros mismos. Cada día nos brinda la oportunidad de practicar cómo nos gustaría ser a través del movimiento. El movimiento natural es efectivo, continuo y poético. Todos tenemos la capacidad de contemplar, reflexionar, expresar y practicar este concepto. Es fácil constatarlo en la naturaleza al observar un árbol balanceándose con la brisa, y la forma de practicarlo es simplemente prestar atención a nuestra respiración, observar cómo viene y va con cada inhalación y cada exhalación. Podemos trasladar esta práctica a nuestro mundo físico dejando que la respiración impulse nuestros movimientos, tonificando y relajando nuestro cuerpo. Somos capaces de movernos en cualquier dirección que imaginemos cuando dejamos que nuestra respiración haga todo el trabajo.

Ahora que estamos en marcha, vamos a inhalar y exhalar profundamente para comenzar. Siempre debes empezar teniendo en cuenta tus posibilidades en cada momento. Recuerda que si puedes respirar, puedes practicar yoga.

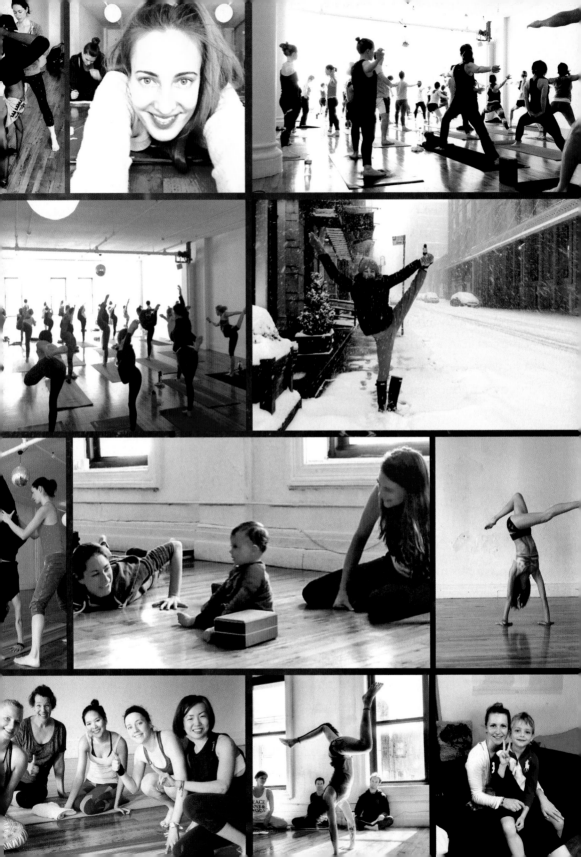

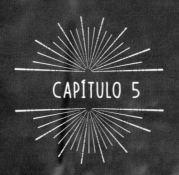

CAPÍTULO 5

SENTAR LAS BASES:

practicar de forma regular

Hemos investigado cuál es la forma de moverse relajadamente, tanto física como emocionalmente. Después de haberla ensayado en algunas secuencias breves de movimientos, ya estamos preparados para aplicar estas ideas en nuestra vida. La práctica regular del yoga y la meditación, dos técnicas dedicadas a prestar atención a la respiración, te harán sentir maravillosamente bien desde dentro hacia fuera.

CREA TU PROPIO ESPACIO

Lo primero que puedes hacer para organizar la práctica es crear un espacio físico para impulsar este cambio positivo. No es necesario que el espacio sea muy amplio ni tampoco se requiere mucho equipamiento. Solo necesitas un sitio en el que puedas tumbarte, sentarte recto y permanecer de pie cómodamente. Si no tienes ninguna otra posibilidad, puedes utilizar el espacio que está junto a tu cama. Mucho mejor si dispones de un salón o una habitación amplios. Tómate tiempo para elegir la zona de tu casa que puede adaptarse mejor a tu práctica cotidiana. Si es posible, utiliza un espacio sencillo y despejado que tenga luz natural y, sobre todo, en el que te encuentres a gusto. Una advertencia: este experimento podría ser el inicio de un proyecto mayor destinado a despejar tu espacio vital lo suficiente como para generar una apertura que te haga sentir fenomenal. Yo suelo hacerlo constantemente, organizando mi entorno para que se adapte mejor a mi objetivo de sentirme a gusto.

Personalmente, me esmero en la sencillez y en el minimalismo. Cuantos menos objetos haya, mejor me siento. Algunas de mis meditaciones o de mis sesiones de yoga favoritas las he realizado en espacios mínimos o, aún mejor, en la naturaleza. Solo yo y la belleza de la tierra a mi alrededor. En casa dispongo de un espacio cálido y acogedor para mis meditaciones en un rincón de una habitación, entre un par de estanterías llenas de libros y una gran bolsa de lanas para tejer. Cerca del rincón hay una mecedora y algunos objetos coloridos muy apreciados que me regalaron algunas personas que conocí en mis viajes. Esta zona de la habitación está iluminada por una hermosa lámpara redonda, y en la pared frente a la que me sitúo hay una obra de arte que suelo contemplar mientras medito. Me encanta este espacio porque representa un lugar de aprendizaje y reflexión; en él me encuentro realmente a gusto. Los colores brillantes de la lana me ayudan a inspirarme y los libros de las estanterías me invitan a leerlos cada vez que me acerco a ellos. Es un sitio que promueve la belleza, el crecimiento y el enriquecimiento personal, y por eso lo he elegido para meditar. Cuando estoy de viaje, busco simplemente una zona de la habitación del hotel o de la casa en la que me alojo en la que me siento especialmente cómoda. No tiene que ser un sitio muy especial, y los objetos que me rodean tampoco son tan importantes. Lo que realmente cuenta es que cuanto más consciente seas de tus sensaciones, mejor reflejará el espacio exterior cómo quieres sentirte y la atmósfera del ambiente será más positiva y luminosa para que puedas tener una vida maravillosa.

A toda persona que quiere dedicar una zona de su casa a su práctica personal suelo aconsejarle que evite el desorden porque genera distracción y una sensación de caos. Lo mejor es que haya solo unos pocos objetos que tengan una importancia especial para ti.

Además, no hay ninguna necesidad de buscar ni comprar materiales para mejorar el espacio. Una casa que se ha poblado de objetos con el paso del tiempo refleja lo que has vivido, y esto te ayudará a relajarte. Un ambiente sereno te estimulará y potenciará tu inspiración. Tu práctica es interior y personal, y buena parte de ella puede realizarse con los ojos cerrados. Cuanto más objetos haya en tu espacio, menos sitio tendrás a tu alrededor. Es una buena idea mantenerlo lo más despejado posible, porque los trastos suelen acumularse de forma natural.

LOS ACCESORIOS QUE NECESITAS

Lo que me encanta del yoga y la meditación es que necesitas muy pocos accesorios para practicarlos. Literalmente, solo te necesitas a ti mismo y a tu capacidad de respirar. Y esto es maravilloso. Puedes practicar sin tener una esterilla, una manta ni soportes de ningún tipo, ni tan siquiera ropa especial para yoga. Mientras estés cómodo y seas capaz de mover un poco tu cuerpo, ya estás en plena forma para comenzar. Rara vez llevo conmigo una esterilla de yoga cuando salgo de viaje. Hago mis ejercicios sobre el suelo de la habitación del hotel, o incluso sobre la cama cuando realizo secuencias simples. En la más pequeña de las habitaciones hay espacio suficiente para practicar. Y esto nos recuerda que todo lo que necesitamos está en nuestro interior.

Sin perder de vista lo anterior, quizás desees regalarte una esterilla de yoga. Existe una amplia gama para todo tipo de prácticas. Hay esterillas gruesas fabricadas con goma y otras especiales para personas que sudan mucho que evitan el peligro de que los pies o las manos se desplacen. Si tienes tendencia a resbalarte, hay toallas con el revés ligeramente adherente que puedes colocar encima de la esterilla para tener más estabilidad. Si necesitas un apoyo más mullido para las rodillas, las caderas y la espalda, puedes elegir una esterilla más gruesa y flexible, en la que te sentirás mucho más cómodo.

Yo suelo sudar mucho durante las sesiones, pero mis manos y mis pies no transpiran tanto como para necesitar una esterilla resistente al sudor o una toalla. Prefiero una esterilla un poco acolchada, de modo que elijo una que sea mullida aunque no tanto como un colchón. Para ser sincera, no soy muy quisquillosa y suelo utilizar lo que encuentro a mi alrededor, y si no hay nada que me sirva, practico sobre el suelo y me siento igualmente bien.

En los comercios hay una enorme variedad de esterillas. Algunas de ellas traen mensajes inspiradores, diseños estimulantes y todo tipo de colores. La mayor parte de las tiendas de artículos de deporte dedicadas a las actividades atléticas y al yoga tienen distintos tipos de esterillas. Por lo general, te dejan probarlas para decidir cuál es la más conveniente para ti. Si tienes que desplazarte hasta una sala de yoga o un gimnasio para practicar, puedes usar o alquilar las que te ofrecen allí, aunque quizás quieras llevar tu propia esterilla. El mejor consejo que puedo darte es que te lo tomes con calma, porque siempre vas a encontrar una esterilla que se adapte a tus necesidades; si la que tienes a tu disposición no te convence, siempre puedes comprar una que te resulte cómoda porque tienen un precio francamente razonable.

DESARROLLAR UNA PRÁCTICA REGULAR

Ya has organizado tu espacio y estás preparado para empezar. ¿Y ahora qué? Sé muy bien que cuando intentas modificar tu vida puedes sentirte un poco agobiado, pero tú no debes preocuparte por eso porque ya estás en el camino. Mi sugerencia es que comiences paulatinamente. No es posible lograr un cambio saludable y permanente de forma repentina. Todo empieza por pequeños pasos. Evidentemente, un pequeño empujón inicial puede ayudarte al principio, pero la inmensa mayoría de las personas se abruman y se dan por vencidas cuando las cosas no les resultan fáciles. Así que antes de iniciar una sesión de treinta minutos de meditación seguida por una hora de yoga cada día, piensa qué es lo que realmente serás capaz de hacer. Por ejemplo, hoy puedes empezar meditando durante diez minutos, y al día siguiente puedes dedicar diez minutos a la meditación y diez al yoga. Tienes que basarte en tus posibilidades reales.

En la segunda parte del libro he dividido en varios pasos algunas prácticas basadas en clases de Strala Yoga. Cualquier persona puede realizarlas, independientemente de su edad, tipo de cuerpo y nivel de experiencia. Las secuencias se han diseñado con el fin de facilitar el proceso de moverte naturalmente y con soltura, conectado con tu ser interior. Relájate para encontrar el placer en los movimientos y recuerda que cada inhalación te eleva y expande y cada exhalación te relaja y te permite llevar el movimiento un poco más lejos. Una siempre viene detrás de la otra; por eso siempre estás en el lugar indicado y sintonizado con tu respiración. El concepto de Strala ha sido concebido para que te sientas fenomenal en todo momento. Espero que disfrutes de los movimientos oceánicos que te conectan con tu intuición y tu creatividad y que revitalizan cada célula de tu cuerpo creando espacio para que tu bienestar se irradie allá adonde vayas.

Tienes plena libertad para avanzar o retroceder conforme a lo que sientes, independientemente de si te apetece enfrentarte a un desafío o, por el contrario, disfrutar de un momento relajante. La prioridad es que te encuentres a gusto todo el tiempo. ¡Relájate y disfruta!

Realiza tu secuencia pensando en cómo quieres sentirte. Practica ejercicios destinados a REVITALIZARTE cuando necesites impulsar tu mente y tu cuerpo para que se pongan en marcha. Haz una secuencia que te ayude a RELAJARTE cuando te sientas tenso y agotado. Cuando quieras reactivar suave y gradualmente tu organismo, recurre a una secuencia SUAVE. Lleva a cabo ejercicios con los MÚSCULOS DEL TORSO si lo que quieres es desarrollar tu fuerza y producir fuego en la parte central de tu cuerpo. Practica la secuencia BÁSICA cuando necesites recuperarte. Y recuerda que debes concentrarte en lo que sientes y moverte al compás de tu respiración para disfrutar plenamente de la práctica y sus beneficios.

Además de estas secuencias de Strala, basadas en las sensaciones que se pretende alcanzar, he incluido un capítulo que lleva por título «Secuencias especiales». El objetivo de esas series de ejercicios es ofrecerte resultados que anhelas conseguir: despertarte aunque no hayas dormido demasiado, desintoxicarte cuando lo has pasado demasiado bien la noche anterior (o el mes anterior), relajarte cuando estás muy desorganizado y necesitas descansar, deshacerte del estrés cuando has acumulado mucha tensión o dormir mejor para que el día siguiente sea productivo.

En la tercera parte del libro he incluido un programa inicial rápido de siete días y una guía de treinta días por si necesitas más instrucciones para conseguir que el yoga y la meditación lleguen a formar parte de tu vida,. Ambos te ayudarán a ponerte en marcha, aunque no son la única forma de hacerlo. Debes aprender a conectar contigo mismo y sintonizar con tu intuición para ser capaz de descubrir lo que quieres. Lo único que necesitas es... ¡comenzar!

NO ES FÁCIL PERO ES MUY AGRADABLE

Strala es divertido y eficaz, y el secreto reside en la forma de practicarlo. Los movimientos son suaves y continuos. Conseguirás más de lo que jamás hubieras imaginado y con menos esfuerzo. Strala es alegre y entretenido gracias a los elementos que utiliza: la conexión entre la respiración y el cuerpo, la conciencia de tus sensaciones y el movimiento natural. Lo importante no es que puedas o no llegar a hacer determinados movimientos, lo que cuenta es la forma en que haces las cosas. No siempre resulta fácil, pero es muy agradable. Cuando te decides a moverte lenta y suavemente, el proceso se torna alegre, relajado y concentrado de forma espontánea. De modo que ¡relájate y disfruta!

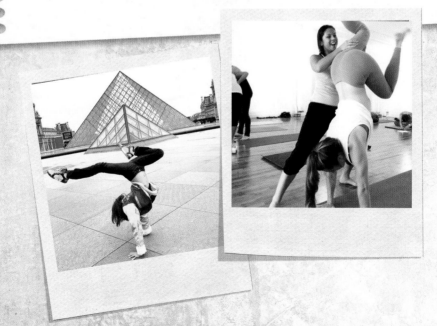

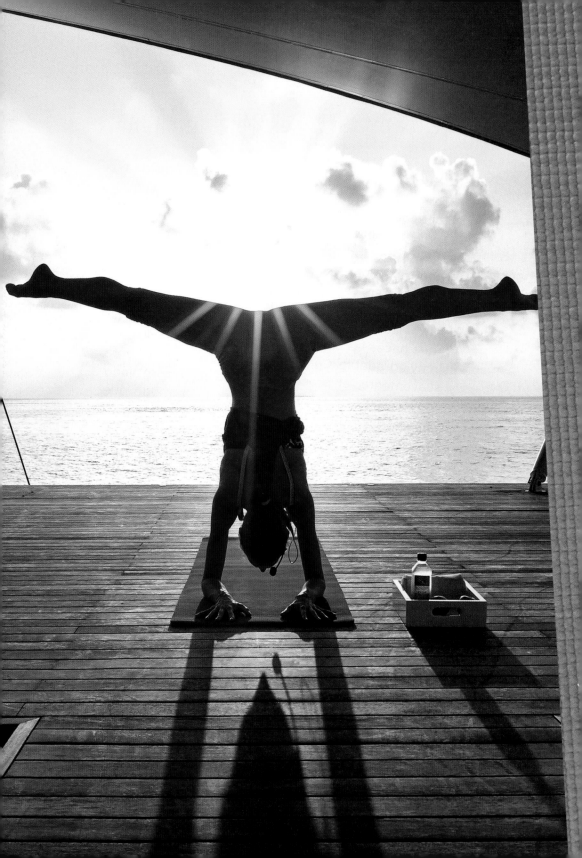

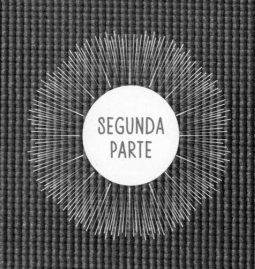

SEGUNDA
PARTE

irradia
energía a
través del
movimiento

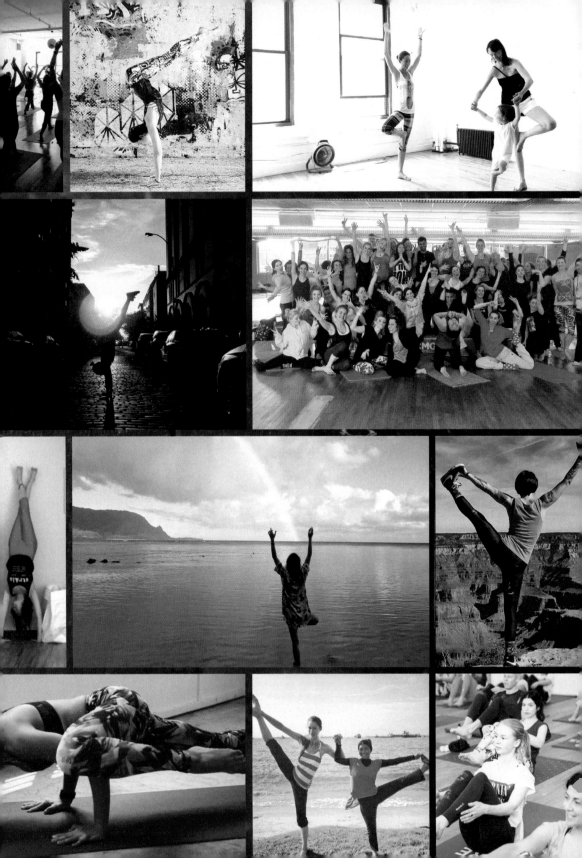

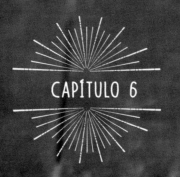

CAPÍTULO 6

SECUENCIA REVITALIZANTE

Esta práctica ha sido concebida para revigorizar tu cuerpo y tu mente mientras concentras tu atención en la respiración. Te sentirás despejado, revitalizado y supercreativo cuando la pruebes. La secuencia tiene algunos movimientos complicados, así que recuerda relajar el cuerpo y detenerte a tiempo si alguno de ellos no es conveniente para ti en un momento determinado. ¡Respira profundamente y disfruta!

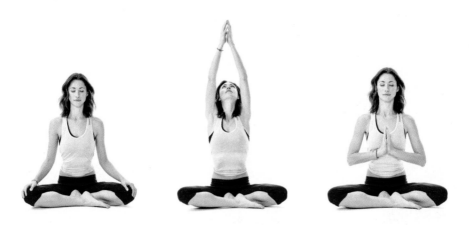

Comienza la serie de movimientos sentado de la forma más cómoda posible.
Cierra los ojos y presta atención a tu respiración. Si adviertes que tu atención se
dispersa, vuelve a concentrarte en el ritmo respiratorio.

Inhala profundamente y levanta los brazos por encima de la cabeza. Cierra los
ojos, junta las palmas de las manos, y acerca los pulgares al corazón. Relájate
unos instantes. Inhala profundamente por la nariz y exhala largamente por la
boca. Repite dos veces. Una inhalación profunda, una exhalación prolongada.
Y una vez más. Una inhalación profunda. Una exhalación prolongada. Cuando
estés preparado, relaja suavemente las manos sobre los muslos.

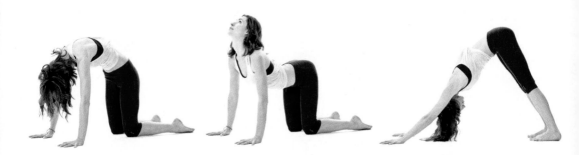

A cuatro patas y con el cuerpo suelto y relajado, comienza a mover el torso
ligeramente de lado a lado, de atrás adelante o en sentido circular (lo que te
resulte más cómodo) al compás de la respiración. Cuando estés listo, coloca los
dedos de los pies sobre el suelo, inhala profundamente y adopta la postura del
perro con el hocico hacia abajo, elevando las caderas y desplazándolas luego
hacia atrás. Activa el cuerpo hasta encontrar la posición que te resulte más
cómoda y te permita abrirte un poco más.

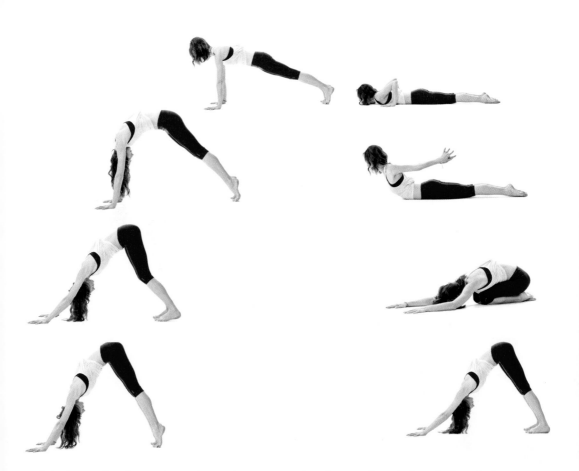

Inhala profundamente y eleva el cuerpo sobre las puntas de los dedos de los pies. Exhala y relájate. Repite dos veces más el movimiento, inhalando profundamente para elevarte y exhalando para relajarte. Levanta el mentón para pasar a la postura de la tabla. Haz un pequeño movimiento de vaivén si te sientes a gusto en esta posición. Cuando estés preparado, inhala profundamente y levanta las caderas para hacer la postura del perro hacia abajo. Repite una vez más. Baja el mentón para pasar a la postura de la tabla. En esta ocasión afloja los codos y baja el abdomen hasta el suelo. Entrelaza las manos detrás de la espalda y levanta ligeramente el torso, a continuación realiza un pequeño movimiento oscilatorio hacia los lados de la forma que te resulte más fácil. Cuando estés preparado, relájate sobre el abdomen y presiona las palmas contra el suelo justo por debajo de los hombros. Mantén las rodillas en contacto con el suelo y desplaza las caderas hacia atrás para adoptar la postura del niño. Descansa ahí unos instantes y cuando estés listo, levanta las caderas, cambia la posición de los pies, eleva el cuerpo y desplázalo hacia atrás para ir a la postura del perro con el hocico hacia abajo.

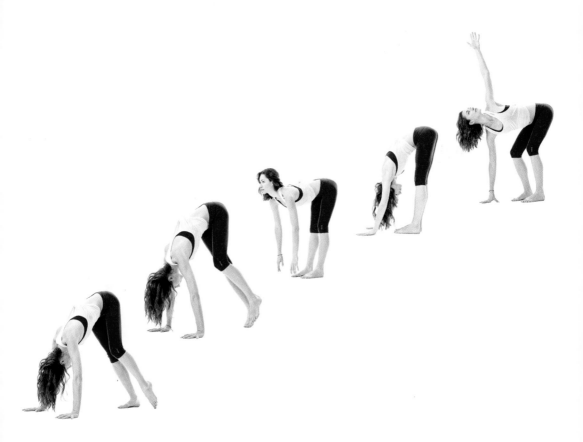

Avanza con las manos para ampliar el espacio. Pasa a la postura de la flexión hacia delante de pie. Si es necesario, puedes aflojar las rodillas para no tensar excesivamente los tendones de las corvas. Relaja la cabeza y el cuello y respira en la postura durante unos momentos. Relaja las rodillas, presiona los dedos de la mano derecha contra el suelo, inhala profundamente y abre el cuerpo hacia la izquierda, extendiendo el brazo izquierdo hacia arriba. Si te resulta cómodo, mira la mano izquierda. Exhala y vuelve al centro para luego repetir la postura con el otro lado, presionando los dedos de la mano izquierda contra el

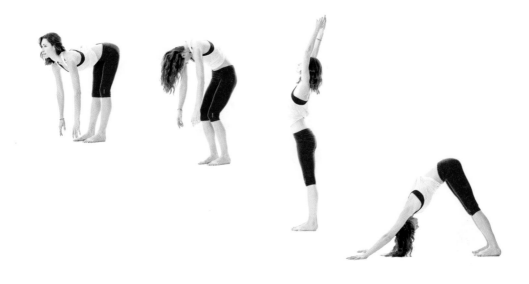

suelo y abriendo el cuerpo hacia la derecha con el brazo derecho por encima de la cabeza. Mira la mano derecha y exhala y vuelve al centro cuando estés preparado.

A continuación inhala profundamente y desplaza los brazos hacia fuera y hacia arriba. Exhala de forma relajada y redondea la espalda en la postura de la flexión hacia delante de pie. Repite dos veces el movimiento al ritmo de la respiración, redondeando y arqueando la espalda con suavidad. Cuando estés listo, coloca las palmas de las manos sobre el suelo y vuelve a la postura del perro con el hocico hacia abajo de la forma que te resulte más agradable.

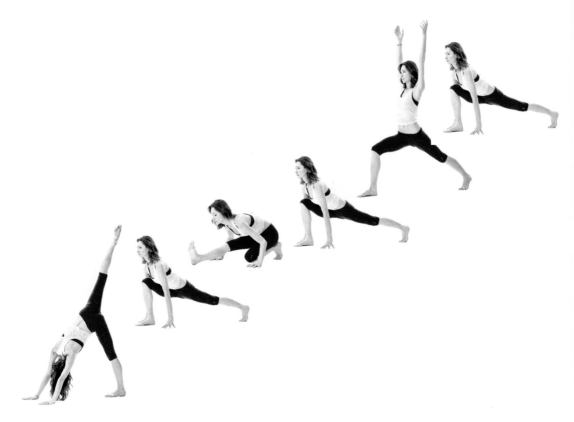

Inhala profundamente y eleva la pierna derecha para adoptar la postura del perro hacia abajo con una pierna extendida. Abre las caderas si este movimiento te resulta fácil. Exhala y da un paso adelante con el pie para ir a la postura del paso bajo extendido. Relaja sobre el suelo la rodilla que está por detrás y mantén los dedos de las manos en contacto con el suelo para tener mejor apoyo. Lleva las caderas hacia atrás en dirección al talón y relaja el torso sobre la pierna adelantada. Moviliza el torso de la forma que te resulte más cómoda. Cuando estés listo, vuelve a la postura del paso bajo extendido. Manteniendo los dedos de las manos sobre el suelo para contar con un buen soporte, apoya la parte posterior de los dedos de los pies para elevar las caderas y relajar el torso sobre la pierna que está por delante. Mantén las rodillas relajadas para no cargar los tendones de las corvas y balancea ligeramente el torso para abrirlo. Cuando hayas terminado, baja las caderas para pasar nuevamente a la postura del paso bajo extendido y, con una inhalación profunda, eleva el cuerpo para pasar a la postura del paso alto extendido, levantando primero las caderas y los brazos. Luego exhala y vuelve a la postura del paso bajo extendido, colocando las manos

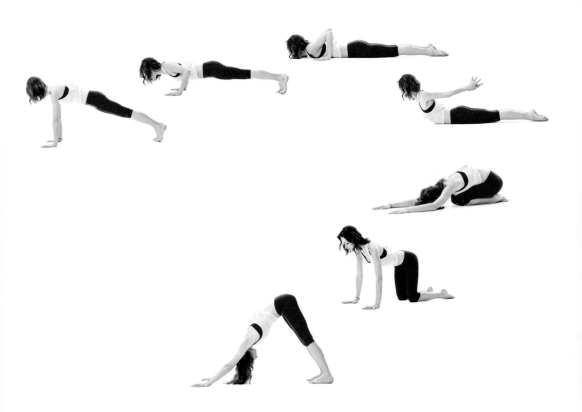

sobre el suelo a cada lado del pie que está delante del cuerpo. Después de adoptar la postura de la tabla, afloja los codos y baja el abdomen al suelo. Entrelaza las manos detrás de la espalda y eleva levemente el torso. Balancéate suavemente de lado a lado de la forma más agradable posible y cuando estés dispuesto, vuelve a relajarte sobre el abdomen. Presiona las palmas de las manos contra el suelo cerca del pecho y, manteniendo las rodillas sobre el suelo, lleva las caderas hacia los talones para relajarte en la postura del niño. Permanece ahí durante unas cuantas respiraciones y, cuando estés preparado, ve a la postura a cuatro patas, abre los dedos de las manos, flexiona los dedos de los pies, inhala profundamente y eleva las caderas y desplázalas hacia atrás para adoptar el perro con el hocico hacia abajo. Relájate en la postura.

Ahora repite la serie completa de movimientos con el lado izquierdo y muévete guiado por la respiración.

Inhala profundamente y eleva la pierna derecha para ir a la postura del perro con el hocico hacia abajo con una pierna extendida. Abre las caderas, exhala y da un paso adelante para adoptar la postura del paso bajo extendido. A continuación inhala y cambia al paso alto extendido utilizando la fuerza de las piernas. Eleva las caderas y los brazos. Junta las palmas de las manos, exhala y relájate; luego acerca los pulgares al corazón. Inhala para elevar un poco el

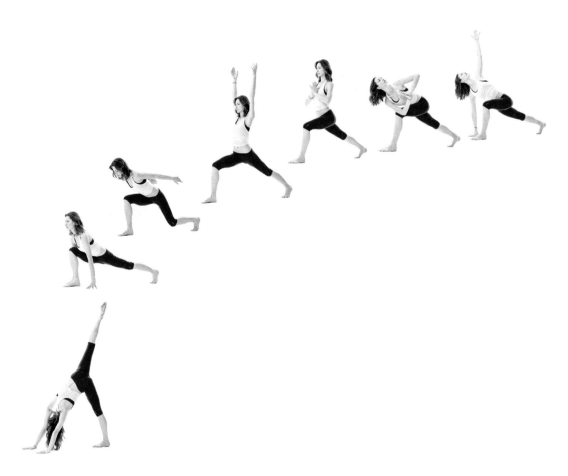

cuerpo. Exhala y gira el torso hacia la izquierda, desplazando el codo derecho hacia el muslo izquierdo. Mantén la postura durante unos instantes.

Cuando estés listo, abre los brazos y lleva los dedos de la mano derecha hacia el suelo mientras levantas el brazo izquierdo por encima de la cabeza. Dirige tu mirada hacia la mano elevada si esta posición te resulta cómoda.

A continuación lleva los dedos de ambas manos hacia el suelo y colócalos a ambos lados del pie. Levanta las caderas y relaja el torso sobre la pierna que está por delante. Moviliza el cuerpo con suavidad para abrirlo un poco más. Gira el talón del pie que está por detrás y abre el torso hacia el lado izquierdo en la postura del triángulo. Luego levanta el brazo izquierdo y dirige la mirada hacia esa mano, siempre que el movimiento te resulte sencillo. Afloja las rodillas, presiona las piernas hacia abajo, levanta las caderas y desplaza los brazos hacia arriba. Relájate en la postura del guerrero 2.

Inhala profundamente y adopta la postura del guerrero invertido, deslizando suavemente sobre el muslo la mano que está por detrás y elevando el otro brazo por encima de la cabeza. Vuelve a relajarte en el guerrero 2 y cambia a la postura del guerrero invertido con una inhalación profunda, colocando la mano

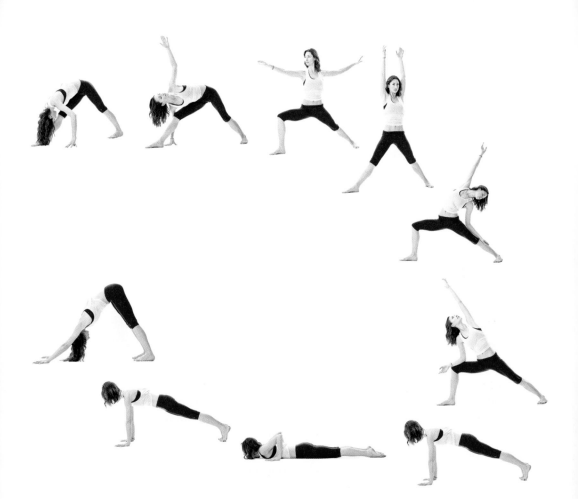

sobre el muslo de la pierna posterior y el otro brazo por encima de la cabeza. Inclínate hacia delante para pasar a la postura del ángulo lateral extendido, presionando la parte superior del antebrazo sobre el muslo de la pierna adelantada y subiendo la otra mano hasta colocarla por encima de la cabeza. Presiona las palmas sobre el suelo a ambos lados del pie y luego lleva el pie hacia atrás para adoptar la postura de la tabla. Relaja los codos y baja el abdomen al suelo. Con una inhalación profunda, pasa a la postura del perro con el hocico hacia abajo. Relájate durante unos instantes.

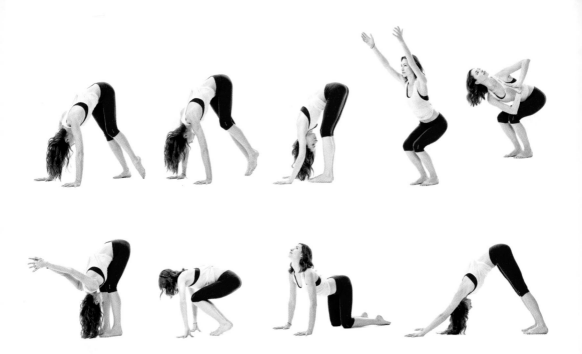

Desplaza suavemente los pies hacia las manos. Si necesitas tener más espacio, puedes desplazar un poco las manos. En cuanto tengas el torso erguido, inhala y luego relájalo sobre las piernas durante la exhalación. Mantén la postura unos instantes. Flexiona las rodillas, baja las caderas, inhala profundamente y eleva el torso para ir a la postura de la silla, con las manos por encima de la cabeza. Junta las palmas frente al cuerpo, ejerciendo una ligera presión, y exhala suave y relajadamente mientras giras hacia la izquierda. Presiona el codo derecho contra la parte exterior de la rodilla izquierda y abre el torso hacia la izquierda. Inhala profundamente y vuelve a la postura de la silla, elevando ligeramente las caderas. Exhala y gira hacia el otro lado. Vuelve a la postura de la silla durante una inhalación profunda. Exhala, relaja el torso sobre las piernas y entrelaza las manos detrás de la espalda para liberar los hombros. Moviliza ligeramente el cuerpo y coloca las palmas de las manos sobre el suelo para cambiar el peso de tu cuerpo hacia los brazos; después baja las caderas para ponerte en cuclillas. Coloca las manos en medio de las piernas y haz oscilar ligeramente el cuerpo para abrir las caderas. Si quieres realizar la postura del cuervo, coloca las palmas de las manos sobre el suelo frente a ti, muévete hacia delante y coloca las rodillas sobre la parte posterior de los brazos, dirigiendo la mirada hacia delante. Exhala, muévete hacia atrás y relájate. Repite varias veces este movimiento al compás de la respiración. Quizás uno de tus pies, o los dos, se despegue un poco del suelo. No intentes evitarlo dando un salto ni forzando tu cuerpo para poder realizar el movimiento. Vuelve a la postura del perro con el hocico hacia abajo cuando estés preparado.

Lección intensiva de la postura del cuervo

Hay un secreto para realizar la postura del cuervo sin ningún esfuerzo, y se basa en mirar hacia el futuro. Como cualquier ave en vuelo, es importante dirigir la mirada al sitio adonde te gustaría llegar. Intenta mirar hacia delante (y no hacia el suelo) o, como me gusta decir, «mirar hacia el futuro», ¡porque precisamente hacia allí te diriges para conseguir la excelencia!

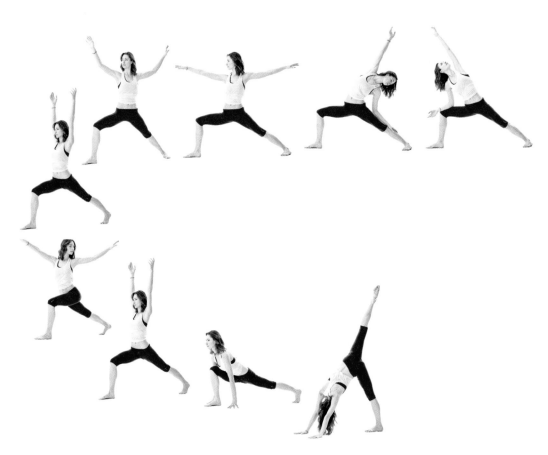

Inhala profundamente, eleva la pierna derecha y desplazála hacia atrás para ir
a la postura del perro con el hocico hacia abajo con una pierna extendida. Abre
las caderas, si te sientes a gusto, y luego exhala y da un paso hacia delante
para adoptar la postura del paso bajo extendido. Ejerce presión con las piernas
sobre el suelo e inhala para pasar a la postura del paso alto extendido. Exhala y
gira hacia la izquierda con los brazos completamente abiertos. Inhala y vuelve a
la postura del paso alto extendido para abrir el cuerpo en el guerrero 2 girando
el talón que está por detrás de manera que los dedos del pie apunten hacia la
pierna adelantada. A continuación, baja las caderas, flexiona la rodilla derecha
hasta que se coloque por encima del tobillo y abre los brazos hacia los lados.
Relaja la cabeza, el cuello y los hombros. Respira en la postura durante unos
instantes. Deja que las inhalaciones eleven ligeramente tu cuerpo y que las
exhalaciones te relajen un poco más.

Inhala profundamente y lleva el torso hacia atrás para realizar la postura del
guerrero invertido, deslizando la mano que está por detrás sobre la pierna y elevando la otra mano por encima de la cabeza. Inclínate hacia delante para ir a la
postura del ángulo lateral extendido, apoyando la parte posterior del antebrazo
sobre el muslo de la pierna adelantada y colocando el otro brazo en alto. Abre

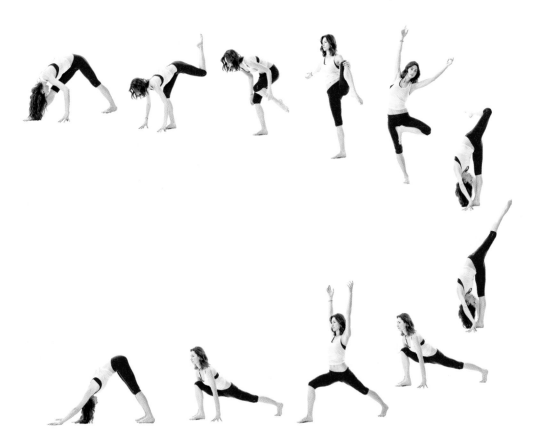

el torso. Presiona los dedos de las manos sobre el suelo a ambos lados del pie, inhala profundamente, eleva las caderas y relaja el torso sobre la pierna adelantada para hacer la flexión hacia delante sobre una sola pierna. Afloja las caderas, avanza con los dedos de las manos y deja que la pierna que está por detrás se eleve en el aire en la postura del guerrero 3. Relaja las rodillas y redondea la espalda para ponerte de pie, colocando luego la espinilla izquierda frente a ti para recogerla junto al pecho. Abre la pierna lateralmente y presiona el pie contra el muslo contrario para hacer la postura del árbol. Luego abre los brazos por encima de la cabeza y efectúa un pequeño movimiento oscilatorio, como si estuvieses mecido por la brisa, siempre que te resulte placentero.

Cuando estés dispuesto, lleva la espinilla al pecho, inhala y eleva todo el cuerpo. Exhala y levanta el torso para adoptar la postura de pie con una pierna extendida. Presiona los dedos de la mano sobre el suelo para mantener el equilibrio, relaja la cabeza y el cuello y lleva la pierna izquierda hacia arriba por detrás del cuerpo. Relaja las rodillas y baja el pie izquierdo para adoptar la postura del paso bajo extendido y pasar luego al perro con el hocico hacia abajo.

Repite la serie de movimientos con el lado izquierdo. No olvides relajarte con la respiración.

OLVÍDATE DE LA POSTURA

Cuando realmente empiezas a sentir que tu cuerpo fluye al ritmo de la respiración, percibes que un movimiento se enlaza con el siguiente con la misma suavidad con que fluye un arroyo. Disfruta de los movimientos y recuerda que la tarea más importante es sentir. A lo largo de la práctica los movimientos serán cada vez más naturales y sencillos; sin embargo, no son el objetivo. La meta es llegar a percibir tus sensaciones, conectar con tu intuición, crear un espacio de sanación y ampliar tus capacidades físicas. Y todo ello sucede simultáneamente cuando la prioridad son tus sensaciones. Olvídate de la postura.

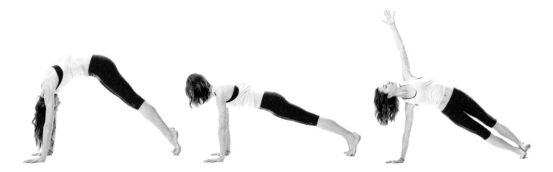

Desde el perro con el hocico hacia abajo, eleva el mentón para pasar a la postura de la tabla y redondea la parte superior de la espalda como si quisieras imitar el movimiento de una ola. Cambia el peso corporal hacia la mano derecha y el borde exterior del pie derecho. Con una inhalación profunda, abre el torso hacia la izquierda para ir a la postura de la tabla lateral. Si necesitas un poco más de estabilidad, puedes relajar la espinilla derecha sobre el suelo para tener

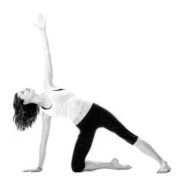

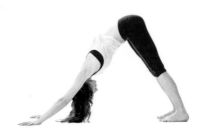

mejor apoyo. Regresa a la postura de la tabla cuando te apetezca. Relaja los codos y baja el abdomen al suelo. Inhala profundamente y vuelve a elevar el cuerpo para desplazarlo luego hacia atrás y llegar al perro con el hocico hacia abajo.

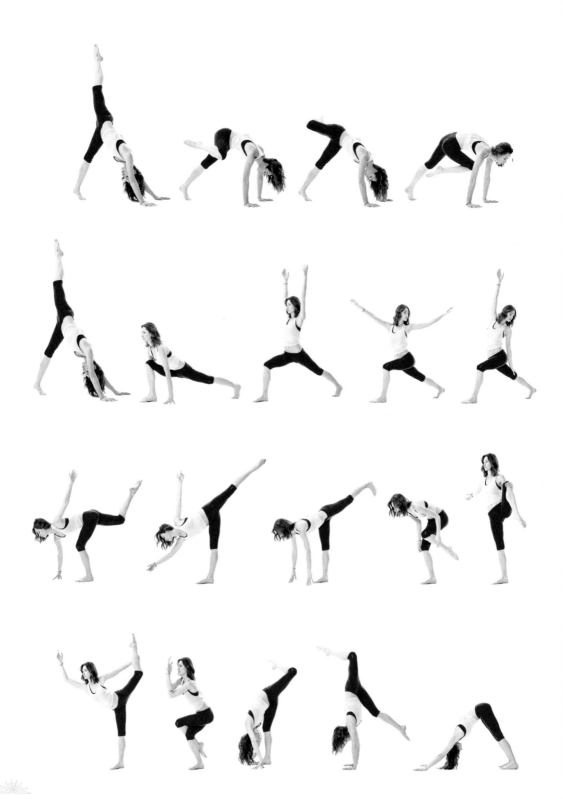

strala yoga

Inhala profundamente y levanta la pierna derecha para desplazarla hacia atrás e ir al perro hacia con el hocico abajo con una pierna extendida. Abre las caderas, siempre que te resulte sencillo realizar ese movimiento, y mantenlas en alto mientras describes un arco con la rodilla derecha en dirección a la parte superior del brazo derecho. Dirige la mirada al frente e inclínate hacia delante. Inhala profundamente y levanta la pierna que está por detrás para adoptar la postura del perro hacia abajo con una pierna extendida. Mueve la rodilla trazando un arco en dirección al brazo izquierdo. Mira hacia delante y da un paso al frente para realizar la postura del paso bajo extendido. Inhala y elévate para hacer la postura del paso alto extendido. Exhala y gira el torso hacia la izquierda con los brazos abiertos. Inhala profundamente e inclínate hacia atrás para girar hacia el otro lado. Haz la postura de la media luna con giro, llevando el cuerpo hacia delante y colocando los dedos de la mano derecha en el suelo. Afloja las rodillas y desplaza las caderas hacia delante mientras exhalas. Deja que la pierna atrasada siga el movimiento de las caderas y se eleve. Abre el brazo izquierdo por encima de la cabeza y dirige la mirada hacia la mano. Mantén las rodillas y los hombros relajados mientras giras. Presiona los dedos de la mano derecha contra el suelo para tener más apoyo, exhala, afloja las rodillas y desplázalas hacia el centro mientras cambias de lado. Con una inhalación profunda, gira el cuerpo hacia la izquierda, abriendo las caderas, el abdomen y los hombros. Levanta el brazo izquierdo y dirige la mirada hacia la mano. Exhala mientras relajas las rodillas y lleva los dedos de la mano izquierda hacia el suelo. Ahora tienes las dos manos en el suelo y una pierna extendida detrás del cuerpo.

Relaja las rodillas y redondea la espalda para ponerte de pie. Luego recoge la espinilla. Haz pequeños movimientos con las caderas, manteniendo relajada la rodilla de la pierna que te sostiene. Baja la rodilla y coge la espinilla con la mano izquierda. Exhala y relájate en la postura. A continuación presiona la espinilla izquierda contra la mano izquierda durante una inhalación profunda y levanta el brazo derecho para ir a la postura del bailarín. Exhala, relaja las rodillas y rodea la pierna derecha con la pierna izquierda, bajando ligeramente las caderas. Pasa el brazo izquierdo por debajo del derecho y acerca ambos brazos hacia la cara para adoptar la postura del águila. Libera los brazos y las piernas y lleva el torso hacia delante. Coloca los dedos de las manos en el suelo a modo de soporte y abre la pierna y la cadera izquierdas hacia atrás para hacer la postura de pie con una pierna extendida. Afloja la cabeza y el cuello y abre las caderas y el abdomen con un pequeño movimiento oscilatorio. Coloca las palmas de las manos sobre el suelo a unos centímetros del pie que está por delante. Inhala y balancéate ligeramente hacia delante, cambiando el peso del cuerpo de una a otra mano. Exhala y muévete hacia atrás. Desplázate hacia delante con la inhalación iniciando el movimiento desde las caderas y el abdomen y a continuación eleva las caderas por encima de los hombros. Exhala, muévete hacia atrás y relájate. Si consigues hacer una postura sobre las manos de forma relajada, disfrútala durante unos instantes. Cuando estés preparado, vuelve al perro con el hocico hacia abajo y mantenlo durante varias respiraciones largas y profundas.

Repite la serie de movimientos con el lado izquierdo.

CREA ESPACIO MEDIANTE LA RELAJACIÓN

Nos sentimos conectados, alegres y muy satisfechos cuando notamos que abunda el espacio tanto en el cuerpo como en la mente. En contraste, cuando estamos tensos, incómodos y nerviosos, nos sentimos estancados, desconectados y frustrados. La capacidad de relajarte mientras tu cuerpo pasa de un movimiento al siguiente produce movimientos gráciles y eficaces. También genera una maravillosa sensación de expansión física y mental. Y eso es precisamente lo que buscamos; constituye la base de la práctica y en ella se asientan todos sus elementos. La relajación es el gran secreto. ¡Te sentirás relajado, sereno y en paz en todo momento cuando consigas abandonarte al flujo de los movimientos y disfrutar de ellos! La inhalación te permite expandirte, elevarte y disfrutar. La exhalación sirve para relajarte, asentarte en la postura o moverte con facilidad. Cuando nos relajamos fácilmente durante la exhalación, somos capaces de disfrutar plenamente de la expansión que producen las inhalaciones. Todo está conectado, como una ola, una canción o un baile. Disfruta del flujo que tú mismo creas. Cuanto más practiques esta sensación de dejarte fluir sobre la esterilla, antes comenzarás a advertir que tu propia vida fluye suavemente.

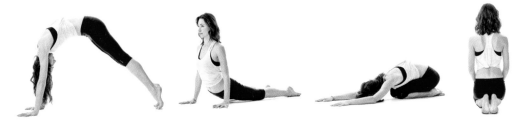

Desde la postura del perro con el hocico hacia abajo, eleva el mentón para pasar a la de la tabla. Relaja las rodillas sobre el suelo y baja las caderas para que tu cuerpo se balancee de lado a lado si el movimiento te resulta agradable. Si por el contrario sientes que no es bueno para la parte baja de tu espalda, afloja los codos un poco más y acerca más el torso al suelo para abrir la parte media y superior de la espalda. Luego relaja los codos y baja el abdomen. Presiona las palmas de las manos contra el suelo, eleva las caderas y desplázalas hacia atrás para ir a la postura del niño. Descansa unos instantes y siéntate sobre los talones cuando lo consideres oportuno. Cierra los ojos y dirige tu atención hacia el interior.

VUELVE A TU RESPIRACIÓN

El flujo de todos tus movimientos es una meditación dinámica. Las inhalaciones elevan y expanden tu cuerpo y vigorizan tu mente. Las exhalaciones te permiten llevar los movimientos físicos un poco más lejos y dirigirlos algo más hacia el interior. Es natural que a lo largo del proceso percibas que tu mente comienza a divagar o se detiene en algunos pensamientos; en ese caso, vuelve a guiar tu atención hacia el interior y a concentrarte en tu respiración. Esta práctica de volver a prestar atención a la respiración es una forma simple de retornar al movimiento. Si percibes que tu ritmo respiratorio comienza a descontrolarse o te sientes cansado, deja de moverte durante unos instantes. Descansa en la postura del niño y luego siéntate sobre los talones o adopta una postura con las piernas cruzadas que te resulte cómoda; esto es un buen recurso para volver a conectar contigo mismo durante la práctica. No te sientas obligado a continuar con los movimientos. Tu prioridad debe ser volver a la respiración: en cuanto consigas sintonizarte con ella, te sumergirás nuevamente en el flujo del movimiento y volverás a ser consciente de cómo te sientes. Esa es la zona óptima donde suceden cosas maravillosas.

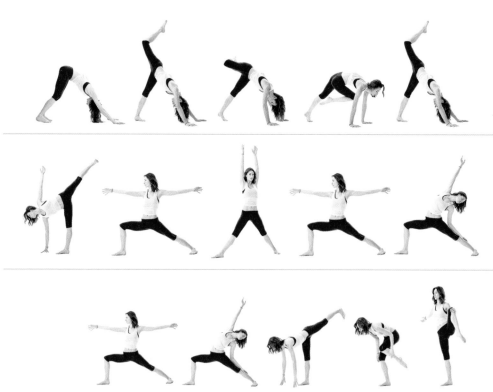

A cuatro patas, abre bien los dedos, inhala profundamente y eleva las caderas para desplazarlas después hacia atrás e ir a la postura del perro con el hocico hacia abajo. Relájate durante unos instantes. Ahora inhala profundamente y eleva la pierna derecha para hacer la misma postura con una pierna extendida. Si puedes, abre las caderas. Luego, sin bajar las caderas, recoge la pierna derecha para mover la rodilla en dirección al brazo derecho. Mira hacia el frente y baja el torso hacia delante. Con una inhalación profunda, eleva la pierna que está por detrás para volver al perro hacia abajo con una pierna extendida. Desplaza la rodilla hacia el brazo izquierdo. Mira hacia el frente e inclínate hacia delante. Inhalando profundamente, vuelve al perro con el hocico hacia abajo con una pierna extendida. Exhala y lleva el pie hacia delante para realizar la postura del paso bajo extendido. Inhala y eleva el cuerpo para adoptar la postura del paso alto extendido. Luego exhala y gira hacia la izquierda con los brazos bien abiertos. Inhala profundamente e invierte el giro. Desplaza el cuerpo hacia delante para hacer la media luna con giro, apoyando los dedos de la mano derecha sobre el suelo. Desplaza el cuerpo hacia delante, afloja las rodillas y mueve las caderas hacia delante mientras exhalas. Deja que la pierna que está por detrás siga el movimiento de las caderas y se eleve. Abre el brazo izquierdo por encima del cuerpo y dirige la mirada hacia la mano. Deja las rodillas y los hombros relajados mientras giras. Presiona los dedos de la mano izquierda contra el suelo a modo de soporte, exhala y relaja las rodillas en el centro mientras cambias de lado. Con una profunda inhalación, abre el cuerpo hacia la izquierda, abriendo también las caderas, el abdomen y los hombros. Levanta el brazo derecho y mira hacia arriba. Afloja las rodillas y los codos y da un paso atrás con el pie izquierdo hasta que esté varios centímetros detrás del cuerpo. Presiona las piernas contra el suelo, inhala profundamente y levanta las caderas y los brazos. Exhala mientras pasas a la postura del guerrero 2, flexionando la rodilla que está por delante hasta colocarla por encima del tobillo y abriendo los brazos a los lados. Gira los dedos del pie que está por detrás ligeramente hacia el interior para abrir las caderas. Luego inhala profundamente y desplaza

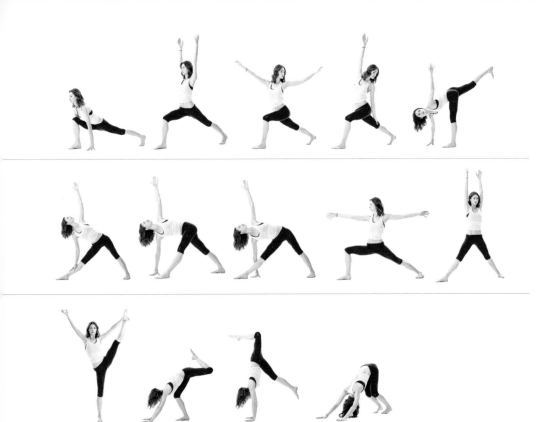

el torso hacia atrás para ir a la postura del guerrero invertido, deslizando la mano izquierda sobre la pierna que está por detrás y levantando el otro brazo por encima de la cabeza. Estira la pierna adelantada mediante una pequeña elevación de las caderas. Mueve el torso hacia delante para realizar la postura del triángulo, deslizando la mano derecha sobre la pierna hasta llegar a la espinilla o presionando los dedos contra el suelo a modo de soporte. Comprueba cuál de las dos posiciones te resulta más cómoda. Extiende el brazo izquierdo hacia arriba y mira la mano. Relaja las rodillas mientras exhalas. Presiona los dedos de la mano derecha contra el suelo, haz una torsión hacia la izquierda y abre el brazo izquierdo hacia arriba para hacer el triángulo con giro. Dirige la mirada hacia arriba. Luego vuelve a la postura del triángulo, relaja las rodillas, presiona los dedos de la mano derecha contra el suelo, abre el torso hacia la izquierda y por último estira el brazo izquierdo hacia arriba. Mira la mano, si te sientes cómodo.

Relaja las rodillas, estira el brazo izquierdo por detrás del cuerpo, presiona las piernas contra el suelo e inhala profundamente para elevar las caderas y llevar ambos brazos por encima de la cabeza. Exhala y adopta la postura del guerrero 2. Pasa al guerrero invertido durante una inhalación profunda y desliza suavemente la mano derecha sobre la pierna de atrás, con el brazo derecho en alto. Exhala y avanza con los dedos de la mano sobre el suelo; lleva el torso hacia delante y levanta la pierna izquierda para ir al guerrero 3. Afloja las rodillas y redondea la espalda para ponerte de pie. Luego acerca la espinilla izquierda al cuerpo y abre las caderas. Coge el pie por el talón, inhala profundamente y abre la pierna izquierda lateralmente. A continuación abre el brazo derecho hacia la derecha para mantener mejor el equilibrio. Exhala, flexiona el torso sobre la pierna que te sostiene y presiona las palmas contra el suelo a unos pocos centímetros del pie. Inhala y balancéate hacia delante y hacia atrás sobre las manos. Cuando estés dispuesto, regresa suavemente a la postura del perro con el hocico hacia abajo.

Repite toda la secuencia con el otro lado.

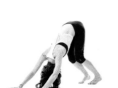
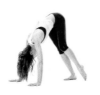
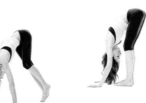
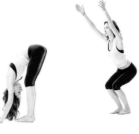

Desde el perro con el hocico hacia abajo, desplázate hacia la parte superior de la esterilla para realizar la flexión hacia delante de pie. Relaja las rodillas mientras dejas caer el torso sobre las piernas. Baja las caderas e inhala profundamente para elevar el torso y los brazos en la postura de la silla. Exhala, baja los brazos y junta las palmas de las manos; luego haz una torsión hacia la izquierda presionando el codo derecho contra la parte externa de la rodilla izquierda. Vuelve a la postura de la silla durante una inhalación profunda y después gira hacia el otro lado. Inhala largamente para retornar a la postura de la silla. Exhala, entrelaza las manos detrás del cuerpo y lleva el torso sobre las piernas. Relaja la cabeza y el cuello y haz unos pequeños movimientos oscilatorios para abrir más tu cuerpo, siempre que el movimiento te resulte placentero. Coloca las manos sobre el suelo a modo de soporte y baja las caderas para agacharte. A continuación mueve las manos hacia atrás y colócalas sobre el suelo detrás de ti para que te sirvan de apoyo. Siéntate suavemente para elevar las piernas frente a ti y adoptar la postura del barco sin tensar las rodillas. Si esta postura no es conveniente para la parte baja de tu espalda, presiona las manos sobre el suelo o apoya los antebrazos detrás del cuerpo para que te sirvan de soporte. Baja el cuerpo sin que llegue a tocar el suelo y elévate manteniendo los hombros, el cuello y la cabeza relajados. Repite diez veces el movimiento coordinándolo con la respiración. Ahora baja por la derecha sin llegar al suelo y llevando los brazos hacia la izquierda para realizar la postura del barco con torsión. Eleva la espalda y repite diez veces al ritmo de tu respiración. Baja un poco el cuerpo sin que llegue a tocar el suelo y abre los brazos mientras presionas la parte baja de la espalda contra el suelo. Inhala profundamente para abrir el cuerpo. Exhala y recoge las rodillas sobre el pecho, relajándote sobre la espalda. Balancéate levemente de lado a lado si te resulta agradable y luego de atrás hacia delante para ponerte de pie. Presiona las manos contra el suelo frente a ti y eleva el cuerpo para hacer la flexión hacia delante de pie manteniendo las rodillas relajadas. Afloja la cabeza y el cuello y redondea la espalda para ponerte erguido. Inhala profundamente y levanta los brazos por encima de la cabeza. Exhala y relájate de nuevo en la flexión hacia delante de pie. Presiona las palmas de las manos contra el suelo para pasar suavemente a la postura del perro con el hocico hacia abajo.

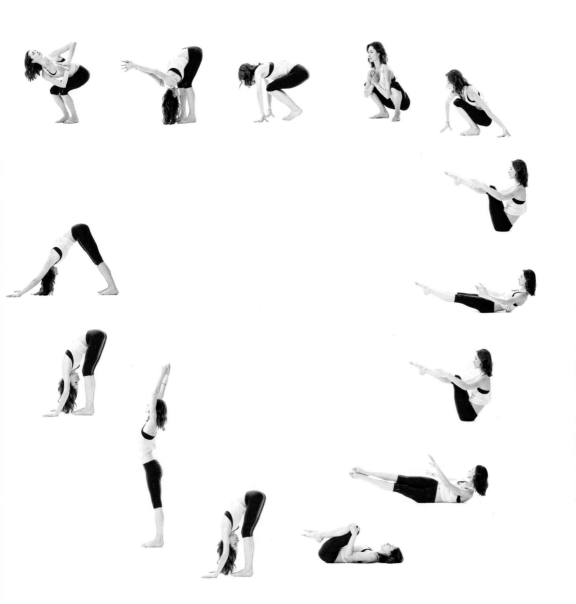

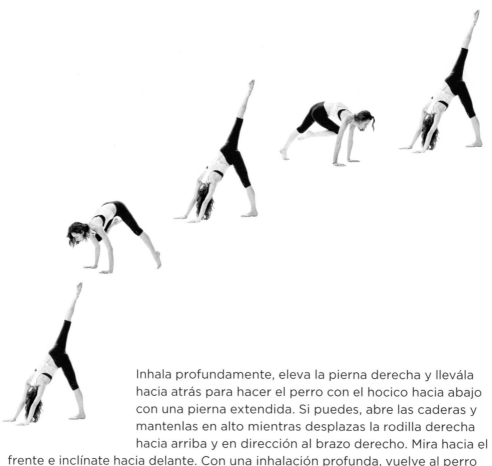

Inhala profundamente, eleva la pierna derecha y llévala hacia atrás para hacer el perro con el hocico hacia abajo con una pierna extendida. Si puedes, abre las caderas y mantenlas en alto mientras desplazas la rodilla derecha hacia arriba y en dirección al brazo derecho. Mira hacia el frente e inclínate hacia delante. Con una inhalación profunda, vuelve al perro hacia abajo con una pierna extendida. Exhala y desplaza el pie hacia delante para ir a la postura del paso bajo extendido. Baja la rodilla atrasada hasta que esté en contacto con el suelo y presiona hacia abajo con ambas piernas para realizar la postura del guerrero 1 con los brazos por encima de la cabeza. Haz pequeños movimientos oscilatorios con las caderas y el abdomen hasta que te encuentres a gusto. Relaja los brazos y después entrelaza las manos detrás del cuerpo. Eleva el torso con una inhalación profunda. Exhala e inclina el torso hacia delante por el interior de la pierna. Relaja la cabeza y el cuello. Cuando estés dispuesto, libera los brazos y coloca las manos sobre el suelo a modo de soporte. Desplaza el pie que está por delante un poco hacia la dere-cha para que haya más espacio para las caderas. Relaja sobre el suelo la rodilla que está por detrás y mantén la postura con los brazos estirados o relaja los codos para apoyarte sobre los antebrazos. Elige la forma que sea más fácil para ti y luego permanece en la postura durante varias respiraciones largas y profundas. Cuando estés preparado, apóyate sobre los antebrazos, inclínate

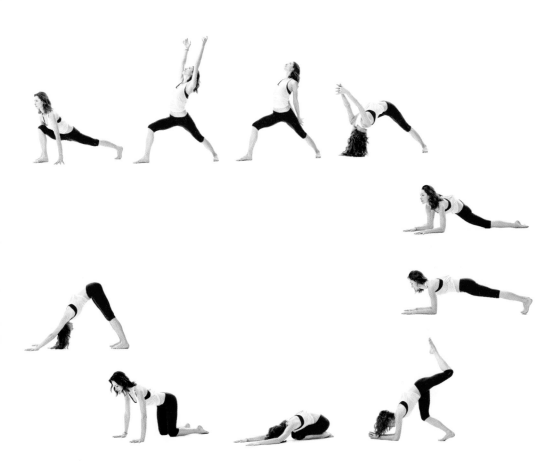

a la izquierda y desliza la pierna que está por delante hacia atrás para llegar a la tabla sobre los antebrazos. Mantén la postura o desplaza los pies para acercarlos a la cabeza. Inhala profundamente y levanta una pierna, movilizando las caderas y el abdomen. Exhala y relaja la pierna sobre el suelo para realizar el movimiento hacia el otro lado. Mantén la postura sobre los antebrazos solo si tu cuerpo y tu mente se mantienen relajados. Adopta la postura del niño durante un momento y cuando estés listo, ponte a cuatro patas, apoya la parte posterior de los dedos de los pies sobre el suelo y, con una inhalación profunda, eleva las caderas y desplázalas hacia atrás para adoptar la postura del perro con el hocico hacia abajo.

SECRETOS ÚTILES PARA LAS POSTURAS SOBRE LAS MANOS Y LOS ANTEBRAZOS

Invertir el cuerpo puede desencadenar repentinamente todo tipo de emociones: miedo, alegría, frustración, euforia... Es muy útil practicar la forma de hacer movimientos difíciles sin ponerse como meta lograr el movimiento correcto, sino con el propósito de mejorar nuestra actitud ante los desafíos. Cuando afrontamos situaciones difíciles con un talante relajado, no solo conseguimos mucho más con menos esfuerzo, también alcanzamos un estado fluido de relajación y calma en cualquier circunstancia. Al practicar las posturas sobre las manos y los antebrazos, es importante movilizar el cuerpo suavemente, iniciando el movimiento desde las caderas y el abdomen. Cuando te mueves desde las caderas, lo haces desde el centro mismo de tu cuerpo y, esencialmente, dejándote impulsar por el movimiento en lugar de realizarlo mediante un esfuerzo. El movimiento oscilatorio que realizas cuando sujetas la espinilla junto al cuerpo es el mismo que efectúas cuando te balanceas en las posturas sobre las manos y los antebrazos. Las caderas se abren cuando estás de pie sobre una sola pierna y sujetas la espinilla junto al cuerpo. Intenta balancearte hacia atrás y hacia delante para pasar fluidamente de esta posición a la postura sobre las manos para experimentar el movimiento y concentrarte en la capacidad de esta última postura para abrir las caderas en lugar de considerarla potencialmente peligrosa. Lo mismo puede decirse de los balanceos hacia atrás y hacia delante en las posturas sobre los antebrazos cuando el movimiento se inicia desde las caderas y el abdomen. Conéctate con tu respiración y disfruta.

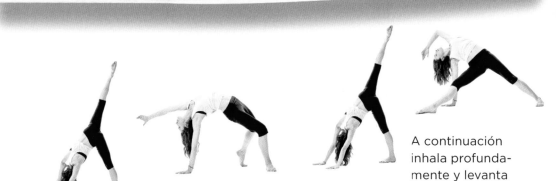

A continuación inhala profundamente y levanta la pierna derecha para adoptar la misma postura con una pierna extendida. Abre las caderas y los hombros al máximo para ir a la postura salvaje (también llamada postura del medio arco) si está dentro de tus posibilidades. Eleva las caderas y el abdomen. Afloja las rodillas y vuelve a adoptar la postura del perro hacia abajo con una pierna extendida. Desliza el pie derecho sobre el suelo hasta colocarlo junto al borde externo de la mano izquierda. Abre el brazo izquierdo y levanta el abdomen para hacer el triángulo caído. Relájate en la postura y desliza la pierna derecha hacia atrás para pasar nuevamente al perro con el hocico hacia abajo con una pierna extendida.

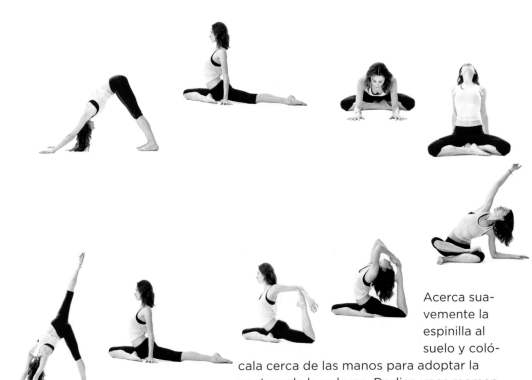

Acerca suavemente la espinilla al suelo y colócala cerca de las manos para adoptar la postura de la paloma. Dedica unos momentos a percibir que tu cuerpo se abre sin que sientas ninguna molestia ni dolor. Puedes permanecer en la postura con el torso erguido o relajarlo hacia delante. Mantenla durante varias respiraciones para abrir el cuerpo. Cuando estés listo, lleva el torso a la vertical. A continuación flexiona la rodilla que está por detrás y sujeta el tobillo con la mano izquierda para abrir todavía más el cuerpo.

Abandona la postura y desplaza el peso corporal hacia la cadera derecha; mueve la pierna que está por detrás para sentarte con las rodillas y los tobillos en contacto; si esto no está dentro de tus posibilidades, puedes apoyar la espinilla izquierda frente a la rodilla derecha para sentarte cómodamente con las piernas cruzadas, con los tobillos cerca de las rodillas. Presiona los dedos de las manos sobre el suelo detrás del cuerpo para que te sirvan de apoyo e inhala profundamente para inclinarte hacia atrás y abrir el cuerpo un poco más. Puedes permanecer en la postura, llevar el cuerpo hacia delante o balancearte de lado a lado, si te resulta agradable. Respira varias veces larga y profundamente en esta posición. Cuando estés dispuesto, vuelve a desplazar el torso hacia el centro y desliza la pierna de arriba hacia atrás para volver a la postura de la paloma. Coloca las palmas de las manos sobre el suelo para pasar al perro con el hocico hacia abajo de la forma que te resulte más cómoda. También puedes levantar la pierna izquierda para abrir un poco más las caderas, o simplemente realizar la postura y desplazar el peso corporal para equilibrarte. Respira varias veces para relajarte en esa posición y luego repite toda la secuencia con el otro lado.

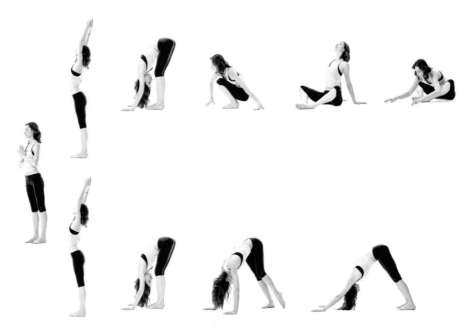

Desde el perro con el hocico hacia abajo, desplázate hacia la parte superior de la esterilla para ir a la flexión hacia delante de pie. Relaja la cabeza y el cuello y haz pequeños movimientos oscilatorios de la forma que te resulte más placentera. Ponte de pie lenta y gradualmente, levanta los brazos hacia arriba y hacia fuera, bájalos y junta las palmas de las manos ejerciendo cierta presión, cierra los ojos y coloca los pulgares cerca del corazón. Relájate unos instantes y luego afloja las rodillas y relaja la cabeza, el cuello y los hombros. Realiza un movimiento oscilatorio de lado a lado; luego inhala profundamente y levanta los brazos. Exhala y relájate. Baja el torso y presiona las palmas contra el suelo, desplaza un poco el peso corporal hacia los brazos y agáchate. Intenta abrir tu cuerpo en esta posición, balanceando el torso lateralmente si te sientes a gusto. Cuando estés dispuesto, coloca las manos sobre el suelo detrás del cuerpo para que te sirvan de apoyo y siéntate.

Junta las plantas de los pies y deja que las rodillas se abran a cada lado. Presiona las manos contra el suelo a modo de soporte. Inhala profundamente, inclínate hacia atrás y abre el cuerpo. Permanece en la postura si te resulta agradable o desplaza el torso hacia delante para relajarte. Respira varias veces profundamente. Luego túmbate sobre la espalda y acerca las rodillas al cuerpo para estar más cómodo. Mantén la postura durante unos instantes y balancéate ligeramente de lado a lado si te apetece. También puedes elevar el torso y desplazarlo hacia atrás hasta que los pies tomen contacto con el suelo en la postura del arado. Deshaz la postura si notas molestias en el cuello o la espalda, estira el cuerpo y relájate. Pero si el arado te resulta cómodo permanece en él, o presiona las palmas contra la espalda y eleva las piernas para ir a la postura sobre los hombros. Respira varias veces larga y profundamente. A continuación flexiona las rodillas y colócalas junto a las orejas antes de volver a tumbarte sobre la espalda. Si quieres

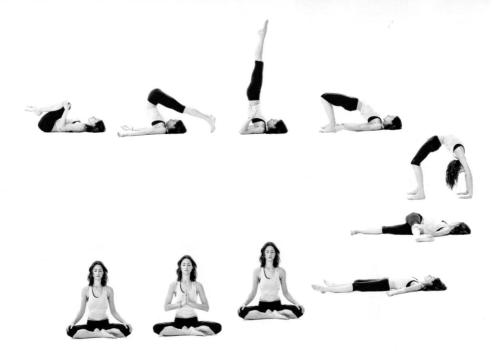

abrir la espalda un poco más, puedes hacer el puente. Coloca los pies junto a las caderas y empuja las plantas contra el suelo. Relaja los brazos sobre el suelo a cada lado del cuerpo. Apóyate sobre los pies y los brazos para incorporar el torso en la postura del puente. Permanece en ella durante varias respiraciones profundas y luego baja la espalda al suelo muy lentamente. Presiona las manos contra el suelo cerca de las orejas para realizar la postura de la rueda y a continuación eleva el cuerpo haciendo presión con los pies y las manos sobre el suelo para completar la postura. Permanece en ella durante varias respiraciones profundas y luego baja nuevamente el cuerpo al suelo. Ahora puedes llevar ambas rodillas hacia la derecha hasta apoyarlas sobre el suelo y descansar durante varias respiraciones más. Abre los brazos en cruz para relajarte. Finalmente realiza toda la secuencia con el lado izquierdo. Cuando termines el ejercicio, estírate ligeramente, cierra los ojos y descansa durante unas cuantas respiraciones.

Inhala profundamente cuando quieras abandonar la postura y mueve las muñecas y los tobillos en círculos. Siéntate de la forma más cómoda posible. Tómate tu tiempo y cierra los ojos para concentrarte en tu interior. Inhala profundamente y mueve los brazos hacia arriba con suavidad. Presiona las palmas de las manos entre sí y acerca los pulgares al corazón. Relájate en la postura durante unos momentos. Inhala en profundidad por la nariz y exhala largamente por la boca. Repite dos veces, una inhalación profunda, una exhalación prolongada. Y una vez más, una inhalación profunda y una exhalación prolongada. Cuando estés listo, relaja las manos sobre los muslos y abre paulatinamente los ojos.

¡Lo has conseguido! Buen trabajo. Espero que te sientas lleno de energía, relajado y abierto.

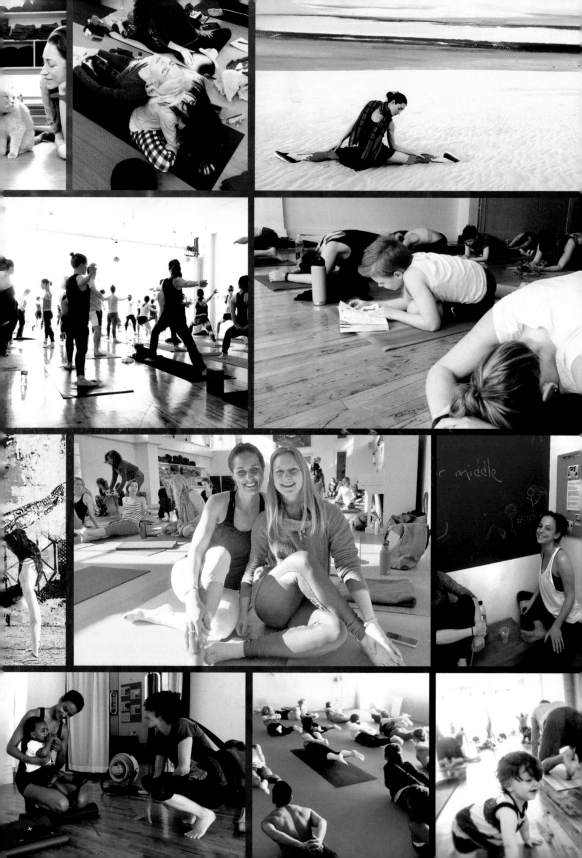

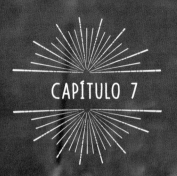

CAPÍTULO 7

SECUENCIA RELAJANTE

Esta práctica ha sido diseñada para eliminar por completo el estrés; las tensiones desaparecen en cuanto aprendes a moverte con soltura y fluidez. ¡Disfruta!

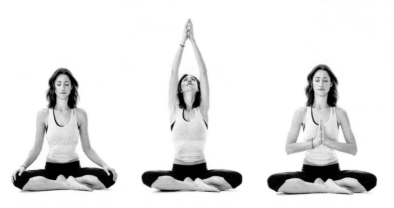

Comienza la secuencia sentado en una posición que te resulte cómoda. Cierra los ojos y concéntrate en la respiración. Si notas que tu atención se desvía, intenta guiarla nuevamente hacia el ritmo respiratorio.

Inhala profundamente y levanta los brazos por encima de la cabeza. Cierra los ojos, baja los brazos, junta las palmas y pon los pulgares cerca del corazón. Relájate un momento y luego inspira profundamente por la nariz y exhala largamente por la boca. Repite dos veces. Inhalación profunda, exhalación prolongada. Una vez más. Una inhalación profunda, una exhalación prolongada. Cuando estés preparado, relaja suavemente las manos sobre los muslos y abre los ojos.

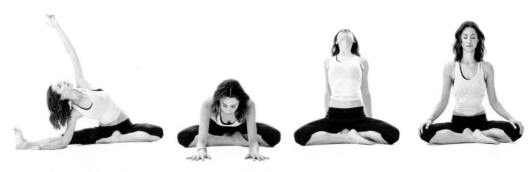

Con el cuerpo relajado, abre la pierna derecha hacia la derecha e inclina el torso hacia el mismo lado, apoyando la mano y el antebrazo derechos sobre el suelo. Abre el brazo izquierdo por encima de la cabeza. Respira varias veces en esta posición, movilizando suavemente el cuerpo para abrirlo un poco más. Cuando estés listo, sube el torso al centro y repite con el otro lado. Luego coloca las piernas de manera que puedas volver a sentarte cómodamente. Pon las manos sobre el suelo delante del cuerpo y relaja el torso hacia delante. Haz pequeños movimientos oscilatorios si te resultan agradables y finalmente lleva el torso otra vez hacia la posición central. Empuja luego los dedos de las manos contra el suelo detrás del cuerpo, inhala profundamente y levanta el pecho y las caderas. Vuelve al centro con la exhalación y relájate. Apoya las manos sobre los muslos y cierra los ojos un momento para volver a concentrarte en la respiración.

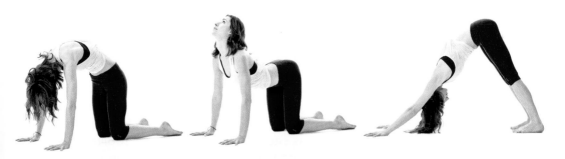

Adopta la postura a cuatro patas sin tensar el cuerpo. Comienza a mover suavemente el torso de lado a lado, de atrás hacia delante o describiendo pequeños círculos coordinando el movimiento con la respiración. Haz lo que te resulte más fácil. Cuando hayas terminado, apoya los dedos de los pies sobre el suelo, inhala profundamente y mueve las caderas hacia arriba y hacia atrás para ir al perro con el hocico hacia abajo. Encuentra la comodidad en la postura para conseguir que el cuerpo se abra un poco más.

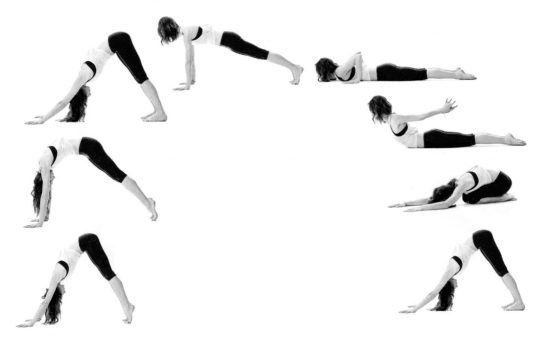

Inhala profundamente y elévate sobre la punta de los dedos de los pies. Exhala y relájate. Repite dos veces más: inhala y levanta el cuerpo, exhala y relájate. Una última vez: inhala y levanta el cuerpo, exhala y relájate. Luego sube la barbilla para pasar a la postura de la tabla, en la que puedes balancearte ligeramente si te resulta placentero. Inhala y eleva las caderas, desplazándolas luego hacia atrás para volver a la postura del perro con el hocico hacia abajo. Repite una vez más: eleva ligeramente la barbilla, baja el abdomen hacia el suelo y estira la espalda para adoptar la postura de la tabla. A continuación afloja los codos y baja el abdomen al suelo, levanta los brazos con las manos entrelazadas detrás de la espalda, eleva ligeramente el cuerpo y balancéate de lado a lado o de la forma que más te guste. Cuando hayas terminado, relájate sobre el abdomen. Coloca las palmas de las manos sobre el suelo junto a los hombros y, ejerciendo fuerza con ellas, eleva las caderas, manteniendo las rodillas en el suelo para hacer la postura del niño. Descansa unos instantes y cuando estés preparado eleva las caderas y apoya la parte posterior de los dedos de los pies

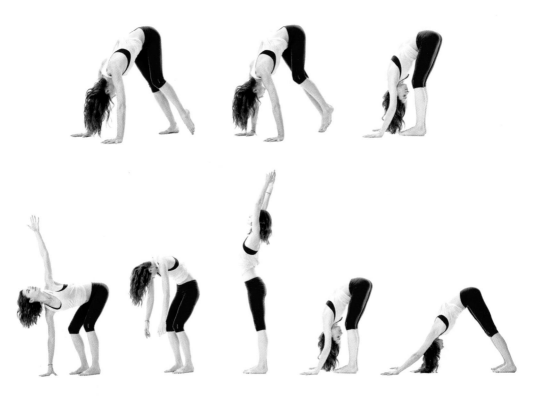

sobre el suelo para adoptar la postura del perro con el hocico hacia abajo. Avanza suavemente con los pies sobre el suelo en dirección a las manos. Deja que estas se muevan para crear más espacio. Luego baja el torso para realizar una flexión hacia delante de pie. Relaja las rodillas para que los tendones de las corvas no estén demasiado tensos. Relaja la cabeza y el cuello y respira durante unos instantes. A continuación flexiona las rodillas, presiona los dedos de la mano derecha contra el suelo, inhala profundamente y abre el cuerpo hacia la izquierda, extendiendo el brazo izquierdo hacia arriba. Dirige la mirada

hacia esa mano si el giro de la cabeza no te produce molestias. Exhala y vuelve
al centro para repetir con el otro lado: empuja los dedos de la mano izquierda
contra el suelo y abre el cuerpo hacia la derecha, esta vez extendiendo el brazo
derecho hacia arriba. Mira la mano. Cuando estés listo para deshacer la postura,
exhala y vuelve al centro. Con la cabeza y el cuello relajados, ponte de pie muy
lentamente y después inhala en profundidad y mueve los brazos hacia arriba
y hacia fuera. A continuación exhala y redondea la espalda para realizar una
flexión hacia delante de pie. Repite dos veces, subiendo y bajando el cuerpo al
ritmo de la respiración. Coloca las palmas de las manos sobre el suelo para volver al perro con el hocico hacia abajo, de la manera que te resulte más cómoda
y agradable.

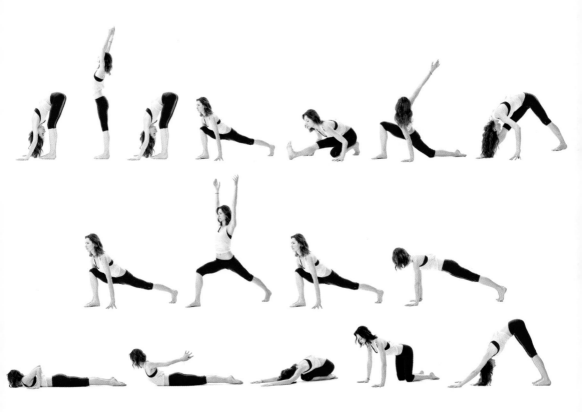

Desde esta última postura, desplázate hacia la parte delantera de la esterilla.
Haz la postura de la flexión hacia delante de pie para regresar finalmente a la
vertical de forma paulatina. Una vez de pie, inhala profundamente y levanta con
suavidad los brazos hacia arriba y hacia fuera. Exhala y relájate nuevamente
en la flexión hacia delante. Afloja las rodillas, presiona los dedos de las manos

contra el suelo y da un paso atrás con la pierna izquierda para ir a la postura del paso bajo extendido. Baja las caderas para abrir tu cuerpo un poco más. Relaja la rodilla que está por detrás apoyándola sobre el suelo. Si te resulta agradable, relájate con el torso inclinado hacia delante o eleva los brazos para abrir el cuerpo, si esto te resulta más conveniente. Investiga tus posibilidades en la postura para abrir un poco más el cuerpo.

Cuando hayas terminado, presiona los dedos de las manos sobre el suelo a ambos lados del pie; manteniendo la rodilla posterior sobre el suelo, desplaza las caderas hacia el talón que está por detrás. Relaja el torso sobre la pierna extendida. Afloja el cuello y la cabeza. Vuelve a la postura del paso bajo extendido, presiona los dedos de la mano izquierda sobre el suelo, inhala profundamente y abre el brazo derecho y el torso hacia la derecha. A medida que exhalas presiona los dedos de ambas manos sobre el suelo a cada lado del pie. Inhala profundamente y eleva las caderas mientras relajas el torso sobre la pierna delantera. Haz algunos movimientos oscilatorios que te resulten placenteros. Baja las caderas para volver a la postura del paso bajo extendido. Inhala profundamente y levanta el cuerpo para realizar la postura del paso alto extendido. Exhala y vuelve al paso bajo extendido. Coloca las palmas de las manos sobre el suelo y da un paso atrás para cambiar a la postura de la tabla. Relaja los codos y baja el abdomen al suelo. Entrelaza las manos detrás de la espalda, inhala profundamente y eleva un poco el torso. Cuando estés preparado, vuelve a relajarte sobre el suelo. Presiona las manos contra el suelo y cambia a la postura del niño. Luego vuelve a ponerte a cuatro patas, separa los dedos de las manos, apoya la parte posterior de los dedos de los pies sobre el suelo, inhala profundamente y levanta las caderas, desplazándolas hacia atrás hasta que llegues al perro con el hocico hacia abajo.

Repite con el otro lado la serie de movimientos completa.

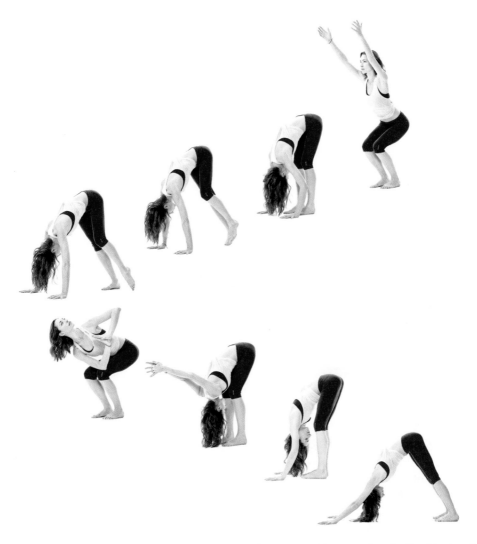

Desplaza los pies hasta la parte delantera de la esterilla para ir a la flexión hacia delante de pie. Relaja el cuello y la cabeza durante algunas respiraciones. Baja las caderas, inhala profundamente y eleva el torso y los brazos para hacer la postura de la silla. Baja los brazos, une las palmas de las manos, con los pulgares en contacto con el corazón, y gira hacia la izquierda, apoyando el codo derecho en la parte externa de la rodilla izquierda. Inhala profundamente y vuelve a la postura de la silla para hacer la torsión hacia el otro lado. Con una respiración profunda, vuelve a la silla. Exhala y flexiona el cuerpo sobre las piernas, con las manos entrelazadas detrás de la espalda. Relaja la cabeza, el cuello y los hombros. Respira varias veces en la postura. Cuando hayas terminado, libera las manos y vuelve a la flexión hacia delante de pie. Coloca las manos sobre el suelo para realizar la postura del perro con el hocico hacia abajo.

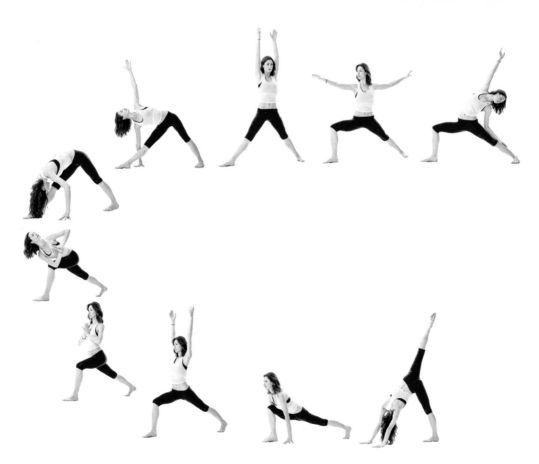

Inhala profundamente y eleva la pierna derecha para hacer la postura del perro hacia abajo con una pierna extendida. Abre las caderas y los hombros siempre que no sientas ninguna molestia ni dolor. Exhala y desplaza el pie para ir al paso bajo extendido. Inhala profundamente para llegar al paso alto extendido. Baja los brazos y junta las palmas de las manos y relájalas junto al corazón. Inhala para elevar el cuerpo y gira hacia la izquierda al exhalar, apoyando el codo derecho en la parte exterior de la rodilla izquierda. Luego coloca los dedos de ambas manos sobre el suelo a cada lado del pie y levanta las caderas para relajar el torso sobre las piernas en la postura de la flexión hacia delante sobre una sola pierna. Balancéate suavemente de lado a lado. Con el talón posterior sobre el suelo, gira el torso hacia la izquierda para abrir el cuerpo en la postura del triángulo. Levanta el brazo izquierdo y mira la mano, si el giro de la cabeza no te incomoda. Relaja las rodillas y presiona el suelo con las piernas para levantar las caderas y los brazos en la postura del guerrero 2. Relaja las caderas y luego flexiona la rodilla que está por delante hasta que se sitúe sobre el tobillo, relaja los brazos a los lados del cuerpo para hacer el guerrero 2. Lleva el torso hacia atrás y desliza la mano izquierda suavemente sobre la pierna que está por detrás, mientras elevas el brazo derecho para adoptar el guerrero invertido.

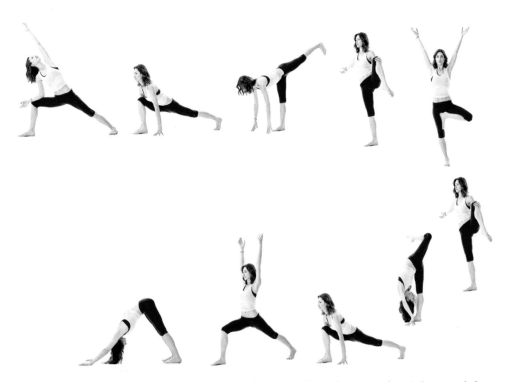

Lleva el torso hacia delante, presiona el muslo derecho con el antebrazo del mismo lado y abre el brazo izquierdo por encima de la cabeza para adoptar la postura del ángulo lateral extendido. Si te encuentras a gusto, moviliza el cuerpo para abrirlo un poco más.

Coloca los dedos de ambas manos en el suelo para hacer la postura del paso bajo extendido. Relaja la cabeza, el cuello y los hombros y balancéate ligeramente. Cuando hayas terminado, relaja las rodillas, coloca los dedos de las manos por delante del cuerpo y baja la espalda para adoptar el guerrero 3. Relaja una vez más las rodillas y redondea la espalda para volver a la vertical. Sujeta la espinilla izquierda junto al cuerpo y moviliza ligeramente las caderas de la forma que te resulte más agradable. Presiona la planta del pie izquierdo contra la parte interior del muslo derecho, aunque si esto te parece complicado puedes presionar los dedos del pie sobre el suelo y apoyar el talón sobre la pantorrilla derecha. Abre los brazos por encima del cuerpo para adoptar la postura del árbol y permanece en ella durante varias respiraciones profundas. Haz movimientos oscilatorios de lado a lado. Inhala profundamente, recoge la pantorrilla izquierda junto al pecho y estira el torso. Exhala, flexiona el torso sobre la pierna y coloca los dedos de las manos sobre el suelo a modo de soporte en la postura de pie con una pierna extendida. Relaja el cuello y la cabeza. Luego afloja las rodillas y da un paso atrás para ir a la postura del paso bajo extendido. Ejerce presión con las piernas sobre el suelo, inhala profundamente y cambia al paso alto extendido. Exhala mientras bajas el cuerpo y apoya las manos sobre el suelo para volver al perro con el hocico hacia abajo. Repite la serie con el otro lado.

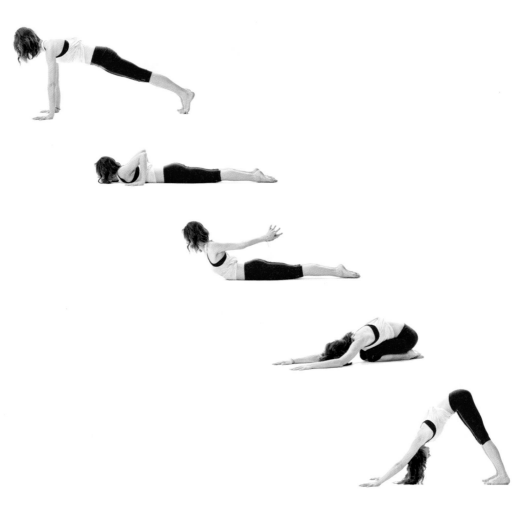

Adopta la postura de la tabla. Relaja los codos y apoya el abdomen en el suelo. Entrelaza las manos detrás del cuerpo e inhala profundamente para elevar ligeramente el torso. Haz pequeños movimientos oscilatorios si te resultan agradables. Cuando estés preparado, relaja el torso sobre el suelo y después presiona las palmas contra el suelo para elevar las caderas y llevarlas hacia los talones en la postura del niño. Descansa durante varias respiraciones. Cuando hayas terminado, inhala profundamente y empuja las palmas contra el suelo para elevarte y adoptar la postura del perro con el hocico hacia abajo.

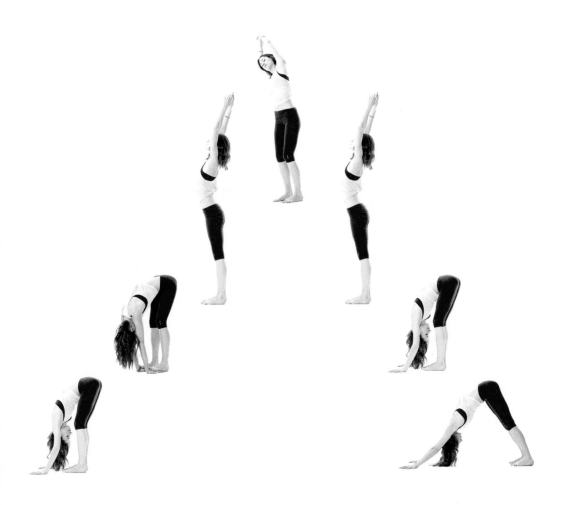

Desplaza las manos suavemente hacia los pies para realizar la flexión hacia
delante de pie en la parte trasera de la esterilla. Coloca las manos debajo de los
pies con los dorsos contra el suelo y los dedos apuntando a los talones. Relaja
el cuello y la cabeza. Afloja un poco las rodillas para hacer algunas respiraciones largas y profundas. Libera las manos y vuelve a la postura de pie muy
lentamente. Luego inhala y mueve los brazos hacia arriba y hacia atrás. Sujeta
la muñeca izquierda con la mano derecha, estírate e inclínate hacia la derecha,
moviendo tu cuerpo de la forma más placentera posible. Cuando hayas
terminado, vuelve al centro y repite con el otro lado. A continuación separa las
manos, inhala y, con los brazos en alto, exhala y relaja el torso sobre las piernas.
Ve con suavidad a la postura del perro con el hocico hacia abajo.

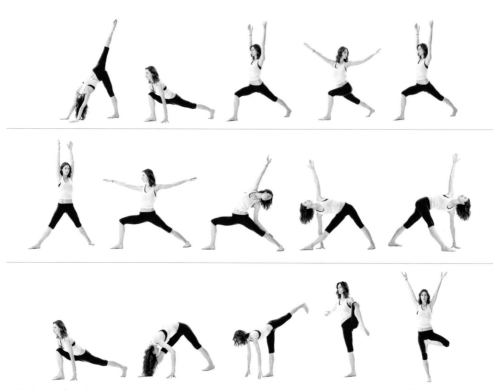

Inhala profundamente y levanta la pierna derecha para ir al perro con el hocico hacia abajo con una pierna extendida. Si te resulta agradable, abre las caderas y los hombros. Luego avanza con un pie para realizar la postura del paso bajo extendido. Inhala profundamente y cambia al paso alto extendido. Exhala mientras giras hacia la izquierda y abres los brazos. Inhala para volver al paso alto extendido. Repite la secuencia dos veces más. Exhala, gira a la izquierda y abre los brazos. Inhala y vuelve al paso alto extendido. Exhala, gira hacia la izquierda y abre los brazos. Inhala y vuelve al paso alto extendido. Sigue abriendo el cuerpo mientras llevas el talón posterior al suelo para adoptar la postura del guerrero 2. Abre los brazos a los lados y relaja la cabeza, el cuello y los hombros.

Inhala profundamente mientras elevas las caderas y extiendes los brazos hacia arriba. Exhala y relájate en el guerrero 2. Inhala para pasar al guerrero invertido, deslizando suavemente la mano que está por detrás sobre la pierna trasera y extendiendo el otro brazo hacia arriba. Estira la pierna de delante para inclinarte hacia atrás un poco más. Mueve el tronco hacia arriba para hacer el triángulo, deslizando la mano derecha sobre la pierna, ya sea apoyándola sobre la espinilla o llevando los dedos hasta el suelo. Levanta el brazo izquierdo y gira la cabeza para mirar esa mano si te resulta cómodo. Afloja las rodillas, presiona los dedos de la mano izquierda contra el suelo y mueve el torso para abrirlo hacia la derecha, abriendo también el brazo derecho para hacer el triángulo con giro. Cuando hayas terminado, coloca los dedos de la mano derecha sobre el suelo para hacer el triángulo abierto. Afloja las rodillas, presiona las piernas contra el suelo, inhala profundamente y vuelve a la postura del guerrero 2, elevando las caderas y los brazos. Exhala y relájate en el guerrero 2, abriendo los brazos a los lados del cuerpo.

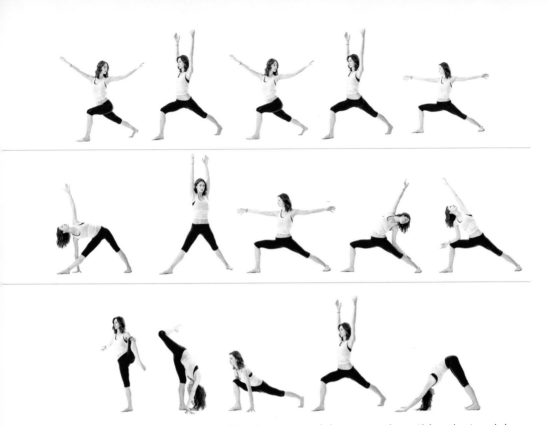

Lleva el torso hacia atrás para realizar la postura del guerrero invertido mientras inhalas profundamente. Exhala e inclina el torso hacia delante, adoptando la postura del ángulo lateral extendido, presionando el brazo contra el muslo que está por delante y estirando el otro brazo por encima de la cabeza. Abre el torso y cuando estés listo, apoya los dedos de las manos sobre el suelo y baja las caderas para ir a la postura del paso bajo extendido. Con una inhalación profunda, eleva las caderas para pasar a la flexión hacia delante sobre una pierna, relajando el torso sobre la pierna que te sostiene. Afloja las rodillas, coloca los dedos de las manos frente al cuerpo y levanta la pierna que está por detrás para hacer la postura del guerrero 3. Relaja las rodillas y redondea la espalda para ponerte de pie y coger luego la espinilla izquierda junto al pecho. Abre las caderas y presiona la planta del pie contra el muslo de la pierna que te sostiene, o apoya los dedos del pie sobre el suelo y la planta sobre la pantorrilla. Elige la postura en la que te resulte más fácil mantener el equilibrio. Levanta los brazos y respira varias veces en esa posición, balanceándote ligeramente para mantener el equilibrio.

Inhala profundamente y vuelve a acercar la espinilla al cuerpo, desplaza el torso hacia delante y levanta la pierna hacia atrás para desplazarte a la postura de pie con una pierna extendida, colocando los dedos de las manos sobre el suelo a modo de soporte. Relaja el cuello y la cabeza. A continuación afloja las rodillas y da un paso atrás para ir al paso bajo extendido. Ejerce presión con las piernas hacia abajo para cambiar a la postura del paso alto extendido. Exhala y cambia a la postura del perro con el hocico hacia abajo, empujando las palmas de las manos contra el suelo. Repite la serie de movimientos completa con el otro lado.

LA FUERZA SE ALCANZA A TRAVÉS DE LA SUAVIDAD

Debes intentar que tu cuerpo se mueva con soltura y suavidad porque es lo que te permitirá desarrollar mucha fuerza. Relaja las rodillas y los codos e inicia los movimientos desde las caderas y el abdomen. Tu fuerza procede de la parte central de tu cuerpo y fluye fácilmente a través de él cuando las articulaciones están relajadas. De esta forma puedes conseguir mucho más con menos esfuerzo. El efecto es que adquieres fuerza a través de la suavidad. No necesitas ponerte tenso, luchar ni obligarte a hacer nada que exceda tus posibilidades, porque así solo conseguirás que la práctica sea mucho menos beneficiosa. El esfuerzo se interpone en el camino que te conduce a conseguir más fácilmente cualquier cosa que te propongas.

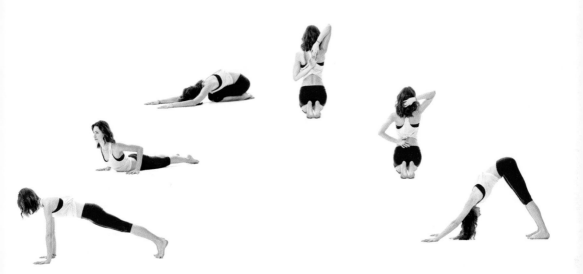

Adopta la postura de la tabla. Afloja las rodillas sobre el suelo, baja las caderas, relaja los hombros, inhala profundamente y ve a la postura del perro con el hocico hacia arriba. Manteniendo las rodillas sobre el suelo, relaja las caderas sobre los talones en la postura del niño y relájate en ella durante varias respiraciones. Cuando estés dispuesto, siéntate sobre los talones, inhala profundamente y levanta los brazos. Luego baja el brazo izquierdo y colócalo detrás de la espalda. Flexiona el codo derecho e intenta unir las manos detrás del cuerpo. Si lo consigues, mantenlas unidas; de lo contrario acércalas hasta donde puedas y relájate en la postura respirando larga y profundamente varias veces y movilizando el cuerpo suavemente si esto te resulta placentero. Cuando hayas terminado, libera las manos y repite con el otro lado. Pasa a la postura del perro con el hocico hacia abajo manteniendo el cuerpo relajado.

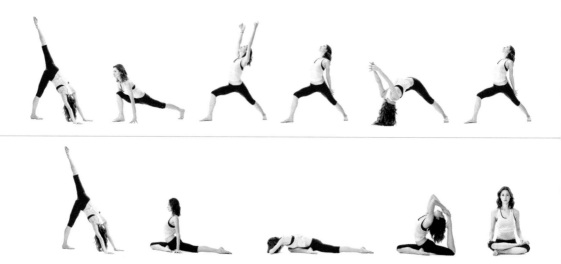

Inhala profundamente, eleva la pierna derecha y desplázala luego hacia atrás para ir a la postura del perro hacia abajo con una pierna extendida. Abre las caderas y los hombros si te sientes a gusto. Exhala y da un paso hacia delante para adoptar la postura del paso bajo extendido. Baja la rodilla que está por detrás de modo que la rodilla y el pie estén en contacto con el suelo y, presionando hacia abajo con las piernas, eleva el cuerpo para pasar al guerrero 1 con los brazos en alto. Haz pequeños movimientos oscilatorios con las caderas y el abdomen hasta encontrar la comodidad en la postura. Cuando lo hayas conseguido, relaja los brazos y entrelaza las manos detrás de la espalda. Inhala profundamente y eleva el torso. Exhala y relájalo hacia delante, sobre la pierna. Relaja el cuello y la cabeza. Cuando hayas finalizado, ejerce presión con las piernas hacia abajo, inhala profundamente y eleva el torso. Exhala y relájalo una vez más sobre la pierna. Luego suelta las manos y colócalas sobre el suelo a modo de soporte. Desplaza el pie que está por delante para tener más espacio en las caderas. Apoya sobre el suelo la rodilla que está por detrás y mantén la postura con los brazos estirados, o relaja los codos y apoya los antebrazos. Elige la forma más cómoda para ti y permanece en la postura durante varias respiraciones largas y profundas.

Si no sientes ninguna molestia en las caderas, respira varias veces más en esta posición. Si quieres abrir un poco más los tendones de las corvas, desplaza las caderas hacia el talón que está por detrás, para hacer el estiramiento del corredor. Respira varias veces profundamente y permanece en la postura con el cuerpo abierto. Si está dentro de tus posibilidades, desliza el pie delante del cuerpo para abrir las piernas. Desplázate lenta y suavemente hasta sentir que tu cuerpo se abre y que puedes seguir respirando profundamente. Haz varias respiraciones en la postura y luego desplaza hacia atrás el pie que está por delante para realizar la postura del perro con el hocico hacia abajo con una pierna extendida. Abre las caderas y los hombros. Exhala y desplaza la espinilla hacia delante para hacer la postura de la paloma. Mantén el torso erguido si te sientes cómodo o, de lo contrario, avanza ligeramente hacia delante probando primero sobre un lado y después sobre el otro. Permanece

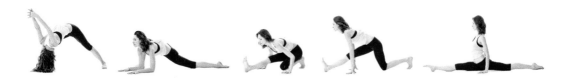

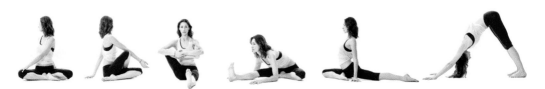

en la postura durante varias respiraciones largas y profundas. Sube el torso a la vertical cuando hayas terminado. Gira suavemente a la derecha y abre el torso a la izquierda si te resulta cómodo. Flexiona la rodilla que está por detrás para ir a la paloma completa. Si sientes alguna molestia, puedes deshacer la postura. Inclínate sobre la cadera que está por delante y siéntate de forma que los tobillos estén junto a las rodillas. Si esto no resulta conveniente para tus articulaciones, coloca la pierna izquierda frente a la derecha para facilitar la postura. Mantén el torso erguido o coloca los dedos de las manos detrás del cuerpo; inhala profundamente e inclínate hacia atrás para abrir el cuerpo. Permanece en la postura o, si lo prefieres, desplaza el torso hacia delante sobre las piernas. Puedes avanzar con las manos, girando hacia un lado y luego hacia el otro, y encontrar una postura cómoda para relajarte durante varias respiraciones profundas.

Cuando hayas terminado, recoge la espinilla derecha junto al pecho para abrir las caderas, con la pierna izquierda delante del cuerpo. Inhala profundamente y aprieta la espinilla derecha contra el pecho. Exhala y coloca el pie sobre el suelo por la parte externa de la pierna derecha. Inhala y eleva el brazo derecho. Exhala y lleva el brazo por encima de la pierna, ejerciendo presión con los dedos de la mano izquierda sobre el suelo detrás del cuerpo para que te sirvan de apoyo. Inhala y lleva el torso a la vertical. Exhala y haz una pequeña torsión. Repite varias veces el movimiento coordinándolo con la respiración y luego haz la postura con el otro lado. Cuando estés listo, desplaza el torso hacia el centro y presiona el pie izquierdo de manera que la planta se apoye sobre el muslo derecho. Inhala profundamente y eleva un poco el torso. Exhala y avanza sobre la pierna. Afloja la rodilla para no tensar el tendón de la corva. Permanece en la postura respirando varias veces y vuelve a erguir el torso cuando termines. Recoge la espinilla izquierda junto al cuerpo. Lleva la pierna derecha hacia atrás y coloca la izquierda detrás del cuerpo para adoptar la postura de la paloma. Apoya las palmas de las manos sobre el suelo y vuelve al perro con el hocico hacia abajo.

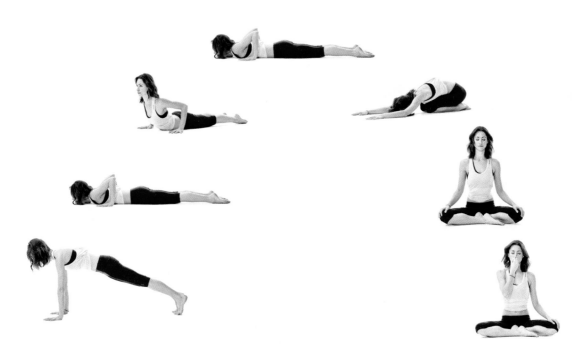

Adopta la postura de la tabla. Afloja los codos y baja el abdomen al suelo.
Presiona las palmas de las manos sobre el suelo junto al pecho, inhala profundamente y eleva un poco el cuerpo. Mantén la postura durante varias respiraciones y relájate sobre el abdomen cuando hayas terminado. Presiona las palmas
contra el suelo y desplaza las caderas hacia atrás para apoyarlas sobre los talones e ir a la postura del niño. Permanece en ella durante varias respiraciones.
Al terminar siéntate cómodamente con las piernas cruzadas o con las caderas
junto a los talones, o de cualquier otra forma en que te encuentres a gusto.
En posición sedente, relaja las manos sobre los muslos, cierra los ojos y presta
atención a tu respiración. Haz el signo de la paz con la mano derecha, doblando
los dedos índice y corazón sobre la palma y dejando el meñique, el anular y el
pulgar estirados. Relaja la mano y cierra el orificio nasal izquierdo con el dedo
anular. Inhala profundamente por el orificio derecho. Luego cierra este orificio
con el pulgar y retén el aire durante unos instantes. A continuación deja salir el
aire por el orificio izquierdo. Inhala profundamente por este orificio y ciérralo
otra vez con el dedo anular y retén la respiración, para luego dejar salir el aire
por el orificio derecho. Sigue alternando la respiración durante varios minutos.
Si pierdes la concentración, vuelve a dirigir la atención hacia el interior para
seguir el ritmo de la respiración. Cuando hayas terminado, relaja otra vez las
manos sobre los muslos y abre los ojos suavemente.

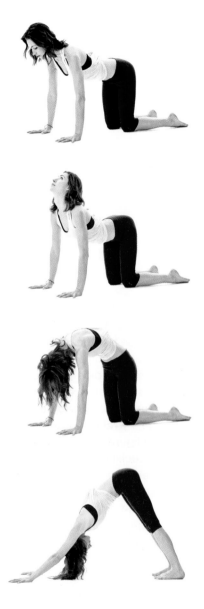

Ponte a cuatro patas, manteniendo el cuerpo relajado. Moviliza el torso de la forma más agradable posible. Intenta inhalar mientras llevas el abdomen hacia abajo y la cabeza hacia arriba y exhalar cuando redondeas la espalda y miras hacia abajo. Tienes toda la libertad para moverte como más te apetezca. Cuando estés dispuesto, apoya la parte posterior de los dedos de los pies sobre el suelo, inhala profundamente y desplaza las caderas hacia arriba y hacia atrás para hacer el perro con el hocico hacia abajo.

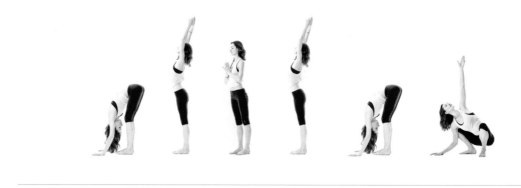

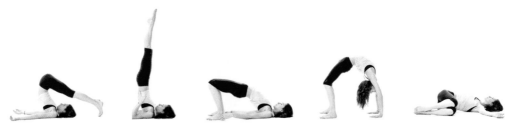

Desde esta postura desplázate hacia la parte superior de la esterilla para realizar la flexión hacia delante de pie. Relaja la cabeza y el cuello y haz pequeños movimientos oscilatorios de la forma que te parezca más placentera. Ponte de pie lenta y gradualmente y levanta los brazos hacia arriba y hacia fuera. Luego presiona las palmas de las manos entre sí, cierra los ojos y coloca los pulgares cerca del corazón. Relájate unos instantes. Afloja las rodillas y relaja la cabeza, el cuello y los hombros. Si te apetece, realiza un movimiento oscilatorio de lado a lado. Inhala profundamente y levanta los brazos. Exhala y relaja el torso sobre las piernas. Presiona las palmas contra el suelo, desplaza ligeramente el peso corporal hacia los brazos y adopta una postura cómoda en cuclillas y eleva el brazo izquierdo por encima de la cabeza. Intenta abrir tu cuerpo en esta posición, balanceando el torso lateralmente si te sientes a gusto. Cuando estés preparado, coloca las manos sobre el suelo detrás del cuerpo para que te sirvan de apoyo y siéntate.

Junta las plantas de los pies y deja que las rodillas se abran a los lados. Presiona las manos contra el suelo detrás del cuerpo a modo de soporte. Inhala profundamente, inclínate hacia atrás y abre el cuerpo. Permanece en la postura si te resulta agradable o desplaza el torso hacia delante para relajarte. Respira varias veces profundamente. Luego túmbate sobre la espalda y acerca las rodillas al cuerpo para estar más cómodo. Ahora puedes permanecer en la postura y balancearte ligeramente de lado a lado si te resulta agradable o llevar el torso hacia atrás y elevar las piernas de modo que los pies lleguen al suelo para ir a la postura del arado. Vuelve a tumbarte y relajarte si sientes molestias en el cuello o la espalda. Pero si te encuentras a gusto en la postura del arado, permanece en ella durante unos momentos, o presiona las palmas de las manos contra el suelo para que le sirvan de apoyo a la espalda y eleva las piernas para realizar la postura sobre los hombros. Mantenla durante varias respiraciones largas y profundas. Al terminar lleva ambas rodillas hacia las orejas y

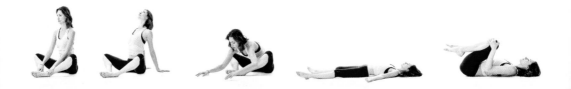

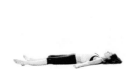

vuelve a tumbarte sobre la espalda. Si quieres abrir la espalda un poco más, puedes hacer el puente, apoyando las plantas de los pies sobre el suelo por debajo de las caderas. Relaja los brazos a ambos lados del cuerpo. Empuja las plantas de los pies y los brazos contra el suelo para elevarte. Permanece en la postura durante varias respiraciones y luego vuelve a bajar la espalda al suelo. Para adoptar la postura de la rueda, presiona al mismo tiempo las palmas de las manos, que están junto a las orejas, y las plantas de los pies contra el suelo con el propósito de elevar el torso. Respira varias veces en la postura y luego baja la espalda al suelo. Si te apetece hacer una pequeña torsión, deja caer las rodillas hacia un lado y respira varias veces en esa posición. Abre los brazos para relajarte y luego repite con el otro lado. Cuando hayas terminado, estírate un poco, cierra los ojos y descansa durante varias respiraciones.

Al finalizar esta serie de movimientos, inhala profundamente. Si te apetece, mueve los tobillos y las muñecas en círculos. Siéntate cómodamente. Tómate todo el tiempo que necesites para encontrar una postura simple y fácil. Cierra los ojos y concéntrate en tu interior. Inhala profundamente y abre los brazos frente al pecho. Presiona las palmas entre sí y acerca los pulgares al corazón. Relájate un momento. Inhala profundamente por la nariz. Exhala largamente por la boca. Repite dos veces: una inhalación profunda, una exhalación prolongada. Una vez más: una inhalación profunda, una exhalación prolongada. Cuando estés dispuesto, relaja las manos sobre los muslos y abre suavemente los ojos.

Espero que te sientas sereno y relajado. Practica esta secuencia en cualquier momento en que desees deshacerte del estrés y olvidarte de él.

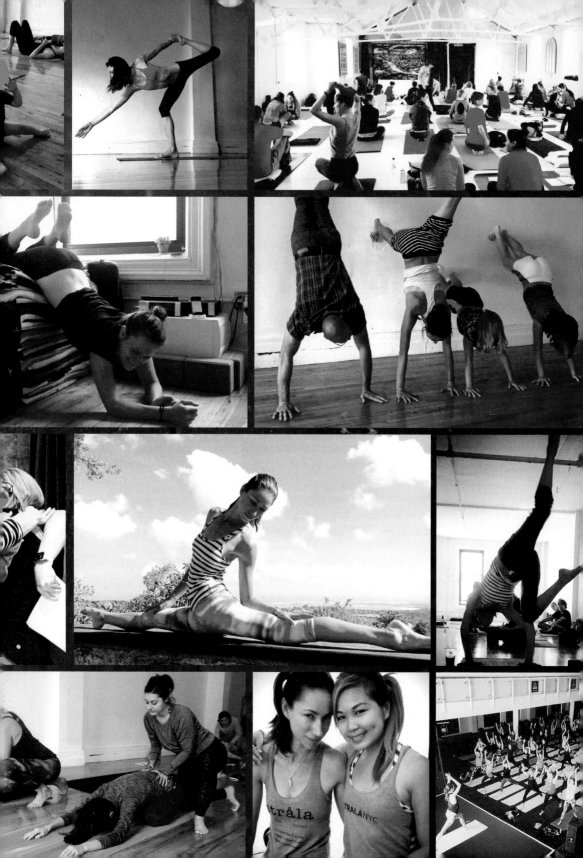

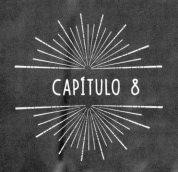

CAPÍTULO 8

SECUENCIA BÁSICA

Esta práctica ha sido diseñada para que te sientas

cómodo con tu cuerpo y lo muevas suave y pausadamente, y también para que desarrolles fuerza y consigas una mayor amplitud de movimientos siendo consciente de tu respiración. Es una secuencia maravillosa para los que se inician en la práctica o para esos momentos en los que te apetece hacer una secuencia sencilla de movimientos para volver a los principios básicos. ¡Respira profundamente y disfruta!

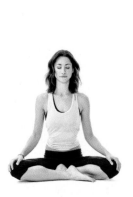 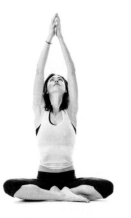 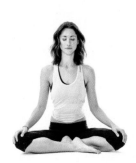

Comienza esta serie de movimientos sentado de la forma más cómoda posible.
Cierra los ojos y presta atención a tu respiración. En cuanto adviertas que tu atención se dispersa, vuelve a concentrarte en el ritmo respiratorio.

Inhala profundamente y levanta los brazos por encima de la cabeza. Cierra los
ojos, junta las palmas de las manos, baja los brazos y acerca los pulgares al corazón. Relájate durante unos instantes. Inhala profundamente por la nariz. Exhala
largamente por la boca. Repite dos veces. Una inhalación profunda, una exhalación
prolongada. Y una vez más, una inhalación profunda. Una exhalación prolongada.
Cuando hayas terminado, relaja suavemente las manos sobre los muslos.

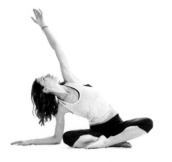 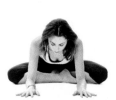 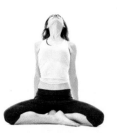 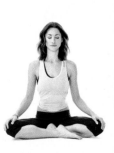

Apoya suavemente la mano derecha sobre el suelo junto al cuerpo. Flexiona el torso
lateralmente y a continuación dobla el codo para apoyar el antebrazo sobre el suelo
y levanta el brazo izquierdo por encima de la cabeza. Mantén la postura durante
varias respiraciones. Sube el torso al centro y repite los mismos movimientos con el
otro lado. Avanza con el torso, manteniendo la cabeza y el cuello relajados. Respira
varias veces profundamente en esta posición y cuando hayas terminado, vuelve al
centro. Coloca las dos manos sobre el suelo por detrás del cuerpo e inclínate hacia
atrás, elevando el pecho y las caderas si te resulta cómodo. Al finalizar vuelve al
centro.

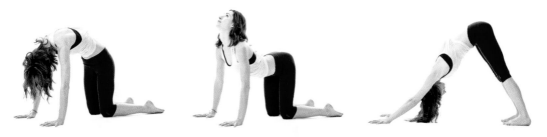

Ponte a cuatro patas con el cuerpo abierto y relajado. Comienza a mover el torso suavemente de lado a lado, de atrás hacia delante o en sentido circular (lo que te resulte más fácil) al compás de la respiración. Intenta inhalar cuando acercas el abdomen al suelo y miras hacia arriba y exhalar cuando redondeas la espalda y miras hacia abajo. Muévete como te apetezca para abrir más el cuerpo. Cuando estés listo, coloca la parte posterior de los dedos de los pies sobre el suelo, inhala profundamente y adopta la postura del perro con el hocico hacia abajo, elevando las caderas y desplazándolas luego hacia atrás. Moviliza el cuerpo hasta encontrar la posición que te resulte más cómoda y te permita abrirte un poco más.

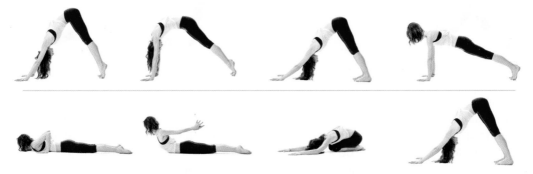

Inhala profundamente y eleva el cuerpo sobre las puntas de los dedos de los pies. Exhala y relájate. Repite dos veces más el movimiento, inhalando profundamente para elevarte y exhalando para relajarte. Una vez más, una inhalación profunda para elevar el cuerpo y una exhalación para relajarlo. Eleva ligeramente el mentón para pasar a la postura de la tabla. Haz un pequeño movimiento de vaivén si te sientes a gusto en esta posición. Cuando estés preparado, inhala profundamente y levanta las caderas para ir al perro con el hocico hacia abajo. Repite una vez más. Vuelve a elevar un poco el mentón para cambiar a la postura de la tabla. Esta vez afloja los codos y apoya el abdomen sobre el suelo. Entrelaza las manos detrás de la espalda y levanta ligeramente el torso. A continuación realiza pequeños movimientos de oscilación hacia uno y otro lado de la forma que te resulte más placentera. Cuando estés preparado, relájate sobre el abdomen. Luego presiona las palmas contra el suelo, justo por debajo de los hombros y, manteniendo las rodillas en contacto con el suelo, desplaza las caderas hacia atrás para pasar a la postura del niño. Descansa ahí unos instantes y cuando termines, levanta las caderas, cambia la posición de los pies, eleva el cuerpo y desplázalo hacia atrás para hacer la postura del perro con el hocico hacia abajo.

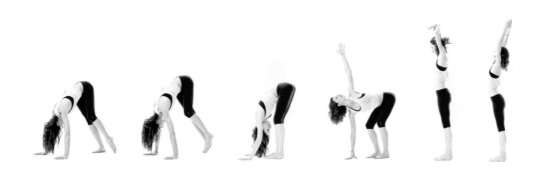

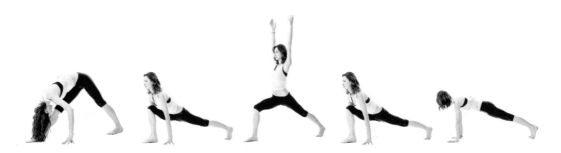

Desplaza los pies para situarte en la parte superior de la esterilla y hacer la flexión hacia delante de pie. Si es necesario, puedes aflojar las rodillas y presionar
los dedos de la mano derecha contra el suelo. Abre el cuerpo hacia la izquierda
y extiende el brazo izquierdo hacia arriba. Dirige la mirada a esa mano, si el giro
de la cabeza no te resulta incómodo. Cuando hayas acabado, vuelve al centro y
repite la postura con el otro lado. Redondea la espalda, manteniendo la cabeza
y el cuello relajados, para incorporarte y repetir la postura con el otro lado.
Inhala profundamente y extiende los brazos hacia arriba y hacia fuera. Exhala y
relájate para ir a la flexión hacia delante de pie.
Afloja las rodillas, presiona los dedos de las manos contra el suelo y da un paso
atrás con la pierna izquierda para realizar el paso bajo extendido. Efectúa varios
movimientos oscilatorios y luego apoya en el suelo la rodilla que está por detrás
del cuerpo. Puedes permanecer en la postura o abrir los brazos hacia arriba si
te encuentras a gusto.
Empuja los dedos de la mano izquierda contra el suelo, inhala profundamente
y abre el cuerpo hacia la derecha, levantando el brazo derecho y dirigiendo la
mirada hacia esa mano. Desplaza las caderas hacia atrás en dirección al talón
atrasado y a continuación relaja el torso sobre la pierna de delante para hacer
lo que se conoce como el estiramiento del corredor. Balancea ligeramente el
torso en sentido lateral. Cuando estés dispuesto, baja las caderas para adoptar

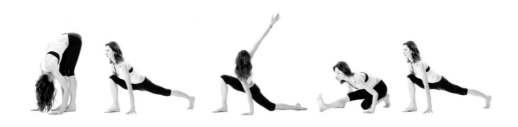

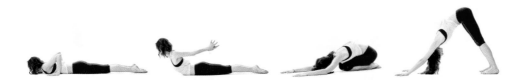

la postura del paso bajo extendido. Inhala profundamente y cambia al paso alto extendido. Exhala y vuelve a la postura anterior.

Adopta la postura de la tabla presionando las palmas de las manos sobre el suelo a ambos lados del pie que está por delante y desplazando luego el pie hacia atrás. Afloja los codos y lleva el abdomen hacia al suelo. Entrelaza las manos detrás de la espalda y abre el pecho. Balancéate suavemente de lado a lado si te encuentras a gusto. Vuelve a relajarte sobre el abdomen cuando estés dispuesto. Presiona las palmas de las manos contra el suelo cerca del pecho, baja las caderas y desplázalas hacia atrás para adoptar la postura del niño. Relájate ahí, respirando varias veces en profundidad. Cuando hayas terminado, eleva las caderas, empuja las palmas contra el suelo, inhala profundamente y pasa a la postura del perro con el hocico hacia abajo.

Ahora repite la serie completa de movimientos con el otro lado.

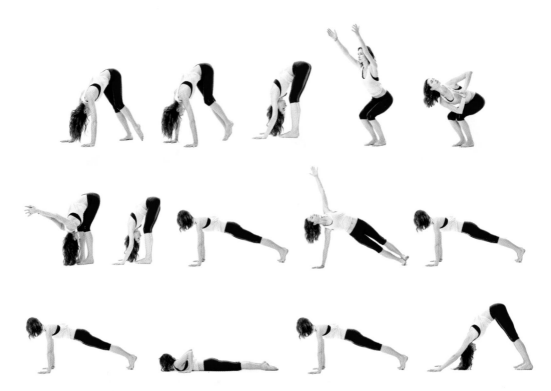

Acerca los pies a las manos para hacer la flexión hacia delante de pie. Baja las caderas, inhala profundamente y eleva el cuerpo para ir a la postura de la silla. Baja los brazos, presiona las manos entre sí, exhala y haz una torsión hacia el lado izquierdo –en esta posición también puedes presionar el codo derecho contra la parte externa de la rodilla izquierda–. Inhala profundamente y vuelve al centro. Exhala y repite la torsión hacia el lado derecho. Inhala y regresa a la postura de la silla. Exhala y relaja el torso sobre las piernas, con las manos entrelazadas detrás de la espalda. Permanece en la postura durante varias respiraciones largas y profundas. Relaja las manos, afloja las rodillas y presiona las palmas contra el suelo. Junta ambas piernas detrás del cuerpo para realizar la postura de la tabla. Levanta las caderas y cambia el peso corporal hacia la mano derecha y el borde externo del pie derecho, inhala profundamente y abre el cuerpo en la postura de la tabla lateral. Si necesitas más estabilidad, puedes relajar la espinilla derecha sobre el suelo para que te sirva de apoyo. Respira varias veces en la posición. Cuando hayas terminado, vuelve al centro y repite toda la secuencia con el otro lado. A continuación lleva el torso nuevamente al centro, afloja los codos y túmbate sobre el abdomen. Presiona las palmas de las manos sobre el suelo para volver a la postura de la tabla y luego levanta las caderas y desplázalas hacia atrás para ir al perro con el hocico hacia abajo.

Inhala profundamente y eleva la pierna derecha para hacer la misma postura con una pierna extendida. Abre las caderas y los hombros si el movimiento te resulta agradable. Exhala y da un paso adelante para colocar el pie entre las manos y adoptar la postura del paso bajo extendido. Ejerce presión con las piernas sobre el suelo, inhala

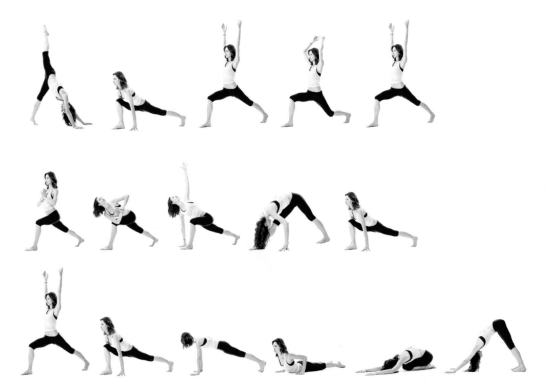

profundamente y ve al paso alto extendido. Exhala y afloja el cuerpo ligeramente en la posición. Inhala y vuelve al paso alto extendido. Exhala y afloja de nuevo el cuerpo. Inhala una vez más para cambiar al paso alto extendido. Exhala, baja los brazos, presiona las palmas entre sí y acerca los pulgares al corazón. Inhala y eleva el cuerpo. Exhala y haz una torsión hacia la izquierda, colocando el codo derecho por la parte externa de la pierna izquierda. Abre los brazos a los lados del cuerpo colocando los dedos de la mano derecha sobre el suelo junto a la parte interna del pie que está por delante y levantando el brazo izquierdo. Si te apetece, mira la mano que está sobre la cabeza. Coloca los dedos de las dos manos sobre el suelo a cada lado del pie. Inhala profundamente, eleva las caderas y relaja el torso sobre la pierna que está por delante. Realiza varios movimientos oscilatorios en la posición si te apetece. Afloja las rodillas para pasar a la postura del paso bajo extendido. Inhala profundamente y cambia al paso alto extendido. Exhala y vuelve al paso bajo extendido. Ahora presiona las palmas de las manos contra el suelo y da un paso atrás para ir a la postura de la tabla. Relaja las rodillas sobre el suelo y baja las caderas para hacer el perro con el hocico hacia arriba. Si sientes que esto no le sienta bien a la parte baja de tu espalda, afloja los codos y abre la parte media y superior de esta. Eleva las caderas y desplázalas hacia atrás para sentarte sobre los talones en la postura del niño. Descansa durante varias respiraciones y cuando termines, eleva las caderas, presiona las palmas sobre el suelo, inhala profundamente y realiza la postura del perro con el hocico hacia abajo. Repite el movimiento con el otro lado.

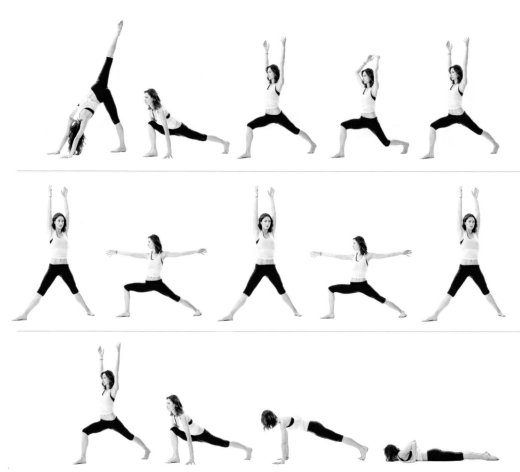

Inhala profundamente y levanta la pierna derecha para hacer la postura del perro hacia abajo con una pierna extendida. Abre las caderas y los hombros si te resulta agradable. Exhala y da un paso adelante, colocando el pie entre las manos para ir al paso bajo extendido. Presiona las piernas contra el suelo, inhala profundamente y cambia al paso alto extendido. Exhala y relájate un poco. Inhala y vuelve al paso alto extendido. Exhala y relájate otra vez. Inhala para adoptar una vez más la postura del paso alto extendido. Exhala y gira a la izquierda mientras abres los brazos a ambos lados del cuerpo. Inhala y vuelve al paso alto extendido. Repite dos veces: exhala y gira la izquierda mientras abres los brazos al máximo, inhala y vuelve al paso alto extendido. Una vez más, exhala y gira la izquierda mientras abres los brazos al máximo, inhala y vuelve al paso alto extendido. Abre el cuerpo en la postura del guerrero 2. Baja el talón al suelo, flexiona la rodilla de la pierna adelantada hasta que se sitúe por encima del tobillo y abre los brazos hacia los lados. Permanece en la postura respirando profundamente varias veces.

Inhala profundamente, sube las caderas y levanta los brazos por encima de la cabeza. Exhala y relájate en el guerrero 2. Repite dos veces, inhalando profundamente para elevar el cuerpo y exhalando suavemente para relajarte. Una vez más, inhala y elévate, exhala y relájate. Desplaza el cuerpo hacia atrás para hacer la

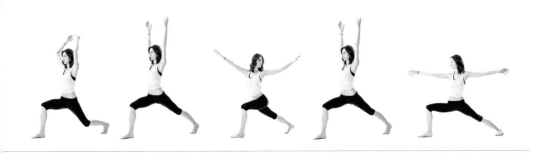

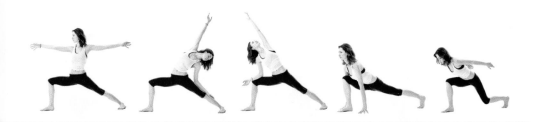

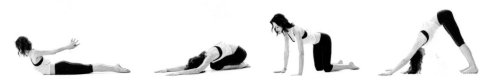

postura del guerrero invertido, deslizando la mano izquierda suavemente sobre la pierna posterior y levantando el brazo derecho por encima de la cabeza. Inclínate hacia delante para ir al ángulo lateral extendido, presionando el antebrazo derecho sobre el muslo y levantando el brazo izquierdo por encima de la cabeza. Abre con suavidad el torso mediante movimientos pequeños. Cuando hayas acabado, presiona los dedos de las manos contra el suelo a ambos lados del pie adelantado y adopta la postura del paso bajo extendido. Presiona las piernas hacia abajo, inhala profundamente y sube el cuerpo hasta el paso alto extendido. Exhala y cambia al paso bajo extendido. Presiona las palmas contra el suelo y lleva el pie hacia atrás para unir las piernas y realizar la postura de la tabla. Afloja los codos y baja el abdomen al suelo. Levanta el pecho con las manos entrelazadas detrás de la espalda mientras inhalas en profundidad. Cuando lo consideres oportuno, vuelve a relajarte sobre el abdomen. Presiona las palmas sobre el suelo y desplaza las caderas hacia atrás para apoyarlas sobre los talones en la postura del niño. Respira varias veces en esta posición y luego ponte a cuatro patas y, apoyando la parte posterior de los dedos de los pies sobre el suelo, inhala en profundidad y levanta las caderas para desplazarlas hacia atrás e ir a la postura del perro con el hocico hacia abajo.

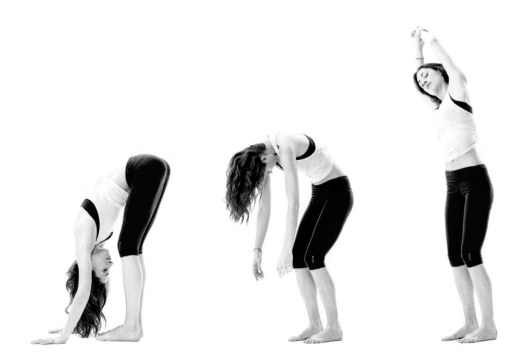

Desplaza las manos suavemente hacia los pies hasta llegar a la flexión hacia delante de pie en la parte posterior de la esterilla. Afloja un poco las rodillas para hacer varias respiraciones largas y profundas. Cuando estés preparado, vuelve a la postura de pie muy progresivamente con la espalda redondeada. Luego inhala y mueve los brazos hacia arriba y hacia atrás. Agárrate la muñeca

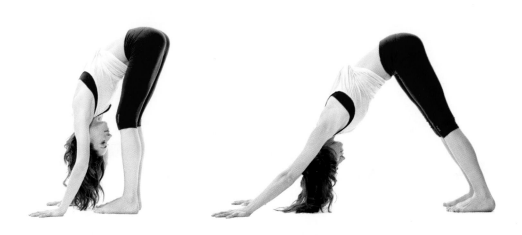

izquierda con la mano derecha. Relájate. Inhala profundamente, sube un poco
el cuerpo e inclínate hacia la derecha, moviéndote de la forma más placentera
posible. Cuando hayas terminado, vuelve al centro. Inhala y eleva el cuerpo.
Exhala y relaja el torso sobre las piernas. Afloja las rodillas y desplaza las manos
hacia delante para adoptar la postura del perro con el hocico hacia abajo.

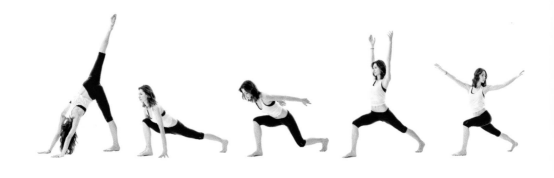

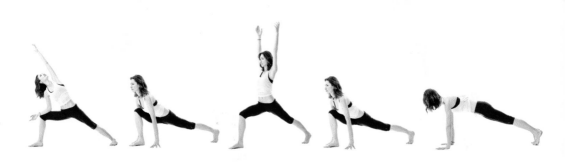

Mientras inhalas profundamente, levanta la pierna derecha y llévala hacia atrás para hacer la postura del perro hacia abajo con una pierna extendida. Abre las caderas si te encuentras cómodo. Exhala y avanza con el pie para ir al paso bajo extendido. Presiona con las piernas hacia abajo para cambiar al paso alto extendido durante una inhalación. Exhala y gira hacia la izquierda con los brazos abiertos. Inhala para volver al paso alto extendido y luego abrir el cuerpo en el guerrero 2, bajando las caderas y girando sobre el talón posterior para que los dedos apunten hacia la pierna adelantada. Dobla la rodilla que está delante del cuerpo hasta situarla por encima del pie. Relaja la cabeza, el cuello y los hombros. Respira en esta posición y eleva ligeramente el cuerpo con cada inhalación, relajándote un poco más mientras exhalas. Inhala, eleva las caderas y lleva los brazos por encima de la cabeza. Exhala y vuelve a relajarte en el guerrero 2. Inhala y lleva el torso hacia atrás para hacer el guerrero invertido; desliza la mano que está detrás suavemente sobre la pierna y mantén el otro brazo en alto. Desplaza el torso hacia delante para adoptar la postura del ángulo lateral extendido, presionando la parte superior del antebrazo contra

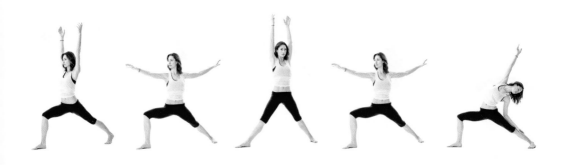

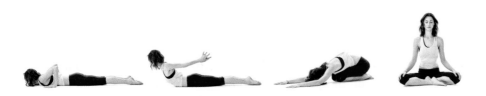

el muslo y manteniendo el otro brazo elevado. Abre el torso. Presiona con los dedos de las manos sobre el suelo a ambos lados del pie que está por delante y baja las caderas para ir al paso bajo extendido. Inhala y cambia al paso alto extendido. Exhala y vuelve a la postura anterior, presiona las palmas sobre el suelo y coloca ambas piernas detrás del cuerpo para pasar a la postura de la tabla. Luego relaja los codos y baja el abdomen al suelo. Entrelaza las manos detrás del cuerpo y levanta el pecho durante una inhalación profunda. Cuando hayas acabado, relájate sobre el abdomen. Ejerce presión con las palmas sobre el suelo junto al pecho y desplaza las caderas hacia los talones para adoptar la postura del niño. Descansa varios instantes en esta posición.

A continuación siéntate cómodamente. Cierra los ojos y dirige la atención a tu respiración; durante algunos momentos no te ocupes de nada más. Toma nota de tus sensaciones a medida que respiras. Si tu atención se dispersa, vuelve a guiarla al ritmo respiratorio.

Repite la serie completa de movimientos con el otro lado. Sigue respirando relajadamente.

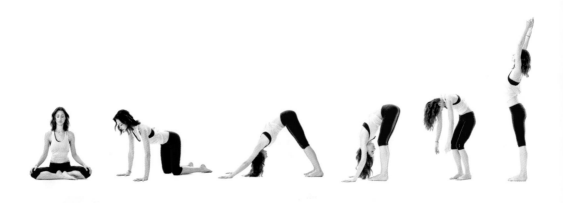

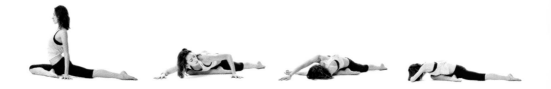

Abandona la posición sedente y ponte a cuatro patas. A continuación inhala y
apoya la parte posterior de los dedos de los pies sobre el suelo para elevar las
caderas y desplazarlas hacia atrás para hacer la postura del perro con el hocico
hacia abajo. Balancéate ligeramente. Cuando lo consideres oportuno, avanza
suavemente con los pies en dirección a las manos para realizar la flexión hacia
delante de pie, relajando el torso sobre las piernas. Redondea la espalda para
incorporarte muy paulatinamente. Cuando estés de pie, inhala profundamente
y sube los brazos. Presiona las palmas entre sí, cierra los ojos, baja los brazos y
acerca los pulgares al corazón. Relájate en la postura durante varias respiraciones largas y profundas. Luego abre los ojos, cambia el peso corporal hacia la
pierna derecha y flexiona la izquierda para acercar la espinilla al pecho. Realiza
movimientos oscilatorios, si esto no te requiere esfuerzo. Empuja la planta del
pie izquierdo contra la parte superior del muslo derecho, aunque si te resulta
más cómodo también puedes colocar los dedos del pie sobre el suelo y la
planta contra la parte inferior de la pantorrilla derecha. Ahora puedes acercar
más los pulgares al corazón y elevar el pecho, o abrir los brazos por encima de
la cabeza para hacer el árbol. Respira varias veces en la postura y deja que el
cuerpo se balancee ligeramente si te sientes a gusto. Cuando hayas terminado,
vuelve a recoger la espinilla junto al pecho y baja el pie. Con los dos pies sobre
el suelo, estás listo para repetir toda la secuencia con el otro lado, finalizando
en la postura de pie.

Inhala profundamente y eleva los brazos. Exhala y haz la flexión hacia delante
de pie. Afloja las rodillas y lleva la pierna derecha hacia atrás para ir al paso

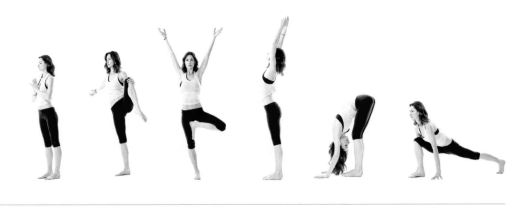

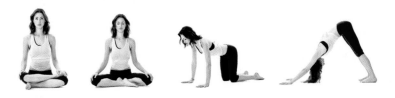

bajo extendido. Relaja las caderas. Desliza el pie derecho hacia la mano derecha y relaja la espinilla sobre el suelo. Gírala ligeramente hasta que encuentres una posición confortable en la que sientas que las caderas se abren mientras tú sigues respirando fácil y libremente. Puedes mantener la postura erguida o relajar el torso sobre la espinilla que está por delante. Tómate tu tiempo para investigar, desplazando las manos hacia uno y otro lado hasta encontrar una posición en la que puedas relajarte. Mantén la postura durante varias respiraciones. Vuelve a desplazar el torso al centro y, permaneciendo sentado, inclínate sobre la cadera adelantada y desplaza hacia delante la pierna que se apoya detrás del cuerpo. Coloca los tobillos junto a las rodillas, pero si esta posición no es cómoda para ti, puedes colocar la pierna izquierda frente a la derecha para sentarte de una forma más conveniente. Coloca las manos sobre el suelo detrás del cuerpo para que te sirvan de apoyo. Inhala profundamente e Inclínate hacia atrás. Permanece en la postura o desplázate hacia delante probando primero un lado y después el otro hasta que encuentres una postura satisfactoria. Cuando hayas terminado, vuelve a la vertical. Cierra los ojos y dirige tu atención hacia el interior. Respira varias veces larga y profundamente. Luego pasa a la postura a cuatro patas, apoyando la parte posterior de los dedos de los pies sobre el suelo y, con una inspiración profunda, eleva las caderas y desplázalas hacia atrás para realizar la postura del perro con el hocico hacia abajo. Repite la serie de movimientos con el otro lado. Sigue relajándote con tu respiración.

SIN DOLOR = MUCHOS BENEFICIOS

Contrariamente a lo que nos han enseñado a lo largo de nuestra existencia, cuando nos dedicamos a encontrar actitudes ante la vida que no requieran sufrir, obtenemos muchos beneficios. Si alguna vez has experimentado molestias, dolor o simplemente la sensación de que tu cuerpo no está haciendo bien las cosas, abandona el movimiento que estás realizando en ese momento y adopta una postura que te resulte cómoda. No te empeñes en ejecutar el movimiento exactamente igual a como se muestra en un vídeo o lo ves en otra persona; lo más importante que debes tener en cuenta es que tienes que llevar a cabo movimientos relajados que no te provoquen dolor. No llegarás a ningún lado si dañas tus articulaciones o fuerzas a tu cuerpo a adoptar posiciones que lo ponen en peligro. El objetivo fundamental es tomar conciencia de lo que sientes para disfrutar de los movimientos y también del resto de tu vida. Cuanto más priorices tus sensaciones, más capacidad tendrás para actuar con el menor esfuerzo.

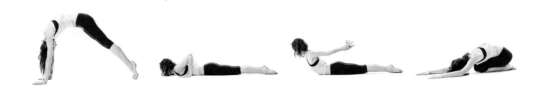

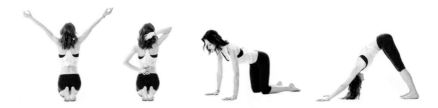

Desde el perro con el hocico hacia abajo cambia a la postura de la tabla. Afloja los codos y apoya el abdomen sobre el suelo. Con las manos entrelazadas detrás de la espalda, inhala profundamente y levanta el torso. A continuación vuelve a bajar el abdomen al suelo y relájate unos instantes. Presiona las palmas de las manos contra el suelo, eleva las caderas y desplázalas hacia los talones para descansar en la postura del niño durante varias respiraciones largas y profundas. Ahora siéntate sobre los talones, inhala largamente y levanta ambos brazos. Baja y relaja el brazo izquierdo para colocarlo junto a la espalda mientras relajas el codo derecho. Agárrate las manos por detrás de la espalda, si está dentro de tus posibilidades. De lo contrario, mantén ambas manos separadas tras la espalda. Inclínate hacia delante si no te implica demasiado esfuerzo y mantén la postura durante varias respiraciones largas y profundas, movilizando tu cuerpo de la forma que te resulte más grata con el fin de abrirte en esta postura. Cuando hayas finalizado, baja los brazos y repite la misma serie de movimientos con el otro lado. Luego vuelve a ponerte a cuatro patas. Apoya la parte posterior de los dedos de los pies contra el suelo, inhala profundamente y vuelve a elevar las caderas y a desplazarlas hacia atrás para ir a la postura del perro con el hocico hacia abajo.

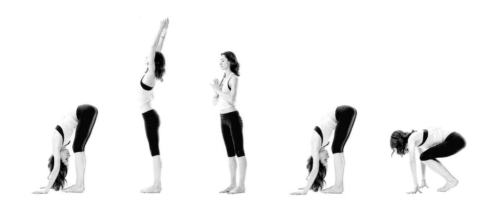

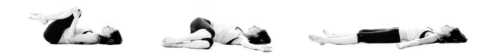

Desde el perro con el hocico hacia abajo desplázate hacia la parte delantera de la esterilla para hacer la flexión hacia delante de pie. Relaja la cabeza y el cuello y balancéate unos instantes. Sube progresivamente el tronco a la vertical y cuando ya estés de pie, sube los brazos y une las palmas de las manos; baja los brazos y acerca los pulgares al corazón. Relájate unos instantes. Afloja las rodillas. Relaja los hombros, la cabeza y el cuello. Haz pequeños movimientos oscilatorios hacia los lados. Inhala y sube los brazos, mientras abres los ojos si te apetece. Exhala y relájate sobre las piernas. Coloca las palmas de las manos sobre el suelo y desplaza parte del peso corporal hacia los brazos para ponerte en cuclillas de la forma que te resulte más fácil. Ábrete en la postura, elevando el brazo y girando el torso de lado a lado, siempre que el movimiento no te provoque ninguna molestia. Cuando hayas terminado, coloca las manos detrás del cuerpo a modo de soporte y siéntate.

Une las plantas de los pies y deja que las rodillas se abran a los lados Presiona las manos contra el suelo detrás del cuerpo para que te sirvan de apoyo. Inhala profundamente, inclínate hacia atrás y abre el cuerpo. Permanece en la postura si te resulta agradable, aunque también tienes la opción de desplazar el torso hacia delante y relajarte en esa posición. Respira varias veces y túmbate sobre la espalda. Puedes acercar las rodillas al cuerpo para estar más cómodo. Si te

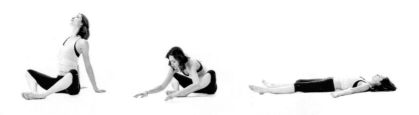

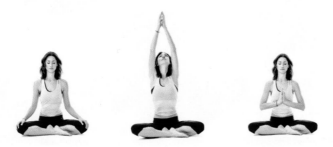

apetece hacer una pequeña torsión, deja caer las rodillas a un lado y respira
varias veces para relajarte. Abre los brazos a los lados del cuerpo a la altura de
los hombros y lleva las rodillas hacia el otro lado. Finalmente estírate, cierra los
ojos y descansa durante varias respiraciones.

Cuando estés dispuesto a deshacer la postura, inhala profundamente y abre
los ojos si te apetece. Después mueve las muñecas y los tobillos en círculos.
Siéntate de la forma más fácil y cómoda posible. Tómate tu tiempo y cierra los
ojos para dirigir tu atención al interior. Inhala profundamente y desplaza los brazos hacia arriba con suavidad. Presiona las palmas de las manos entre sí, baja
los brazos y acerca los pulgares al corazón. Relájate en esta posición durante
unos momentos. Inhala en profundidad por la nariz y exhala largamente por la
boca. Repite dos veces, una inhalación profunda, una exhalación prolongada.
Y una vez más, una inhalación profunda y una exhalación prolongada. Cuando
estés listo, relaja las manos sobre los muslos y abre paulatinamente los ojos.

¡Lo has conseguido! Buen trabajo. Espero que te sientas lleno de energía,
concentrado y entusiasmado con la práctica. ¡Disfruta!

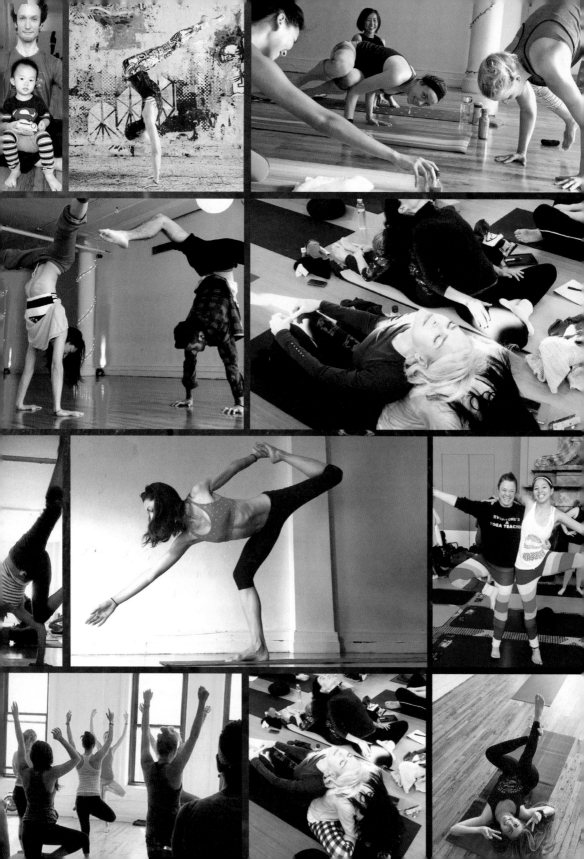

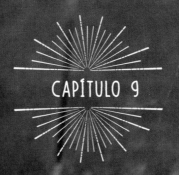

CAPÍTULO 9

TU PROPIO CENTRO

Esta secuencia ha sido concebida para tomar conciencia del propio centro y fortalecerlo. Te moverás en todas direcciones para trabajar todas las zonas de la parte central de tu cuerpo, desarrollando tu fuerza y tu capacidad para moverte fácil y naturalmente. Concéntrate en tu respiración y deja que tu cuerpo y tu mente se relajen mientras te mueves. Recuerda utilizar únicamente la energía necesaria para ejecutar los movimientos y practicar varias veces a la semana para conseguir que sean cada vez más amplios; también te ayudará a serenar la mente y el cuerpo.

Es útil no olvidar que con los movimientos que te muestro aquí conseguirás fortalecer tu centro. Cuando te muevas de forma natural, suavemente, de la manera más fácil posible, con movimientos simples y estimulantes, lograrás una fuerza tremenda. Este entrenamiento es superior al de los ejercicios abdominales solos. Esta secuencia enfocada en el centro hace que muevas todo el cuerpo, uniendo series de movimientos para producir un agradable impacto.

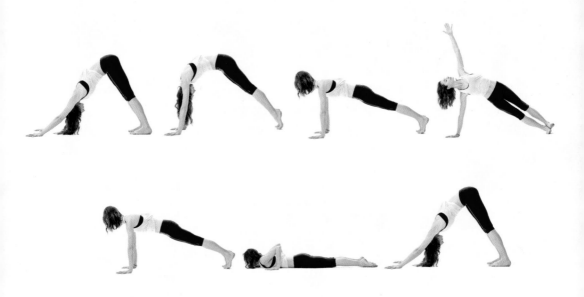

Ponte a cuatro patas y moviliza ligeramente el cuerpo hasta sentirte a gusto en la postura. Redondea la espalda y pasa a la postura de la tabla. Levanta las caderas y cambia el peso corporal hacia la mano derecha y el borde externo del pie derecho. Abre el cuerpo hacia la izquierda. Si necesitas más estabilidad, puedes relajar la espinilla derecha sobre el suelo para que te sirva de apoyo. Respira varias veces larga y profundamente en esa posición. Cuando hayas terminado, vuelve al centro y repite toda la secuencia con el otro lado. A continuación lleva el torso nuevamente al centro, relaja los codos y baja el abdomen al suelo. Luego levanta las caderas y desplázalas hacia atrás empujando las manos contra el suelo para volver a la postura del perro hacia abajo.
Repite la secuencia dos veces más, moviéndote relajadamente al ritmo de tu respiración.

RESISTE EL IMPULSO DE HACER FLEXIONES

Es un error bastante común pensar que hacer flexiones y forzar el cuerpo sirve para desarrollar fuerza. Observando algunas de las criaturas más fuertes de la naturaleza podemos aprender muchas cosas sobre la fuerza y la potencia asociadas a la parte central del cuerpo. En los documentales de Nature Channel puedes ver los movimientos que hace un león para trepar a un árbol. No se prepara para saltar haciendo un montón de ejercicios abdominales y flexiones; lo que hace es utilizar la menor cantidad posible de esfuerzo. El poder del león proviene de la exploración. Conoce perfectamente las posibilidades de su cuerpo y es capaz de ampliar sus habilidades y desarrollar su fuerza a través de ese conocimiento. La magia reside en que esos movimientos que realiza prácticamente sin esfuerzo son gráciles y fuertes a la vez.

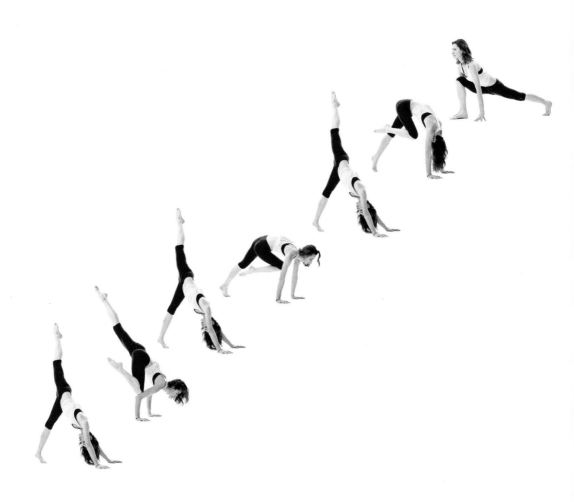

Inhala profundamente y eleva la pierna derecha para ir a la postura del perro con el hocico hacia abajo con una pierna extendida. Flexiona la rodilla derecha en dirección al brazo derecho. Usa el brazo como apoyo. Inclínate hacia delante, mirando en esa dirección. Inhala largamente otra vez y vuelve a la postura anterior. Flexiona la rodilla derecha en dirección al brazo izquierdo. Cuando estés dispuesto, levanta la pierna para volver al perro con el hocico hacia abajo con una pierna extendida. Da un paso adelante y coloca el pie entre las manos para adoptar la postura del paso bajo extendido. Vuelve al paso alto extendido mientras inhalas profundamente. Exhala y cambia una vez más al paso bajo extendido. Coloca las palmas de las manos sobre el suelo y da un paso atrás

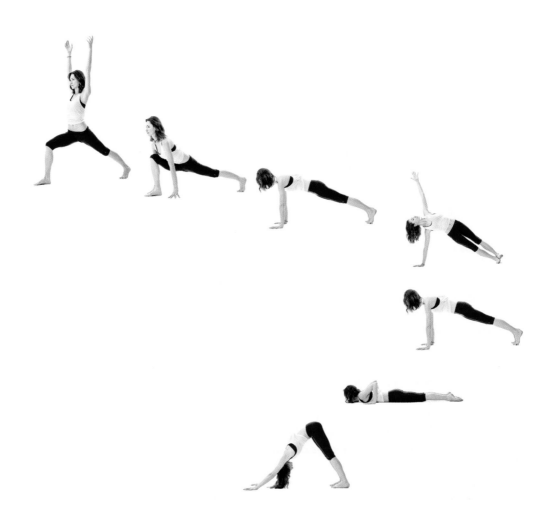

para hacer la postura de la tabla. Levanta las caderas y cambia el peso corporal hacia la mano derecha y el borde externo del pie derecho para abrir el cuerpo hacia la izquierda. Si necesitas más estabilidad, apoya la espinilla derecha sobre el suelo para tener mejor apoyo. Relájate respirando larga y profundamente. Luego vuelve al centro y repite todos los movimientos con el otro lado. Cuando hayas terminado, vuelve al centro, afloja los codos y baja el abdomen al suelo. Empuja las manos sobre el suelo para incorporarte y desplazarte hacia atrás y adoptar la postura del perro con el hocico hacia abajo.

Repite esta serie de movimientos dos veces con cada lado.

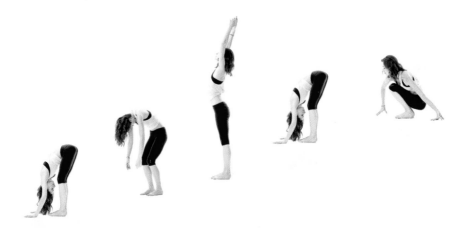

Acerca los pies a las manos para incorporarte y hacer la flexión hacia delante de pie. Relaja las rodillas, flexiona el torso sobre las piernas y luego vuelve a la vertical muy progresivamente. Cuando estés de pie, inhala y eleva los brazos por encima de la cabeza. Exhala y vuelve a relajarte en la flexión hacia delante de pie. Coloca firmemente las palmas de las manos sobre el suelo y afloja las rodillas para ponerte en cuclillas. Lleva las manos detrás de la espalda y siéntate de la forma más cómoda que encuentres.

Levanta las piernas con las rodillas relajadas delante del cuerpo para ir a la postura del barco. Si esta postura te produce molestias en la parte baja de la columna, apoya las manos o los antebrazos sobre el suelo detrás de la espalda para que te sirvan de soporte. Baja el cuerpo sin que llegue a tocar el suelo y luego elévate manteniendo los hombros, el cuello y la cabeza relajados. Repite la secuencia diez veces coordinando los movimientos con la respiración. Ahora baja nuevamente el cuerpo por la derecha sin llegar al suelo y llevando los brazos hacia la derecha para hacer la postura del barco con torsión. Eleva el cuerpo y haz la torsión hacia el lado opuesto otras diez veces al ritmo de tu respiración. Deshaz la postura y abre los brazos detrás de la espalda, presionando la parte baja de esta contra el suelo. Inhala profundamente para abrir el cuerpo. Exhala y recoge las rodillas sobre el torso mientras te relajas sobre la espalda.

Balancéate levemente de lado a lado si te resulta agradable, y luego de atrás adelante para volver a la posición sedente. Presiona las manos contra el suelo frente a ti y eleva el cuerpo para realizar la flexión hacia delante de pie manteniendo las rodillas relajadas. Afloja la cabeza y el cuello y redondea la espalda para incorporarte. Inhala profundamente y levanta los brazos por encima de la cabeza. Exhala y relájate en la flexión hacia delante de pie. Presiona las palmas de las manos contra el suelo para ir a la postura de la tabla. Levanta el cuerpo para ir a la tabla lateral sobre la mano derecha. Si necesitas más estabilidad, puedes apoyar la espinilla derecha sobre el suelo. Relájate en la posición durante varias respiraciones largas y profundas. Repite los movimientos con el otro lado. Afloja los codos y baja el abdomen al suelo. Empuja las manos contra el suelo para elevarte en la postura de la tabla y luego pasar suavemente a la del perro con el hocico hacia abajo.

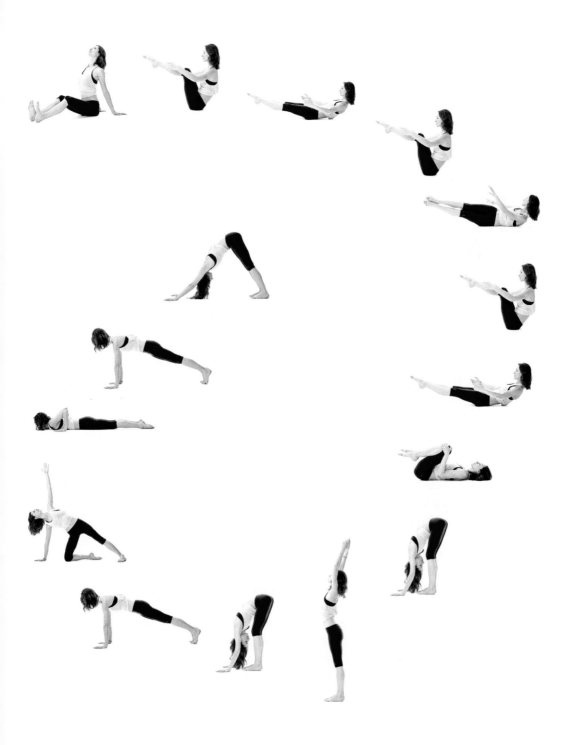

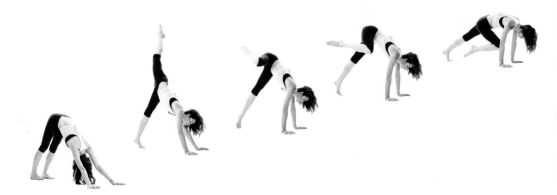

Inhala profundamente, eleva la pierna derecha y llévala luego hacia atrás para hacer el perro con el hocico hacia abajo con una pierna extendida. Abre las caderas y, manteniéndolas en alto, desplaza la rodilla derecha en dirección al brazo derecho. Mira hacia el frente e inclínate hacia delante. Con una inhalación profunda vuelve a la postura del perro con el hocico hacia abajo con una pierna extendida. Baja la rodilla en dirección al brazo izquierdo. Mueve el cuerpo hacia delante y mira en esa dirección. Inhala y mueve la pierna hacia atrás para volver al perro con el hocico hacia abajo con una pierna extendida.

Ahora vamos a hacer movimientos de rotación con las caderas. Desde la postura anterior, mueve la rodilla en dirección al brazo derecho, sigue moviéndola hacia la izquierda y luego llévala hacia la derecha; a continuación vuelve a desplazarla hacia arriba y hacia atrás para regresar al perro con el hocico hacia abajo con una pierna estirada. Ahora baja la rodilla y dirígela hacia el brazo izquierdo, ábrela a la derecha, y finalmente desplázala hacia arriba y hacia atrás para ir de nuevo al perro hacia abajo con una pierna extendida. Haz una nueva ronda de todos los movimientos: desplazar hacia arriba y hacia la derecha, mover hacia la izquierda, abrir a la derecha y llevar hacia atrás para hacer el perro con el hocico hacia abajo con una pierna extendida. Y una última vez: desplazar hacia abajo y hacia la izquierda, abrir a la derecha, llevar hacia atrás para hacer el perro con el hocico hacia abajo con una pierna extendida.

Exhala y desplaza el pie derecho hacia atrás para ir al paso bajo extendido. Inhala y cambia al paso alto extendido. Exhala y vuelve a la postura anterior. Coloca las manos sobre el suelo y haz la postura de la tabla. Afloja los codos y apoya el abdomen sobre el suelo. A continuación vuelve a la tabla y, para terminar, eleva el cuerpo y desplázalo hacia atrás para adoptar la postura del perro con el hocico hacia abajo.

Repite todas las series de movimientos con el otro lado; inicia la serie incorporándote para realizar la flexión hacia delante de pie.

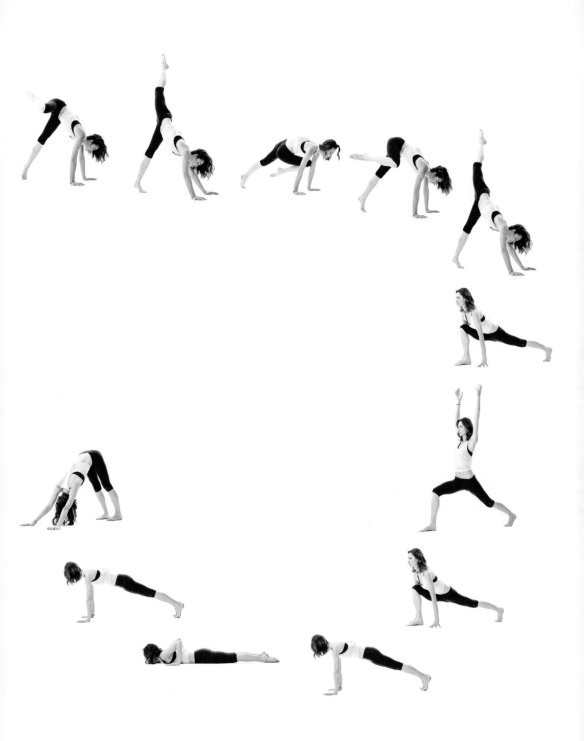

HAZLO
CIRCULAR

Para efectuar una rotación de caderas es importante no precipitarse ni tampoco trabajar como si estuvieras haciendo ejercicios calisténicos. El objetivo de las rotaciones de caderas es movilizar fácilmente todo el cuerpo en varias direcciones. Estos movimientos te ayudarán a desarrollar la fuerza de todo tu cuerpo, y no solamente de la parte central, y potenciarán una movilidad más sana. De modo que, ¡a disfrutar de ellos!

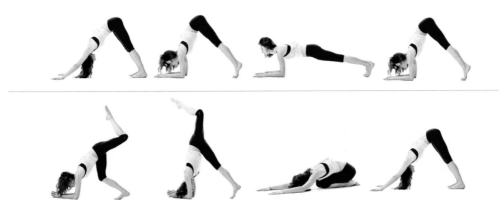

Desde el perro con el hocico hacia abajo, relaja los codos para hacer esta misma postura sobre los antebrazos. Respira varias veces larga y profundamente en esta posición. Cambia luego a la postura de la tabla sobre los antebrazos y permanece en ella durante varias respiraciones. Desplaza los pies para volver al perro con el hocico hacia abajo sobre los antebrazos, inhala profundamente y levanta la pierna izquierda al tiempo que elevas las caderas y el abdomen. Exhala, baja el cuerpo al suelo y relájate. Repite toda la secuencia con el lado derecho. Cuando hayas acabado, apoya las rodillas sobre el suelo y relájate en la postura del niño respirando varias veces en ella. Al terminar eleva las caderas, apoya la parte posterior de los dedos de los pies sobre el suelo, inhala profundamente y vuelve a adoptar el perro con el hocico hacia abajo.

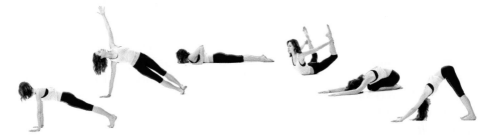

Desde la posición anterior cambia a la postura de la tabla y permanece en ella durante veinte respiraciones profundas. Cuando empieces a sentirte incómodo, respira, balancéate de lado a lado y relájate. Después eleva el brazo izquierdo para ir a la postura de la tabla lateral durante diez respiraciones. Si necesitas más estabilidad, puedes apoyar la espinilla derecha sobre el suelo. Repite la secuencia con el otro lado y luego regresa al centro. Afloja los codos y apoya el abdomen sobre el suelo unos instantes. Dobla las rodillas, agárrate los tobillos con las manos y eleva el cuerpo en la postura del arco. Realiza varios movimientos oscilatorios si te sientes a gusto, y después relájate sobre el abdomen y descansa un momento. Si la postura te produce molestias en la parte baja de la espalda, limítate a quedarte tumbado sobre el abdomen. A continuación levanta las caderas presionando las manos contra el suelo para pasar a la postura del niño. Descansa unos instantes y cuando estés preparado, vuelve a subir un poco las caderas y utiliza la fuerza de las manos para mover el cuerpo hacia atrás y hacer la postura del perro con el hocico hacia abajo.

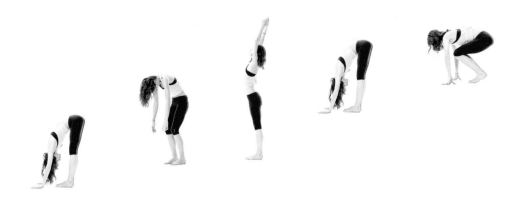

Desplázate hacia la parte delantera de la esterilla para realizar la flexión hacia delante de pie. Incorpórate muy paulatinamente e inhala en profundidad mientras llevas los brazos hacia arriba y hacia fuera. Exhala, baja el torso y relájate sobre las piernas. Presiona las palmas de las manos contra el suelo y ponte en cuclillas. Coloca las manos sobre el suelo detrás de ti y siéntate. Une las plantas de los pies e inclínate ligeramente hacia atrás para abrir un poco el cuerpo. Permanece en la postura si te resulta agradable; de lo contrario, lleva el torso hacia delante durante varias respiraciones. Cuando estés dispuesto, túmbate sobre la espalda con las rodillas cerca del torso. Apoya las plantas de los pies sobre el suelo junto a las caderas. Relaja los brazos a los lados del cuerpo y adopta la postura del puente durante varias respiraciones largas y profundas. A continuación relaja la espalda paulatinamente. Levanta el cuerpo presionando las palmas de las manos contra el suelo junto a las orejas para ir a la postura de la rueda. Si no te resulta cómoda, puedes quedarte tumbado. Respira varias veces en la postura de la rueda y luego relájate. Haz varias respiraciones tumbado sobre la espalda. Acerca las rodillas al pecho, abre los brazos a los lados del cuerpo y luego lleva las piernas hacia el lado derecho para hacer una torsión. Respira varias veces y después repite la secuencia completa con el otro lado. Por último, estira el cuerpo y relájate durante varias respiraciones profundas. A continuación siéntate de la forma que te resulte más agradable. Relaja las manos sobre los muslos y concéntrate en tu interior. Inhala profundamente, levanta los brazos y une las palmas de las manos; baja los brazos y coloca los pulgares cerca del corazón. Relájate en esta posición un momento y después inhala profundamente por la nariz y exhala largamente por la boca. Repite dos veces. Una inhalación profunda, una exhalación prolongada. Y una vez más: una inhalación profunda, una exhalación prolongada. Finalmente, relaja las manos suavemente sobre los muslos y abre los ojos cuando te apetezca.

¡Espero que te sientas fuerte y lleno de energía y que estés dispuesto a trepar al árbol que más te guste!

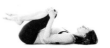
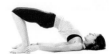
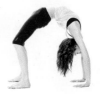
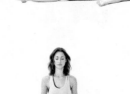
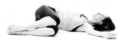
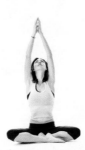
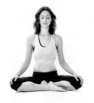
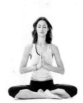

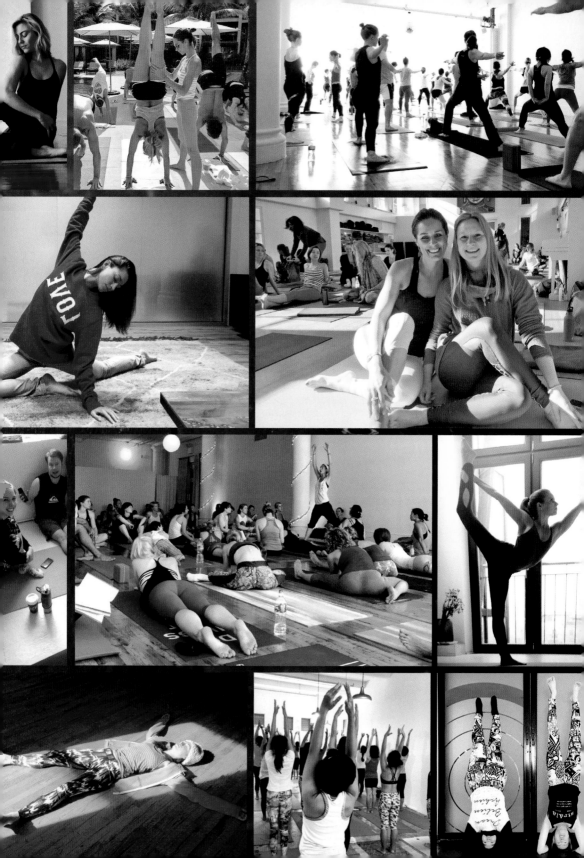

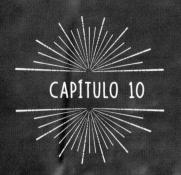

CAPÍTULO 10

SECUENCIA SUAVE

Esta secuencia ha sido concebida para ser

muy suave y reparadora. Los movimientos abrirán progresivamente tu cuerpo, aliviarán la tensión acumulada y calmarán tu mente para que alcances un estado de relajación profunda.

Si quieres experimentar sensaciones agradables y relajantes, tómate tu tiempo para realizar cada uno de los movimientos fluyendo suavemente a través de ellos y sin desviar tu atención de la respiración.

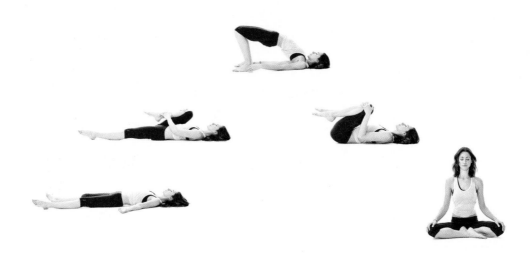

Comienza la secuencia de movimientos tumbado en la posición más cómoda posible. Presta atención a tu respiración y concéntrate en que las inhalaciones y las exhalaciones sean profundas y se inicien en el abdomen. Lleva la espinilla derecha hacia el pecho. Realiza pequeños movimientos oscilatorios para abrir un poco las caderas. Permanece en la postura durante varias respiraciones largas y profundas. Cuando estés dispuesto, baja la pierna para relajarla junto a la otra y realizar después el mismo movimiento con la otra pierna. Acerca ambas rodillas al pecho y coloca los pies sobre el suelo cerca de las caderas. Presiona los brazos sobre el suelo a los lados del cuerpo y eleva las caderas para realizar la postura del puente. Respira varias veces en esta posición. Baja el cuerpo al suelo con suavidad y luego relájate durante varias respiraciones profundas. Lleva ambas rodillas hacia el pecho y balancéate levemente de lado a lado si encuentras agradable este movimiento. Tómate tu tiempo antes de sentarte de la manera que te resulte más fácil. Relaja las manos sobre los muslos, cierra los ojos y dirige la atención hacia el interior.

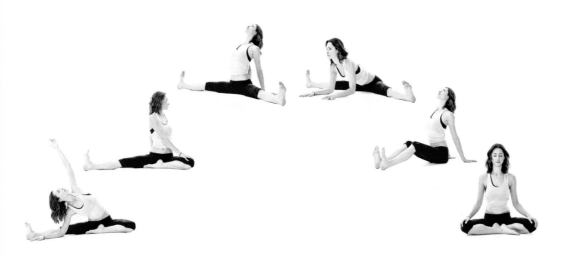

En posición sedente, extiende y abre la pierna derecha. Presiona la mano derecha sobre el suelo por el interior de esa pierna. Afloja el codo e inclínate hacia
la derecha al tiempo que levantas el brazo izquierdo por encima de la cabeza.
Permanece en la postura durante varias respiraciones largas y profundas.
Cuando hayas terminado, incorpórate y haz una torsión suave. Presiona la mano
derecha sobre el muslo izquierdo y apoya los dedos de la mano izquierda sobre
el suelo detrás de ti a modo de soporte. Inhala profundamente e incorpórate.
Exhala y gira un poco más. Mantén la postura durante varias respiraciones y
luego vuelve al centro. Repite los movimientos con el lado izquierdo.
Abre las piernas. Presiona los dedos de las manos sobre el suelo detrás del
cuerpo para que te sirvan de apoyo. Inhala profundamente y levanta el torso.
Mantén la postura si te resulta agradable, o desplaza el torso hacia delante y
balancéalo de un lado a otro. Permanece en esta posición durante varias respiraciones largas y profundas. Cuando estés dispuesto, vuelve a incorporarte y
coloca las piernas frente al cuerpo. Flexiona suavemente las rodillas para liberar
la tensión de los tendones de las corvas. Empuja los dedos de las manos sobre
el suelo detrás de ti para que te sirvan de apoyo. Inhala profundamente y abre
el cuerpo. Puedes permanecer en la postura o relajar el torso hacia delante.
Balancéate ligeramente de lado a lado y vuelve a sentarte cuando hayas
terminado.

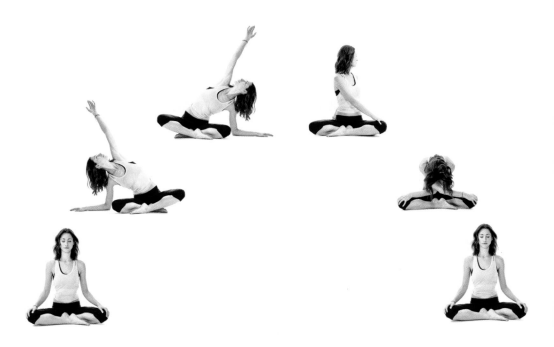

En posición sedente, cierra los ojos y relaja las manos sobre los muslos.
Concéntrate otra vez en la respiración. Inclínate hacia el lado derecho, presionando el antebrazo derecho sobre el suelo junto a ti a modo de apoyo. Afloja
el codo y eleva el brazo izquierdo por encima de la cabeza. Mantén la postura
durante varias respiraciones largas y profundas. Cuando hayas terminado, vuelve
al centro y luego inclínate hacia el otro lado. Inhala profundamente y levanta
el brazo derecho. Regresa al centro. Haz una torsión hacia la izquierda, presionando la mano derecha sobre el muslo izquierdo. Coloca los dedos de la mano
izquierda detrás de ti a modo de soporte. Inhala profundamente e incorpórate.
Exhala y alarga la torsión. Levanta el brazo izquierdo para sujetar la rodilla
derecha con la mano izquierda. Relaja el torso hacia delante y realiza varios
movimientos oscilatorios siempre que te resulten placenteros. Cuando hayas
terminado, vuelve al centro y repite los movimientos con el otro lado. Siéntate
de forma neutral y coloca las manos sobre los muslos, cierra los ojos y dirige la
atención hacia el interior. Mantén la postura durante algunas respiraciones.

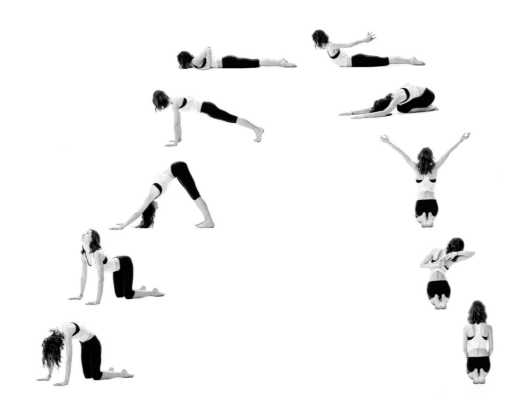

Cuando estés listo, ponte a cuatro patas. Mueve el torso al ritmo de la respiración de la forma que mejor te siente. Luego coloca la parte posterior de los dedos de los pies sobre el suelo, inhala profundamente, eleva las caderas y desplázalas hacia atrás para ir a la postura del perro con el hocico hacia abajo. Haz pequeños movimientos oscilatorios para abrir el cuerpo. A continuación pasa a la postura de la tabla. Afloja los codos y baja suavemente el abdomen al suelo. Con las manos entrelazadas detrás de la espalda, inhala profundamente y levanta el torso. Después relájalo. Presiona las palmas de las manos contra el suelo y desplaza las caderas hacia los talones para descansar en la postura del niño. Respira varias veces en esta posición. A continuación siéntate sobre los talones, inhala profundamente y levanta los brazos por encima de la cabeza. Relaja los codos, baja el brazo izquierdo y colócalo detrás de la espalda. Dobla el codo derecho para llevar también la mano derecha detrás de la espalda. Acerca las manos hasta que entren en contacto; si no llegan a tocarse, limítate a mantenerlas separadas tras la espalda para sentirte a gusto en la postura. Relaja los brazos y repite con el otro lado. Cuando estés preparado, vuelve al centro, relaja las manos sobre los muslos y descansa durante varias respiraciones profundas.

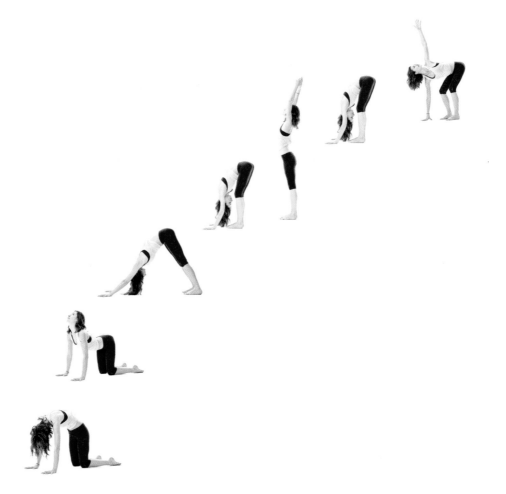

Ahora cambia de postura y ponte a cuatro patas. Moviliza suavemente el torso de forma circular o como te resulte más agradable. Apoya la parte posterior de los dedos de los pies, levanta las caderas y desplázalas hacia atrás para hacer la postura del perro con el hocico hacia abajo. Mueve luego los pies en dirección a las manos para realizar una flexión hacia delante de pie. Relaja las rodillas, también la cabeza y el cuello. Redondea la espalda para incorporarte muy progresivamente. Cuando estés de pie, inhala profundamente y lleva los brazos por encima de la cabeza. Relaja el torso sobre las piernas mientras exhalas. Presiona los dedos de la mano derecha contra el suelo frente a los pies. Afloja las rodillas, inhala profundamente, levanta el brazo izquierdo y abre el cuerpo hacia la izquierda. Mira hacia arriba, si te resulta cómodo. Cuando hayas terminado, relájate un momento en el centro y luego repite con el otro lado.

Relaja las rodillas y coloca el pie izquierdo detrás del cuerpo para ir al paso bajo extendido. Baja las caderas y movilízalas ligeramente de lado a lado. A continuación apoya sobre el suelo la rodilla que está por detrás y abre el pecho (levanta los brazos si te sientes a gusto en esta posición). Respira varias veces. Coloca los

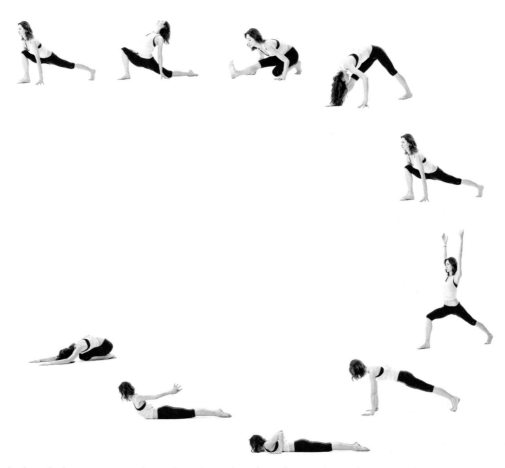

dedos de las manos sobre el suelo y desplaza las caderas hacia atrás para sentarte sobre el talón de la pierna atrasada y hacer el estiramiento del corredor. Relaja el torso sobre la pierna que está por delante y respira varias veces en la postura. Vuelve a desplazar el cuerpo hacia atrás para ir al paso bajo extendido. A continuación coloca sobre el suelo la parte posterior de los dedos del pie que está por detrás y eleva las caderas para realizar una flexión hacia delante sobre una sola pierna. Relaja el torso sobre la pierna que está por delante y respira varias veces profunda y largamente. Baja las caderas hasta la postura del paso bajo extendido. Ejerciendo presión con las piernas, sube al paso alto extendido. Exhala y vuelve al paso bajo extendido. Coloca las palmas de las manos sobre el suelo y desplaza hacia atrás la pierna que está delante para adoptar la postura de la tabla. Relaja los codos y baja el abdomen al suelo. Entrelaza las manos detrás de la espalda y abre la parte anterior del cuerpo durante varias respiraciones. Cuando hayas terminado, relájate sobre el abdomen. Presiona las palmas de las manos contra el suelo y lleva las caderas hacia atrás para hacer la postura del niño. Permanece en ella durante varias respiraciones.

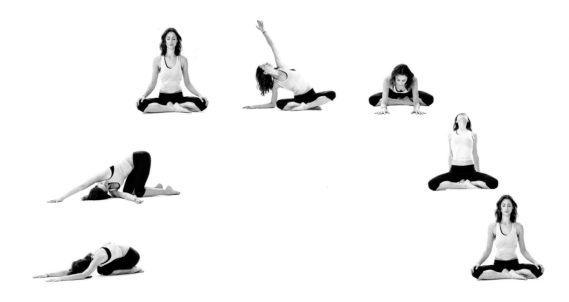

En la postura del niño, coloca el hombro derecho sobre el suelo por debajo del hombro izquierdo. Mantén la postura durante varias respiraciones largas y profundas y luego vuelve al centro para repetir con el otro lado. Regresa al centro una vez más y adopta una posición sedente que te resulte cómoda. Relaja las manos sobre los muslos y dirige tu atención hacia el interior. Inclínate a la derecha con el cuerpo relajado, apoyando la mano y el antebrazo derechos sobre el suelo junto al cuerpo. Abre el brazo izquierdo hacia arriba hasta situarlo por encima de la cabeza y respira varias veces movilizando suavemente el cuerpo para abrirlo. Vuelve al centro y repite con el otro lado. Desplaza las manos hacia delante y relaja el torso. Balancéate ligeramente si te resulta grato. Vuelve al centro cuando hayas terminado. Inclínate un poco hacia delante y relaja el torso sobre las piernas. Realiza varios movimientos oscilatorios en esta posición y luego regresa al centro. Presiona los dedos de las manos sobre el suelo detrás de ti, inhala profundamente y eleva el pecho y las caderas. Relájate y vuelve al centro mientras exhalas. Apoya las manos sobre los muslos, cierra los ojos durante un momento y concéntrate nuevamente en la respiración.

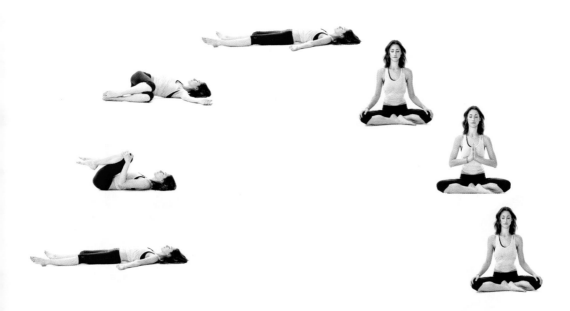

Cuando estés preparado, abre los ojos y túmbate sobre la espalda. Flexiona las piernas, de modo que las rodillas queden cerca del pecho. Balancéate suavemente de lado a lado si te resulta agradable. Deja caer las piernas hacia el lado izquierdo y abre los brazos en cruz. Estira las piernas y relájate. Inhala en profundidad por la nariz y exhala largamente por la boca. Descansa unos instantes. Siéntate lentamente de la forma que sea más fácil para ti, manteniendo el cuerpo relajado mientras te mueves. Apoya las manos sobre los muslos y dirige la atención hacia el interior. Inhala profundamente y extiende los brazos por encima de la cabeza. Presiona las palmas de las manos entre sí, baja los brazos y acerca los pulgares al corazón. Relájate un momento y a continuación inhala profundamente por la nariz y exhala largamente por la boca. Dos veces más: una inhalación profunda, una exhalación prolongada. Una última vez: una inhalación profunda, una exhalación prolongada. Relaja las manos nuevamente sobre los muslos y abre los ojos cuando lo consideres conveniente.

¡Buen trabajo! Espero que te hayas sentido tranquilo, relajado y rejuvenecido durante el proceso.

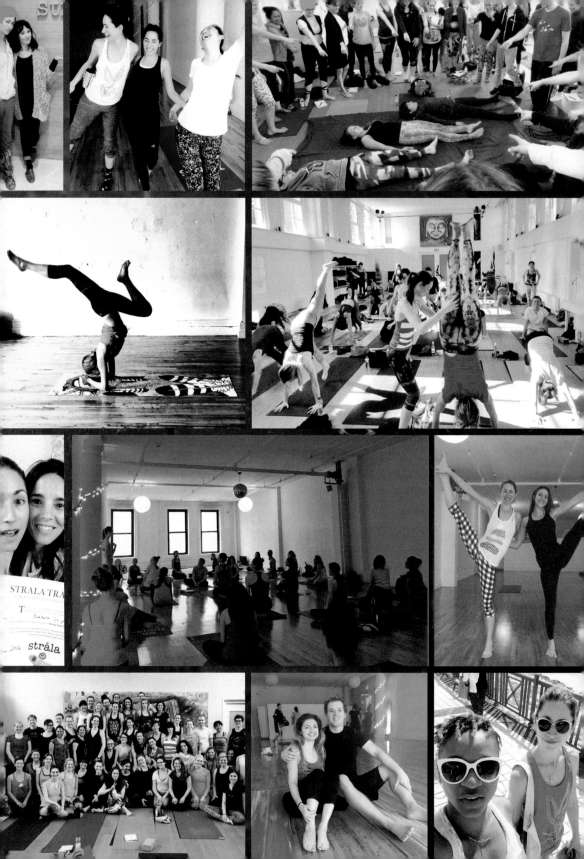

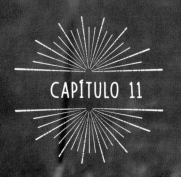

CAPÍTULO 11

SECUENCIAS ESPECIALES

Existen algunas secuencias simples dirigidas a tus necesidades diarias para que te sientas cada vez mejor. ¿Quién no quiere precisamente eso? Estas secuencias, concebidas para ayudarnos a conseguirlo, apuntan a momentos específicos en los que necesitamos recibir apoyo. Tienes plena libertad para practicarlas cuando y donde quieras.

DESPERTARTE

En general, por la mañana saltamos de la cama y nos disponemos a empezar el día. Solemos sentir que a pesar de apresurarnos, siempre nos queda algo por hacer. Afortunadamente, la posibilidad de hacer algo para que la jornada que tenemos por delante sea más placentera está a nuestro alcance. Solo tenemos que concentrar nuestra energía para que nuestras obligaciones no lleguen a agobiarnos. Esta secuencia se ha diseñado para calmar y centrar la mente, y potenciar y abrir el cuerpo. La he practicado durante años y puedo afirmar rotundamente que marca una gran diferencia. Solo unos pocos minutos dedicados a tu propia persona cada mañana pueden provocar un cambio enorme. Y, por otra parte, la secuencia tiene una gran ventaja, y es que puedes hacerla en la cama antes de levantarte. ¡En cuanto la acabes, estarás listo para empezar el día con energía!

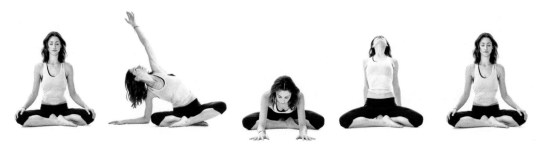

Inicia la secuencia sentado sobre la cama de la forma que te resulte más cómoda. Una buena opción es apoyarte contra el cabecero, pero también puedes sentarte sin ningún soporte si te sientes a gusto. Lo más importante es que estés cómodo. Dirige la atención hacia el interior. Observa tus inhalaciones y exhalaciones. Si adviertes que tu atención comienza a desviarse, guíala otra vez hacia la respiración. Concéntrate en estas instrucciones durante unos momentos. Inclínate a la derecha con el cuerpo relajado, apoyando la mano y el antebrazo derechos sobre el colchón junto a ti. Abre el brazo izquierdo y levántalo por encima de la cabeza. Permanece en la postura durante varias respiraciones mientras movilizas el cuerpo con la intención de abrirlo. Vuelve al centro y repite con el otro lado. Lleva las manos hacia delante y relaja el torso. Balancéate ligeramente si te resulta grato. Vuelve al centro al terminar. Presiona los dedos de las manos sobre la cama detrás del cuerpo, inhala profundamente y eleva el pecho y las caderas. Relaja la parte central del cuerpo al exhalar. Apoya las manos sobre los muslos y cierra los ojos un momento, concentrándote en la respiración.

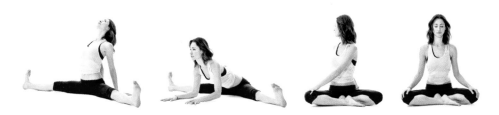

Abre las piernas, empuja las manos sobre la cama por detrás de la espalda e inhala profundamente para abrirte. Mantén la postura si te sientes a gusto, o lleva el torso hacia delante y haz una torsión suave. Cuando hayas acabado, vuelve al centro para adoptar una posición sedente cómoda. Inhala profundamente y levanta el brazo izquierdo. Exhala y presiona la mano contra el muslo derecho. Coloca los dedos de la mano derecha detrás de la espalda para que te sirvan de apoyo. Inhala profundamente e incorpórate un poco. Exhala y gira hacia la derecha. Respira varias veces en esta posición, y luego haz la secuencia completa con el otro lado. Al finalizar, regresa al centro.

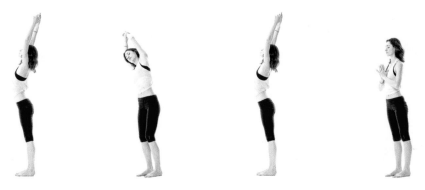

Acércate al borde de la cama y coloca los pies sobre el suelo. Ejerce presión con las manos sobre el colchón y con las piernas sobre el suelo para ponerte de pie. Inhala profundamente y luego abre y levanta los brazos. Agárrate la muñeca izquierda con la mano derecha. Inhala largamente, incorpórate y exhala para inclinar el cuerpo hacia la derecha. Respira varias veces en la postura. Cuando hayas terminado, repite con el otro lado. Vuelve al centro. Presiona las manos entre sí, cierra los ojos, baja los brazos y acerca los pulgares al corazón. Relájate un momento. Inhala profundamente por la nariz y exhala largamente por la boca. Repite dos veces más. Una inhalación profunda, una exhalación prolongada. Y por última vez, una inhalación profunda, una exhalación prolongada. Relaja los brazos a los lados del cuerpo y abre los ojos.

¡Espero que te hayas sentido conectado, renovado, revitalizado y preparado para tener un día formidable!

DORMIR MEJOR

Esta secuencia está destinada a calmar cualquier tensión acumulada en tu cuerpo y tu mente para que puedas disfrutar de un sueño totalmente reparador. Igual que la secuencia de la mañana, puedes practicarla en la cama para pasar una noche muy agradable. Relájate mientras respiras, ¡y disfruta! ¡Que duermas bien!

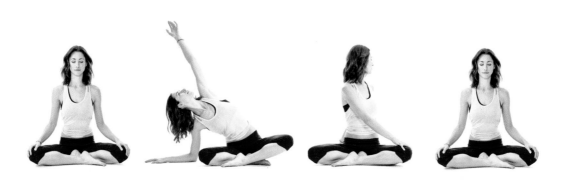

Busca una posición sedente cómoda sobre la cama. Cierra los ojos y dirige la atención hacia el interior. Si tu mente comienza a divagar, guíala hacia la respiración. Mantén la postura durante varias respiraciones largas y profundas. Inclínate a la derecha con el cuerpo relajado y apoya la mano y el antebrazo derechos sobre la cama junto a ti. Abre y levanta el brazo izquierdo por encima de la cabeza. Respira varias veces en esta posición movilizando ligeramente tu cuerpo para abrirlo. Vuelve al centro y repite con el otro lado cuando hayas terminado. Inhala y levanta el brazo derecho. Bájalo y ejerce presión con la mano derecha sobre la parte superior del muslo izquierdo, mientras mantienes la mano izquierda sobre la cama detrás de ti a modo de soporte. Inhala profundamente y eleva el torso. Haz una torsión hacia la izquierda presionando la mano derecha sobre el muslo izquierdo. Exhala y prolonga un poco más la torsión. Realiza la secuencia de movimientos varias veces más al ritmo de tu respiración. Cuando estés listo, vuelve al centro y repite con el otro lado. Una vez terminada la secuencia del lado contrario, regresa al centro. Apoya las manos sobre los muslos y cierra un momento los ojos, mientras te concentras nuevamente en tu respiración.

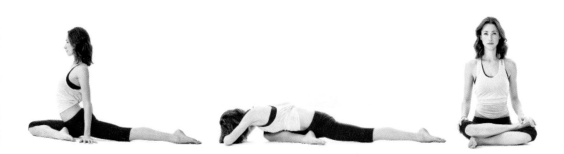

Siéntate sobre la cadera derecha y lleva la pierna izquierda hacia atrás para adoptar la postura de la paloma. Busca ahí la comodidad. Intenta acercar o alejar ligeramente el pie derecho del cuerpo hasta sentir que puedes seguir respirando fácilmente mientras mantienes la apertura de las caderas. Inhala en profundidad y ábrete un poco más. Exhala y avanza con el torso para relajarte sobre la cama. Permanece en la postura durante varias respiraciones largas y profundas. Cuando hayas terminado, eleva el torso, inclínate hacia la cadera derecha y desplaza la pierna izquierda hacia delante para sentarte con las piernas cruzadas y los tobillos en contacto con las rodillas. Si sientes alguna molestia, sitúa la pierna izquierda delante de la derecha en una posición que te resulte cómoda. Respira en la postura unos instantes. Si te encuentras a gusto, relaja el torso hacia delante para desplazar luego las manos primero a un lado y después al otro. Siéntate erguido y repite los movimientos con el otro lado, empezando por la postura de la paloma.

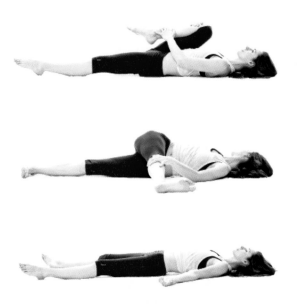

Túmbate cómodamente y lleva la rodilla derecha hacia el pecho. Haz movimientos circulares con la pierna para abrir las caderas con suavidad. Permanece en la postura durante varias respiraciones largas y profundas. Luego agárrate la rodilla por la parte externa para empujar la pierna derecha hacia la izquierda. Relaja el brazo izquierdo sobre la pierna derecha y abre el brazo derecho junto al cuerpo. Respira varias veces profundamente durante esta torsión. A continuación, vuelve al centro y repite con el otro lado. Cuando hayas terminado la secuencia completa, vuelve al centro y túmbate cómodamente. ¡Felices sueños!

Espero que concilies el sueño y pases una noche maravillosa para que te sientas descansado y lleno de energía por la mañana.

DESCONECTAR

Esta secuencia ha sido diseñada para eliminar el estrés y la tensión acumulados durante el día. Es como un botón de reinicio, que te ayuda a separar la primera parte del día (trabajo, recados, reuniones y demás) de la segunda parte (salir, encontrarse con los amigos, relajarse en casa o cualquier otra cosa). De manera que disfruta aprendiendo a fluir de una a otra para volver a empezar fresco y descansado... cualesquiera que sean tus planes.

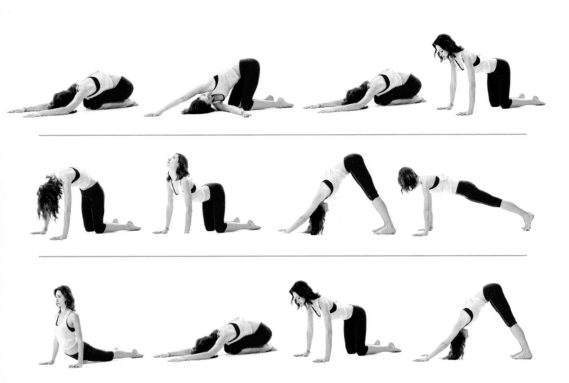

En la postura del niño, relaja la frente sobre el suelo y respira varias veces pausadamente. Las exhalaciones deben ser más largas que las inhalaciones. Levanta ligeramente las caderas y pasa el brazo derecho por debajo del izquierdo, relajando el hombro derecho sobre el suelo. Respira varias veces profundamente en esta posición. Muévete de la manera en que te encuentres más a gusto hasta conseguir abrir bien los hombros. A continuación vuelve al centro y repite con el otro lado. Por último, cambia a la postura del niño y descansa en ella durante varias respiraciones largas y profundas.

A cuatro patas, flexiona la espalda hacia arriba y hacia abajo mientras respiras profundamente con la intención de sentirte cómodo y disfrutar del movimiento. Luego coloca la parte posterior de los dedos de los pies sobre el suelo, inhala profundamente y eleva el cuerpo, desplazándolo hacia atrás para ir a la postura del perro con el hocico hacia abajo. A continuación baja la espalda y orienta el mentón en dirección al pecho para alinear el cuerpo en la postura de la tabla. Apoya las rodillas sobre el suelo, baja las caderas y abre el pecho en la postura del perro con el hocico hacia arriba. Moviliza ligeramente el cuerpo, si te sientes cómodo. Levanta las caderas y desplázalas hacia atrás para sentarte sobre los talones en la postura del niño. Descansa durante varias respiraciones largas y profundas. Vuelve a ponerte a cuatro patas, apoya la parte posterior de los dedos de los pies sobre el suelo y, con una profunda inhalación, regresa al perro con el hocico hacia abajo.

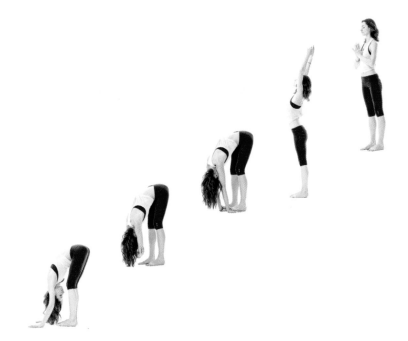

Desplaza los pies hacia delante para ir a la flexión hacia delante de pie. Sujétate los codos con las manos y relaja el torso sobre las piernas, balanceándote ligeramente de lado a lado. Relaja los brazos y coloca los pies sobre las manos, con los dorsos sobre el suelo y los dedos apuntando hacia los talones. Afloja las rodillas para descargar la tensión de los tendones de las corvas. Relaja el cuello y la cabeza y permanece en esa postura durante varias respiraciones largas y profundas. Libera las manos y ponte de pie muy progresivamente. Cuando llegues a la vertical, inhala profundamente mientras abres ambos brazos y los llevas junto al pecho. Presiona las palmas de las manos entre sí y acerca los pulgares al corazón. Relájate un instante. Afloja las rodillas y relaja el cuello y la cabeza. Puedes movilizar los brazos de lado a lado o de atrás hacia delante si te resulta agradable. Inhala profundamente y levanta los brazos por encima de la cabeza. Exhala y relaja el torso sobre las piernas. Presiona las palmas de las manos contra el suelo para que te sirvan de apoyo, dobla las rodillas y ponte en cuclillas. Desplaza el cuerpo hacia la derecha y lleva el brazo izquierdo hacia arriba mientras abres la parte anterior del cuerpo. Cuando estés dispuesto, repite la secuencia completa con el otro lado. Al terminar, lleva las manos detrás de la espalda, apóyalas sobre el suelo a modo de soporte y siéntate lo más cómodamente posible. Relaja las manos sobre los muslos, cierra los ojos y concéntrate en tu interior. Permanece en la postura durante varias respiraciones largas y profundas.

Cuando estés listo, inclina el cuerpo hacia la derecha y levanta el brazo izquierdo por encima de la cabeza. Moviliza ligeramente el cuerpo si te sientes a gusto. Luego vuelve al centro y repite con el otro lado. Regresa una vez más al centro y desplázate hacia delante. Relaja el cuello y la cabeza y mantén la postura durante

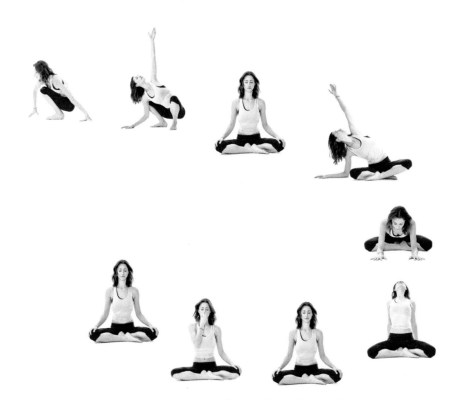

varias respiraciones profundas. A continuación endereza la espalda, coloca
las manos sobre el suelo detrás del cuerpo para que te sirvan de apoyo, inhala
profundamente y levanta el pecho y las caderas, siempre que no sientas ninguna
molestia. Cuando estés listo, vuelve a sentarte con la espalda recta.

Siéntate cómodamente porque ahora vamos a practicar la **respiración alterna**,
para calmar el organismo. Dobla los dedos índice y corazón de la mano derecha
sobre la palma, dejando el meñique, el anular y el pulgar estirados para hacer el
signo de la paz. Entre el dedo anular y el pulgar hay espacio suficiente para la
nariz. Cierra el orificio nasal izquierdo con el dedo anular. Cierra los ojos e inhala
profundamente por el orificio derecho. Ahora cierra el orificio derecho con el
pulgar y retén el aire un instante. Cuando estés preparado, afloja el dedo anular
y deja salir el aire por el orificio izquierdo. Inhala profundamente por ese orificio
y luego ciérralo con el dedo anular, para retener el aire durante un momento.
Afloja el pulgar y deja salir el aire por el orificio derecho. Repite varios minutos a
tu propio ritmo; luego relaja las manos sobre los muslos y respira naturalmente
durante unos instantes. A continuación, haz varias respiraciones largas y profundas. Si detectas que tu atención comienza a desviarse, solo debes volver a
guiarla hacia la respiración. Abre suavemente los ojos cuando hayas terminado.

¡Espero que te hayas recuperado del día estresante que has vivido y que
estés dispuesto a disfrutar de una tarde tranquila y relajada!

LIBERARTE DEL ESTRÉS

Algunas veces el estrés de la vida cotidiana puede llegar a ser un poco agobiante. Trabajar a contrarreloj, organizar o mantener reuniones de trabajo, fiestas, salidas...: la vida puede llegar a tener un ritmo frenético. Si necesitas mucho más que una mera relajación, prueba esta secuencia que está concebida para que puedas disolver la tensión física y mental que has acumulado debido a las obligaciones y el estrés de tu vida cotidiana. Consiste en movimientos suaves y fáciles que harán que tu cuerpo se ponga en marcha y eliminarán la tensión, tal como lo haría una refrescante cascada cayendo por tu espalda. Cuanto más profunda sea tu respiración, mayor será el espacio que tendrás a tu disposición. De modo que ¡respira muy profundamente y disfruta!

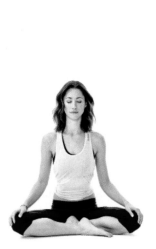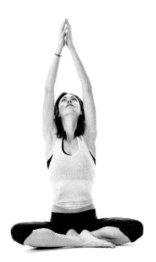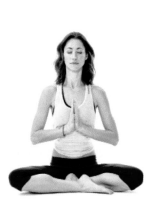

Comienza en una posición sedente que te resulte cómoda. Cierra los ojos y concentra tu atención en la respiración. Si notas que te dispersas, vuelve a guiar tu atención a tus inhalaciones y exhalaciones, y abre los ojos cuando te apetezca.
Inhala profundamente y levanta los brazos por encima de la cabeza. Cierra los ojos, une las palmas de las manos, baja los brazos y acerca los pulgares al corazón. Relájate un momento en la posición. Inhala profundamente por la nariz y exhala largamente por la boca. Repite dos veces. Una inhalación profunda, una exhalación prolongada. Y una vez más. Una inhalación profunda, una exhalación prolongada. Relaja las manos sobre los muslos y abre los ojos cuando hayas terminado.

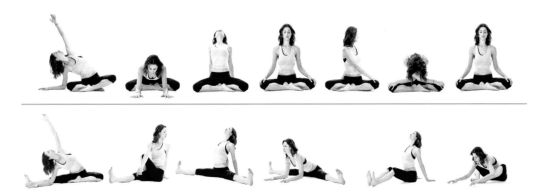

Con el cuerpo relajado, presiona la mano derecha sobre el suelo junto a ti. Flexiona el torso hacia el lado derecho. Relaja el codo para apoyar el antebrazo sobre el suelo. Permanece en la postura unos instantes y después eleva el torso hacia el centro y repite la misma serie con el otro lado. Lleva el torso hacia delante sobre las piernas y relájate mientras respiras varias veces profundamente. A continuación endereza la espalda. Presiona las dos manos sobre el suelo detrás del cuerpo y levanta el pecho. Separa las caderas del suelo, si te resulta cómodo. Cuando hayas acabado, sube el torso para sentarte y relaja las manos sobre los muslos.

Inhala profundamente y levanta el brazo derecho. Luego bájalo y haz una torsión hacia la izquierda presionando la mano derecha sobre el muslo izquierdo, mientras la mano izquierda sigue apoyada sobre el suelo detrás de ti. Inhala profundamente y eleva el torso. Exhala y alarga la torsión. Cuando estés preparado levanta la mano derecha y apoya cada mano sobre la rodilla contraria. Relaja el torso hacia delante, tratando de no generar tensión en la cabeza y el cuello. Respira hondo varias veces. Luego vuelve al centro y relaja las manos sobre los muslos. Repite con el otro lado. Abre la pierna derecha lateralmente sin estirar la punta del pie. Inclínate hacia la derecha y presiona la mano derecha sobre el suelo. Luego afloja el codo para apoyar el antebrazo sobre el suelo. Levanta el brazo izquierdo por encima de la cabeza. Abre el torso y mantén la postura mientras respiras larga y profundamente. A continuación vuelve al centro, flexiona la pierna izquierda y gira el tronco hacia ese lado. Presiona la mano derecha sobre el muslo izquierdo y coloca la mano izquierda sobre el suelo detrás de ti para que te sirva de apoyo. Inhala profundamente y levanta el torso. Exhala y prolonga la torsión un poco más hacia la izquierda. Luego vuelve al centro y repite con el otro lado.

Separa ambas piernas y dedícate a sentir que tu cuerpo se abre mientras sigues respirando fácilmente. Coloca los dedos de las manos sobre el suelo detrás de ti para que te sirvan de soporte. Inhala profundamente e inclina el torso hacia atrás, luego exhala y desplázalo hacia delante. Permanece en la postura durante varias respiraciones largas y profundas, y después vuelve a enderezar el torso. Lleva las dos piernas delante del cuerpo y relaja las rodillas. Empuja ligeramente las manos contra el suelo detrás de la espalda a modo de soporte. Inhala profundamente e inclínate hacia atrás. Exhala y vuelve a llevar el torso hacia delante. Respira varias veces en la posición y a continuación desplaza el torso hacia el centro.

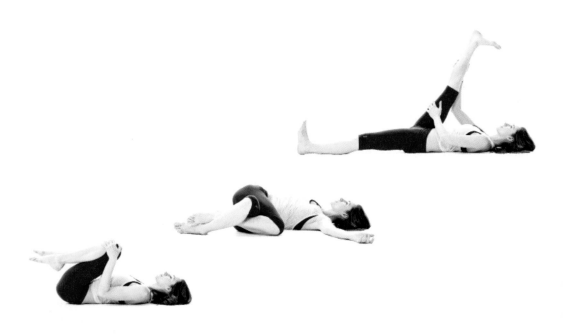

Relaja las rodillas sobre el pecho y túmbate sobre la espalda. Cruza la pierna derecha sobre la izquierda y desplaza las piernas hacia la izquierda. Abre los brazos en cruz a la altura de los hombros y relájate durante la torsión mientras respiras profunda y largamente. Vuelve al centro y repite los movimientos con el otro lado. Cuando hayas terminado, regresa al centro y estira las piernas. Recoge la espinilla derecha y llévala hacia el pecho, mientras relajas la pierna izquierda sobre el suelo. Abre y levanta la pierna derecha, sujetándola por detrás del muslo o de la rodilla, a condición de que no sientas ninguna molestia. Relaja la rodilla para eliminar la tensión de los tendones de las corvas y mantén

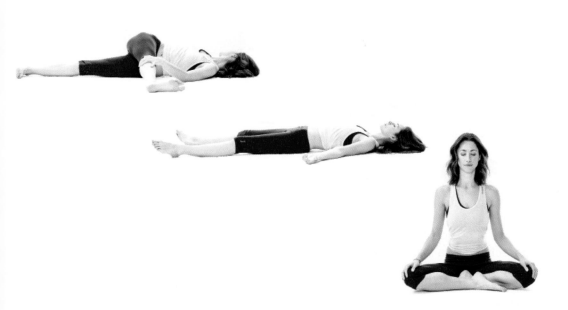

la postura durante varias respiraciones largas. Extiende la pierna derecha a través de tu cuerpo hacia la izquierda y deja que descanse sobre el suelo. Abre los brazos hacia los lados y relájate ahí durante varias respiraciones largas y profundas. Vuelve al centro y repite con el otro lado. Estírate un poco y relájate. Descansa durante varias respiraciones y luego pasa suavemente a la posición sedente. Cierra los ojos y concéntrate un rato en tu respiración. Si observas que tu atención se dispersa, vuelve a guiarla hacia la respiración. Cuando hayas terminado, abre los ojos lentamente.

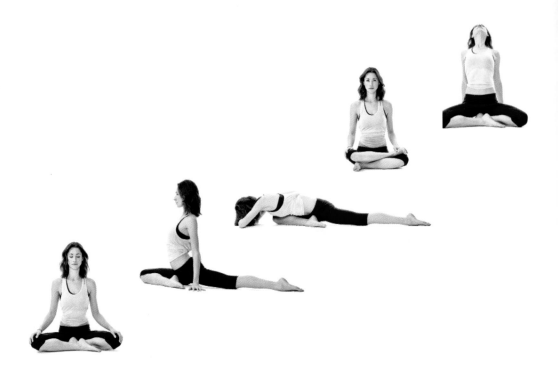

Desde la posición sedente inclínate sobre la cadera derecha, flexiona la pierna derecha y lleva la izquierda hacia atrás para adoptar la postura de la paloma. Respira ahí varias veces. Mantén el cuerpo erguido si te sientes a gusto; de lo contrario, desplázalo hacia delante para relajarte mientras respiras. Vuelve a sentarte, inclina el cuerpo hacia la cadera derecha y adelanta la pierna izquierda para sentarte con las piernas cruzadas y los tobillos en contacto con las rodillas. Si esa posición no te resulta cómoda, puedes colocar la pierna izquierda sobre el suelo frente a la pierna derecha. Coloca las manos detrás de la espalda para que te sirvan de soporte, inhala profundamente y lleva el cuerpo hacia atrás. Mientras exhalas, desplaza el torso hacia delante y respira varias veces en profundidad. Cuando hayas acabado, vuelve al centro y repite con el otro lado. Siéntate otra vez cómodamente para volver a practicar la respiración alterna con el propósito de calmar tu organismo. Haz el signo de la paz con la mano derecha y coloca la nariz entre los dedos anular y pulgar. Relaja la mano y cierra el orificio nasal izquierdo con el dedo anular. Inhala profundamente por el orificio derecho. Luego cierra este orificio con el pulgar y retén el aire durante unos instantes. Deja salir el aire por el orificio izquierdo cuando hayas terminado. Inhala profundamente por este orificio, vuelve a cerrarlo con el dedo anular para retener la respiración y expulsa después el aire por el orificio derecho. Sigue alternando la respiración durante varios minutos a tu propio ritmo.

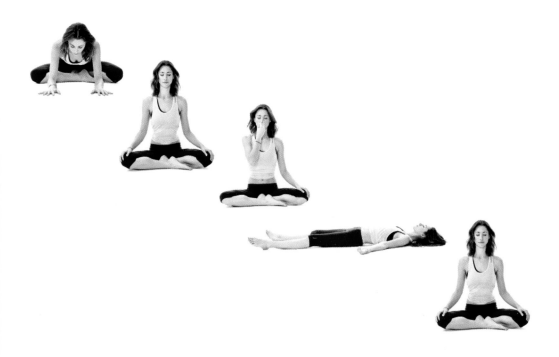

Cuando hayas terminado, relaja otra vez las manos sobre los muslos y vuelve a respirar naturalmente durante unos instantes

Con los ojos todavía cerrados, túmbate y relájate varios minutos. Vuelve a sentarte y dirige la atención nuevamente a la respiración.

¡Buen trabajo! ¡Espero que te hayas recuperado y te sientas fresco y muy relajado!

DESINTOXICARTE

A lo largo de la vida todos pasamos temporadas en las que nos sentimos superestresados y nuestro cuerpo y nuestra mente soportan las consecuencias de la tensión acumulada. Esto puede deberse a un suceso inesperado de la vida o incluso a nuestras propias decisiones. Todos cometemos equivocaciones, ¿verdad? Cuando tu cuerpo y tu mente están desganados y sientes que necesitas una tregua, ha llegado el momento de desintoxicarse. Esta poderosa secuencia sanadora ha sido concebida para eliminar la tensión física y mental; de ese modo volverás a sentirte libre y fantástico.

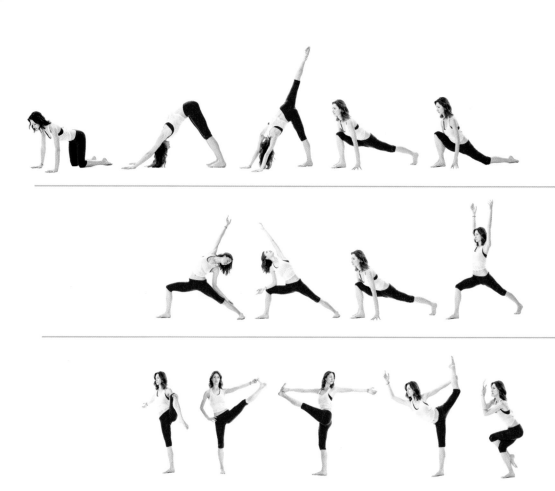

En la postura a cuatro patas, separa los dedos de las manos todo lo que puedas, luego apoya la parte posterior de los dedos de los pies sobre el suelo y levanta las caderas para desplazarlas hacia atrás y adoptar la postura del perro con el hocico hacia abajo. Acomoda tu cuerpo para que la postura sea cómoda. Abre las caderas y el abdomen. Exhala y desplaza el pie para ir a la postura del paso bajo extendido. Relaja la rodilla posterior sobre el suelo y haz oscilar un poco el cuerpo. Manteniendo los dedos de las manos sobre el suelo, lleva las caderas hacia atrás para sentarte sobre el talón y hacer el estiramiento del corredor. Relaja el torso sobre la pierna que está por delante y balancéate ligeramente si te apetece.

Vuelve al paso bajo extendido, coloca los dedos de las manos sobre el suelo y, con una inhalación profunda, levanta las caderas mientras relajas el torso sobre la pierna que está por delante. Mantén la postura durante varias respiraciones largas y profundas. Relaja las rodillas, presiona los dedos de la mano derecha contra el suelo y abre el brazo izquierdo hacia arriba. Dirige la mirada hacia la mano, siempre que el giro de la cabeza no te produzca ninguna molestia.

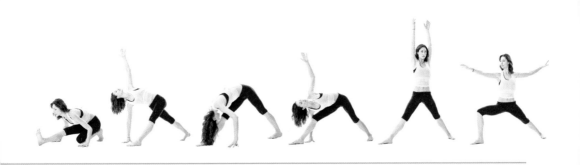

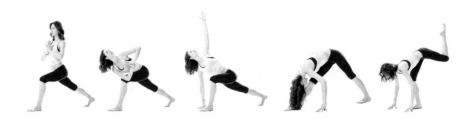

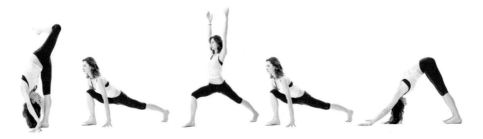

Presiona los dedos de la mano izquierda contra el suelo, inhala profundamente, eleva tus caderas y abre tu brazo derecho y cuerpo hacia el lateral derecho. Dirige la mirada hacia arriba si no sientes molestias. Baja los dedos de la mano derecha hasta el suelo e inclina el torso sobre la pierna delantera para realizar la flexión hacia delante sobre una sola pierna. Permanece en la postura durante varias respiraciones largas y profundas. Apoya el talón posterior y abre el cuerpo hacia la izquierda. Mira la mano que está por encima de la cabeza, si te resulta cómodo. Relaja las rodillas, baja el brazo, ejerce presión con las piernas sobre el suelo e incorpórate hasta ponerte de pie, levantando las caderas, y coloca los brazos por encima de la cabeza. Exhala y relájate en la postura del guerrero 2. Inhala profundamente y pasa al guerrero invertido. Desliza la mano izquierda sobre la pierna que está por detrás y eleva el brazo derecho por encima de la cabeza. A continuación incorpora el cuerpo para realizar la postura del ángulo lateral extendido, presionando el antebrazo derecho sobre el muslo y levantando el brazo izquierdo por encima de la cabeza. Eleva el torso, siempre que puedas hacerlo fácilmente.

En la postura del paso bajo extendido, baja las caderas y haz pequeños movimientos oscilatorios. Ejerce presión con las piernas sobre el suelo, inhala profundamente y adopta la postura del paso alto extendido. Une las palmas de las manos frente al pecho y acerca los pulgares al corazón. Inhala profundamente para levantar un poco más el cuerpo. Exhala y haz una torsión hacia la izquierda, presionando el codo derecho contra la parte externa de la rodilla izquierda. Abre los brazos, coloca los dedos de la mano derecha sobre el suelo junto a la parte interna del pie que está por delante y después levanta el brazo izquierdo. Permanece en la postura durante varias respiraciones largas y profundas. Cuando estés dispuesto, coloca los dedos de las manos sobre el suelo a ambos lados del pie que está por delante y levanta las caderas para ir a la flexión hacia delante sobre una sola pierna. Inclina el tronco sobre las piernas mientras respiras varias veces. Relaja las rodillas, desplaza los dedos de las manos para colocarlos frente al cuerpo y levanta la pierna que está por detrás para hacer el guerrero 3. Relaja las rodillas y redondea la espalda para ponerte de pie; después agárrate la espinilla izquierda junto al cuerpo. Sujeta el dedo gordo del pie izquierdo con los dos primeros dedos de la mano izquierda. Para mantener mejor el equilibrio es importante que las rodillas no estén tensas. Extiende la pierna frente al cuerpo y a continuación ligeramente hacia fuera, si este movimiento no te implica realizar un esfuerzo. Vuelve a llevar la pierna hacia el centro. Sujeta la rodilla izquierda, o la parte externa del tobillo, con la mano izquierda. Haz una suave torsión hacia la izquierda. Permanece en la posición o abre la pierna hacia fuera, ejerciendo presión con el otro pie sobre el suelo. Vuelve al centro, baja la rodilla izquierda y tómate el tobillo con la mano izquierda. Ásete suavemente la pantorrilla para hacer la postura del danzarín. Respira varias veces en esa posición. Cuando hayas acabado, desplaza la pierna frente al cuerpo y rodea con ella la otra pierna para realizar la postura del águila. Pasa el brazo izquierdo por debajo del derecho mientras bajas las caderas y levantas el cuerpo, iniciando el movimiento desde las puntas de los dedos. Deshaz la postura e incorpórate ligeramente sobre la pierna que te sostiene, colocando los dedos en el suelo para adoptar la postura de pie con una pierna extendida hacia arriba. Relaja el cuello y la cabeza. Afloja las rodillas y da un paso atrás con el pie izquierdo para hacer la postura del paso bajo extendido. Inhala profundamente y cambia al paso alto extendido. Exhala para volver al paso bajo y luego pasa al perro con el hocico hacia abajo.
Repite la serie completa de movimientos con el otro lado.

FLUIR PARA NO QUEDARSE BLOQUEADO

Observar el agua da mucha paz. Las tensiones se disuelven mientras las olas vienen y van. El mero hecho de observar el flujo del agua y permitir que nuestra mente se deje llevar nos relaja, nos calma y nos hace sentir en paz. Intenta que tus movimientos sean fluidos y continuos como el agua. Independientemente de que sean lentos y uniformes o rápidos, deben estar impulsados por tu respiración y no por tus músculos. Cuando movemos nuestro cuerpo de forma tensa y rígida, nos bloqueamos física y mentalmente, así que relájate y encuentra la forma de sumergirte en esa ola relajante que hay en tu interior.

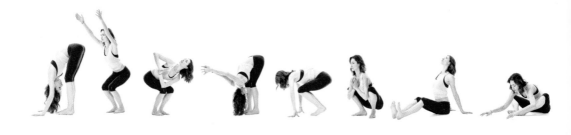

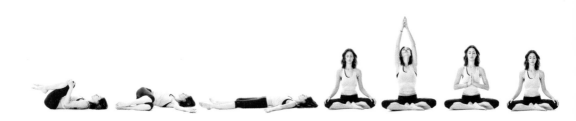

Ponte de pie en la parte superior de la esterilla para realizar la flexión hacia
delante con el cuello y la cabeza relajados. Inhala profundamente para pasar
a la postura de la silla. Exhala y haz una torsión hacia la derecha, colocando el
codo izquierdo junto a la parte externa de la rodilla derecha. Inhala profundamente y vuelve a la postura de la silla. A continuación haz una torsión hacia la
izquierda. Exhala y relaja el torso sobre las piernas. Entrelaza las manos detrás
de la espalda y estira los brazos para liberar los hombros. Suelta las manos y
coloca las palmas sobre el suelo frente al cuerpo para agacharte. Permanece en
la postura durante varias respiraciones profundas con el fin de abrir el cuerpo.
Lleva las manos detrás de la espalda y apóyalas sobre el suelo para sentarte
fácilmente y después estira las piernas con las rodillas relajadas. Manteniendo
las manos sobre el suelo detrás de la espalda, inhala profundamente y abre el
torso y el pecho. Exhala y relaja el torso sobre las piernas con las piernas flexionadas y las rodillas abiertas. Permanece en la postura durante varias respiraciones largas y profundas. A continuación túmbate sobre la espalda con las rodillas
cerca del pecho. Abre los brazos a los lados del cuerpo y relaja las rodillas,
desplazándolas hacia la derecha. Mantén la postura durante varias respiraciones
profundas y después repite el movimiento con el otro lado. Cuando hayas terminado, vuelve al centro, estira las piernas y relájate. Descansa mientras respiras
varias veces y luego vuelve a sentarte. Relaja las manos sobre los muslos, cierra

los ojos y dirige tu atención hacia el interior. Inhala profundamente y eleva los brazos por encima de la cabeza. A continuación baja los brazos hasta el pecho, presiona las palmas de las manos entre sí y acerca los pulgares al corazón. Relájate unos instantes. Inhala profundamente por la nariz y exhala largamente por la boca. Repite dos veces: una inhalación profunda, una exhalación prolongada. Y la última vez: una inhalación profunda, una exhalación prolongada. Cuando hayas finalizado, relaja las manos sobre los muslos y abre lentamente los ojos.

¡Espero que te sientas revigorizado, liberado y preparado para empezar de nuevo! ¡Me siento muy contenta por ti!

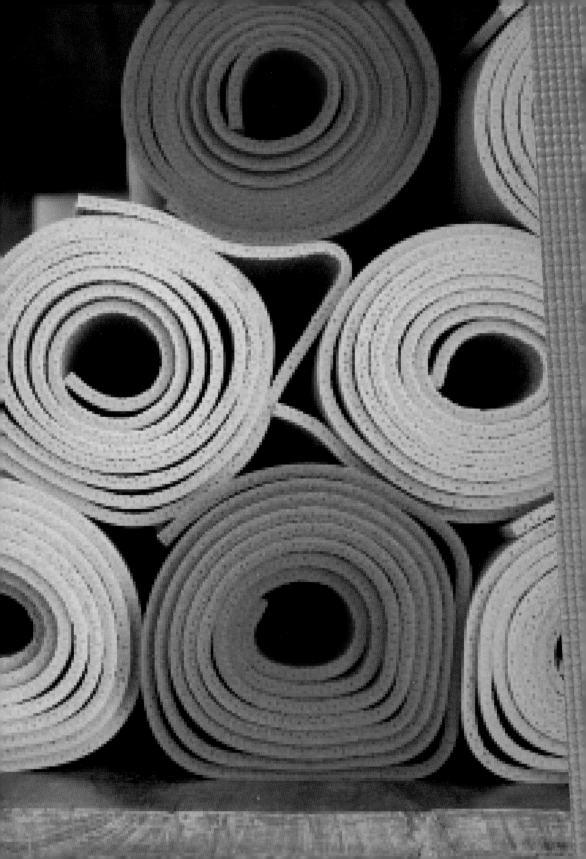

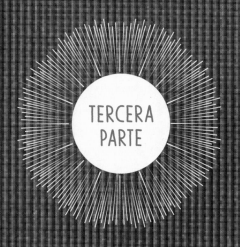

TERCERA
PARTE

programas diarios

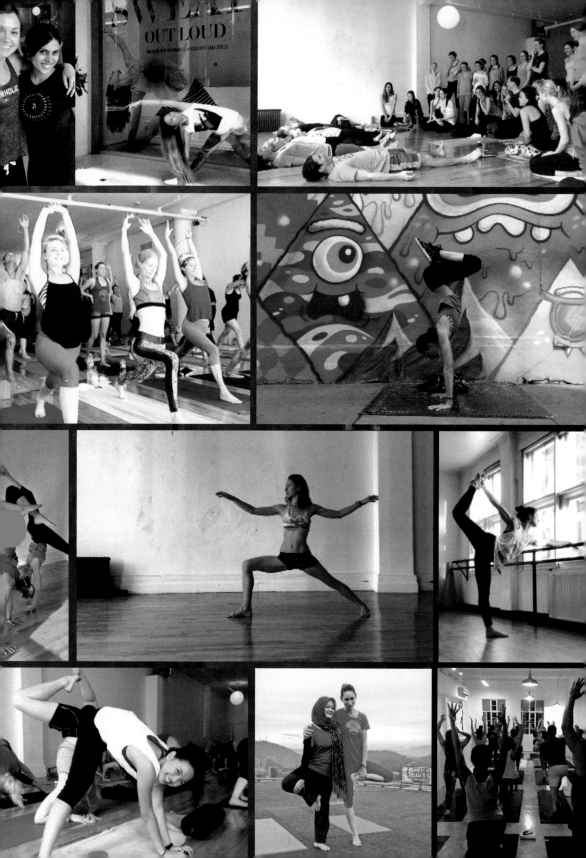

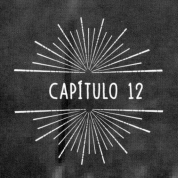

CAPÍTULO 12

TU PROGRAMA DE ACTIVACIÓN EN SIETE DÍAS PARA APRENDER A RELAJARTE

El hecho de moverse con soltura y vivir

relajadamente para conseguir más con menos esfuerzo y, al mismo tiempo, generar espacio para la creatividad y las sensaciones suena muy bien, ¿verdad? No obstante, una cosa es observar y comprender el proceso, y otra embarcarse en él y experimentar cambios positivos y duraderos. Afortunadamente tengo un programa para ti que te ayudará a incorporar Strala a tu vida, ¡y puedes empezar hoy mismo! Lo he desarrollado con un cuidado especial para facilitarte el camino hacia la relajación y, al mismo tiempo, con la intención de ofrecerte un desafío para que el programa te resulte interesante. Te ayudará a sentirte descansado y estar de buen ánimo para iniciar cada nuevo día.

El programa de siete días consiste en una práctica diaria completa que se complementa con una o dos prácticas más cortas y varios momentos relajados para conectar contigo mismo. ¡Una de las maravillas que nos ofrece la práctica destinada a movernos con soltura y naturalidad es que no necesitas tomarte un día de descanso! Dicho esto, si te sientes tranquilo y necesitas un respiro, tienes toda la libertad de modificar la actividad que te propongo de la forma que te resulte más conveniente.

Te daré tres consejos para obtener el mejor beneficio de este programa:

1. **TOMA NOTAS:** es muy útil apuntar las sensaciones que experimentas cada día, antes, durante y después de las secuencias. Como es evidente, las prácticas son físicas; sin embargo, los movimientos naturales realizados con soltura tienen componentes mentales y emocionales. El hecho de tomar conciencia de lo que sientes te ayudará a abrirte y cambiará algunas cosas. Acaso sientas una explosión de energía en distintos momentos del día u observes que estás más creativo y conectado. Tal vez tus buenas ideas y tu amabilidad potencian naturalmente la confianza que tienes en ti mismo. Las posibilidades son ilimitadas.

2. **OBSERVA OTROS HÁBITOS:** toma especial nota del hábito de no hacer los ejercicios durante la semana. Las secuencias te ayudarán a cuidarte como nunca lo habías imaginado y a generar un ciclo sostenible y superpositivo. El hábito de moverte de la forma que te parezca más placentera te permitirá conectar contigo mismo. Cuando llegues realmente a ver quién eres, tus decisiones diarias serán más sanas porque serás consciente de sus efectos. Intuyo que experimentarás cambios positivos en tu alimentación y en la forma de preparar tus alimentos y que aprenderás a priorizar el descanso, centrar la mente, deshacerte del estrés que te provoca el trabajo y propiciar relaciones saludables. Lógicamente, los resultados son diferentes para cada persona, pero puedo asegurarte que experimentarás algunos cambios.

3. **ESTABLECE UN OBJETIVO BASADO EN TUS SENSACIONES:** muchas personas se plantean objetivos como «quiero hacer ejercicio todos los días» o «quiero perder tres kilos», pero creo que estas metas implican una presión innecesaria y a menudo conducen a la frustración. De manera que te aconsejaría que a la hora de elegir un objetivo fuera algo semejante a «quiero sentirme mejor y tener menos estrés y más energía». Lo que aquí nos interesa son los propósitos que se basan en las sensaciones. Por ejemplo, cuando manifiestas que quieres sentirte mejor, te ahorras la presión de los objetivos que provocan frustración, y entonces ocurren cosas maravillosas. A menudo alcanzas las metas que te has propuesto, o incluso las sobrepasas, sin siquiera advertirlo. Lo mismo sucede durante la práctica cuando nos concentramos en el proceso y no en las posturas.

¡Muy bien! Creo que esto es todo lo que necesitas saber antes de empezar. ¡Estoy emocionada por ti! Estás a punto de iniciar una experiencia agradable y entretenida. ¡Respira profundamente y disfrútala!

Programa inicial de siete días

Estás a punto de empezar una semana que te servirá de impulso para moverte de la forma que te resulte más placentera, experimentar sensaciones asombrosas e irradiar luz a tu alrededor. Comunica a tus amigos, tu familia, tus colegas del trabajo y el camarero del bar de la esquina que se pongan sus gafas de sol porque estás a punto de difundir potentes rayos de luz y vibraciones positivas.

DÍA 1

Para relajar el cuerpo, la mente y la vida en general, debemos iniciar la práctica y mantenerla. No es posible alcanzar la relajación a través de la fuerza, la lucha ni el esfuerzo. Esta práctica ha sido concebida para disolver tensiones, crear espacio y desarrollar tu sensibilidad para que consigas sentirte a gusto y tus buenas sensaciones se extiendan a las decisiones que tomas en tu vida. Suena fenomenal, ¿verdad? Vamos a empezar con una respiración. Retornaremos siempre a la respiración para que nos proporcione impulso, energía, relajación y conexión. Inspira larga y profundamente y luego exhala largamente. Repite varias veces la respiración y observa cómo te sientes. Por el mero hecho de dirigir tu atención a la respiración puedes calmarte, centrarte y llenarte de energía. Yendo un poquito más lejos, es decir, alargando las inhalaciones para que sean más profundas y prolongando todavía más las exhalaciones, inicias un proceso que te ayuda a relajarte y generar espacio no solo en su cuerpo y tu mente, sino también en tu vida en general. Respira en profundidad y prepárate para participar en el maravilloso proceso de la relajación.

MAÑANA

Lo primero que quiero pedirte que hagas esta mañana es mirar realmente hacia tu interior. Dedica un momento a reflexionar sobre cómo has estado sintiéndote. Pregúntate qué es lo que quieres cambiar (recuerda que debes basarte en tus sensaciones). Piensa en un aspecto de tu vida que sirva para recordarte cómo te sientes actualmente: tus hábitos, tus relaciones con los demás, tu visión de la vida en general, tu estado anímico, tus niveles de estrés... También puedes apuntar cualquier idea que surja en tu mente. El séptimo día volveré a pedirte que medites sobre tu vida, así que te aconsejo que te prepares, ya sea recurriendo a tu memoria o a tus notas. Pero ahora ha llegado el momento de trabajar y ponerte en movimiento, sentirte mejor y disfrutar.

Lo primero que quiero pedirte que hagas esta mañana es mirar realmente hacia tu interior. Dedica un momento a reflexionar sobre cómo has estado sintiéndote. Pregúntate qué es lo que quieres cambiar (recuerda que debes basarte en tus sensaciones). Piensa en un aspecto de tu vida que sirva para recordarte cómo te sientes actualmente: tus hábitos, tus relaciones con los demás, tu visión de la vida en general, tu estado anímico, tus niveles de estrés... También puedes apuntar cualquier idea que surja en tu mente. El séptimo día volveré a pedirte que medites sobre tu vida, así que te aconsejo que te prepares, ya sea recurriendo a tu memoria o a tus notas. Pero ahora ha llegado el momento de trabajar y ponerte en movimiento, sentirte mejor y disfrutar.

Dedica unos instantes a conectar con tu respiración. Siéntate erguido sobre la cama lo más cómodamente posible y dirige tu atención hacia el interior. Respira varias veces profunda y pausadamente.

Observa el ir y venir de las inhalaciones y exhalaciones. Si notas que tu atención se desvía, vuelve a orientarla hacia la respiración. Esta práctica simple ha sido diseñada para ponerte en forma para el resto del día. Cada vez que sientas que el estrés te supera, o que necesitas más espacio, descansa un momento y concéntrate en tu respiración. Puedes hacerlo mientras das un paseo o mientras estás en el trabajo, en casa o en la ducha. Cuando necesites un pequeño descanso, dedícate un poco de tiempo y utilízalo sabiamente. Vuelve a la respiración porque, como ya te dije, cuanto más completa y profunda sea, más espacio tendrás a tu disposición. El espacio interno es ilimitado y tu capacidad para generarlo te hará sentir mejor durante todo el día. Ahora, ¡sal y disfruta!

TARDE

Relájate. Vamos a iniciar el primer día con una secuencia completa que es lo suficientemente simple como para poner tu cuerpo en movimiento, serenarlo y liberar la tensión acumulada. Desenrolla la esterilla para realizar la secuencia relajante (página 201) disfrutando del proceso. Si tienes un día muy ajetreado y no te viene bien realizar la secuencia por la tarde, puedes hacer la relajación por la mañana, o incluso por la noche, para sentirte conectado y feliz.

NOCHE

Al comenzar la segunda parte del primer día llega la hora de dar descanso al cuerpo y la mente para recuperar energía. Practica la secuencia desconectar (página 272) para hacer la transición entre el día de la noche.

LA HORA DE ACOSTARSE

¡Enhorabuena por tu primer día! ¿Has reparado en si se ha producido algún cambio en tu forma de pensar o en tus hábitos? ¿Notas que tu energía es diferente? Puede que sí, puede que no. Esto no debe preocuparte; lo importante es que has decidido ponerte a trabajar para iniciar el camino hacia el cambio. Ahora deslízate entre las sábanas y dedica unos momentos a respirar profundamente. A continuación, siéntate en una postura cómoda para conectar con tu respiración. Respira varias veces larga y profundamente y ¡duerme bien!

DÍA 2

MAÑANA

Levántate y empieza el día con energía. ¿Cómo te encuentras? ¡Espero que el primer día haya sido un éxito y te sientas fresco y con buena disposición para iniciar tu nueva jornada! Independientemente de que te sientas lleno de energía o necesites un poco de impulso para ponerte en marcha, prueba la secuencia revitalizante (página 171) ¡y disfruta del día!

TARDE

Dedicar un poco de tiempo a disolver la tensión física y mental es una práctica muy útil, más allá de que te sientas estresado o no. Practica la secuencia liberarte del estrés (página 276) y disfruta al sentirte fresco y renovado.

NOCHE

Practica la respiración alterna (página 275) durante algunos minutos para disolver el estrés y cualquier tensión que se haya alojado en tu cuerpo y recuperar así un espacio de serenidad.

LA HORA DE ACOSTARSE

Cobíjate entre las mantas y luego realiza la secuencia dormir mejor (página 270). ¡Que tengas bellos sueños!

DÍA 3

MAÑANA

¡Buenos días! ¿Cómo te sientes? ¿Se está beneficiando tu cuerpo de las secuencias que practicas? Toma notas de tus sensaciones. Práctica la secuencia despertarte (página 268) sobre la cama para empezar a ponerte en movimiento.

TARDE

Realiza la secuencia tu propio centro (página 243) para conectarte con tu propio centro y gozar de una buena cantidad de energía para el resto del día.

NOCHE

Esta noche vamos a practicar nuevamente la secuencia liberarte del estrés (página 276) porque siempre es una buena ayuda para que te dejes llevar alegremente por el flujo de las cosas. Si te sientes superenergético, puedes hacer la secuencia básica (página 223). Pero recuerda que debes mirar en tu interior para percibir lo que tu cuerpo realmente necesita. En cualquier caso, ¡que pases una buena noche!

LA HORA DE ACOSTARSE

Una vez más, ¡que duermas bien! Vuelve a ejercitar los principios básicos de la práctica: medita en la cama para acabar el día. Solo debes concentrarte en tu respiración.

DÍA 4

MAÑANA

Espero que te sientas maravillosamente bien por los beneficios que te están aportando todos los ejercicios que has practicado esta semana. Vuelve a conectarte con la respiración y medita durante unos minutos en la cama para conectarte una vez más con todo lo que hay en tu interior.

TARDE

Haz un pequeño descanso realizando la secuencia desintoxicarte (página 281) para «pulsar el botón de reinicio».

NOCHE

Vamos a mantener vivas las buenas vibraciones que hemos creado practicando la secuencia desconectar (página 272).

LA HORA DE ACOSTARSE

Te mereces tener dulces sueños esta noche. Métete en la cama y práctica la secuencia dormir mejor (página 270).

DÍA 5

MAÑANA

¡Espero que te sientas fresco y renovado! Realiza la secuencia despertarte (página 268) directamente en la cama para tener una mañana relajada.

TARDE

Si esta tarde puedes escabullirte de tus obligaciones, practica otra vez la secuencia tu propio centro (página 243), porque sé que te encanta.

NOCHE

Vamos a practicar la secuencia relajante (página 201) completa para reducir el ritmo del día adecuadamente y tener un poco de tiempo de calidad para dedicarlo a la conexión entre tu cuerpo y tu respiración.

LA HORA DE ACOSTARSE

Túmbate sobre esa cama tan acogedora que está esperándote y medita enfocando tu atención exclusivamente en la respiración.

DÍA 6

MAÑANA

¿Ya empiezas a sentir sus efectos? ¿Has notado que algunos momentos se iluminan súbitamente? Tómate tiempo para reflexionar en lo que has estado experimentando. Conéctate con tus sensaciones y luego realiza la secuencia despertarte (página 268) sin salir de la cama. ¡Disfruta la mañana!

TARDE

Allí donde estés, practica por la tarde la secuencia Liberarte del estrés (página 276) para mantener los niveles de estrés controlados.

NOCHE

Esta noche vamos a hacer que las cosas se pongan un poco más interesantes con la secuencia revitalizante (página 171), porque sé que estás muy fuerte.

LA HORA DE ACOSTARSE

Y ahora vamos a descansar con la secuencia clásica dormir mejor (página 270).

DÍA 7

MAÑANA

Ahora pareces irradiar una luz intensa. ¡Estoy en lo cierto? Para concluir tu primera semana de práctica vamos a tomarnos las cosas con calma y realizar secuencias simples, relajantes y muy placenteras durante todo el día. Empezaremos por la secuencia despertarte (página 268) en la cama.

TARDE

Intenta dedicar un tiempo de calidad a sintonizar con tu respiración, porque es maravilloso volver a conectar contigo mismo.

NOCHE

Te mereces un descanso y por eso vamos a practicar la secuencia relajante (página 201). Disponte a disfrutar y déjate llevar por la maravillosa respiración profunda.

LA HORA DE ACOSTARSE

¡Muy bien! Seguramente recuerdas que el primer día te pedí que reflexionaras sobre tu vida. Bien, ahora ha llegado el momento de hacerlo otra vez. Conéctate con tus sensaciones. Reflexiona sobre tu experiencia. ¿Has percibido algún cambio en tus hábitos? ¿Tu energía? ¿Tus opiniones? ¿Tus relaciones con los demás? Espero que se hayan producido algunos cambios positivos y sorprendentes. Es lo que me sucedió cuando comencé este proceso. Ahora ha llegado la mejor parte de tu programa inicial. Acaba la semana con la secuencia dormir mejor (página 270) y luego túmbate sobre la espalda y prepárate para tener una noche de dulces sueños.

¿Y AHORA QUÉ?

Seguir adelante con la práctica, ¡por supuesto! Estoy segura de que has aprendido mucho sobre cómo te sientes al realizar los diferentes tipos de secuencias en cada momento del día. Sigue practicando de la forma que te resulte más placentera y te funcione mejor. Si lo que más te gusta es realizar una serie de posturas nada más levantarte, no te prives de hacerlo. Pero si eres de esas personas que tienen más energía por la noche, deja fluir tu cuerpo a través del movimiento al caer la tarde. Prueba diferentes secuencias en diferentes momentos, dependiendo de cómo te sientas. Estoy segura de que encontrarás un programa que te gustará incorporar en tu maravillosa vida. Y si todavía no estás preparado para hacerlo por tus propios medios, solo tienes que darle vuelta la página y encontrarás mi programa de treinta días. Me siento emocionada por ti. ¡Me encantaría saber cómo te van las cosas!

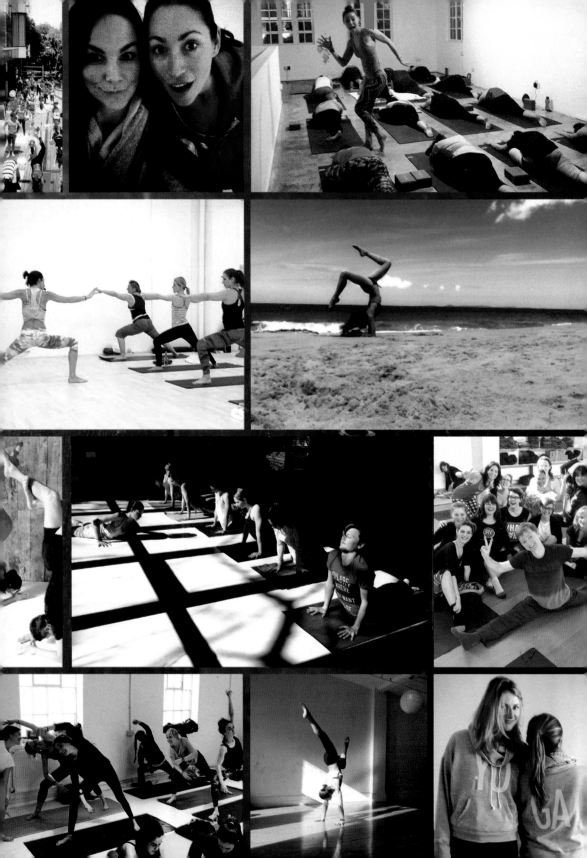

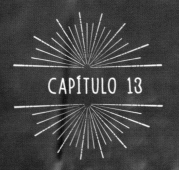

CAPÍTULO 13

TU GUÍA DE TREINTA DÍAS PARA RELAJARTE

Tengo el privilegio de ver a las mismas personas acudiendo a las clases de Strala día tras día. Las transformaciones que se producen en su vida me parecen increíbles y más aún comprobar que son duraderas. Algunas comenzaron a practicar porque querían sentirse mejor o reducir el estrés, o simplemente poner su cuerpo en movimiento. La mayoría de ellas han alcanzado sus objetivos iniciales y han obtenido muchos otros beneficios. Y todos los cambios que han realizado se deben a que han practicado regularmente las secuencias. Cambios inesperados, grandes y pequeños, tienen lugar de forma espontánea gracias a una práctica regular. Comienzan lentamente y de pronto, iguau!, la vida cambia drásticamente. El éxito reside en practicar cada día con el objetivo de sentirte cada vez mejor. Si consigues mantener la práctica, se producirá un cambio positivo. Confía en mí. Normalmente se trata de algo importante, emocionante y que puede cambiarte la vida. Más allá de que desees modificar tu estado anímico, desarrollar fuerza, aliviar el dolor o mejorar tu salud, o todo ello al mismo tiempo, la transformación que experimentarás será más apasionante de lo que puedas llegar a imaginar. Concentrarte en el proceso y no en los resultados genera espacio para alcanzar los objetivos, e incluso superarlos, abriendo nuevos horizontes a lo largo del camino.

He desarrollado este programa de treinta días porque es fundamental practicar a diario para cambiar tu vida. Comprendo que treinta días pueden parecer un periodo demasiado largo, pero he intentado estructurar las cosas de modo que puedas incorporar este programa en tu vida cotidiana sin tener que modificar todo lo que haces. Bueno, probablemente tendrás que levantarte un poco antes y mover algo el cuerpo al llegar a casa en lugar de zambullirte de inmediato en el sofá.

Al igual que en el programa inicial de siete días, he creado secuencias para hacer por la mañana, por la tarde, por la noche y a la hora de acostarse. Sé que eres una persona ocupada, de manera que si no tienes tiempo para practicar un poco de yoga a media tarde, puedes limitarte a concentrarte durante unos instantes en tu respiración mientras estás sentado frente a tu escritorio. También puedes hacer algunos ejercicios de yoga en la misma posición. ¡Estoy hablando en serio!, puedes buscarlo en Google. El objetivo de hacer algo durante treinta días es aprender a mantener una secuencia. Pero no pierdas de vista que se trata de relajarse y no de estresarse; por lo tanto, no te preocupes si una mañana no puedes practicar porque te has despertado tarde o si en alguna ocasión tienes una reunión por la tarde que te impide hacer tus posturas de yoga. Sin embargo, si quieres que se produzcan algunos cambios asombrosos en tu vida hazte un gran favor y practícala durante treinta días. Algo emocionante va a suceder. No existen límites para lo que puedes llegar a conseguir, y sé que eres capaz de hacerlo con menos esfuerzo del que podrías imaginar.

Antes de comenzar necesitas crear espacio para que las cosas cambien, espacio emocional y también físico. Tal como sucede cuando volvemos a decorar nuestra casa, necesitamos generar espacio para facilitar que se produzcan cambios maravillosos. Por fortuna, no necesitas suspender tu vida los próximos treinta días para poner en práctica este programa, aunque habrás de cambiar algunas cosas para que sea una prioridad. Nuestras vidas están llenas de eventos y responsabilidades que no podemos eludir.

Al estudio de Strala de Nueva York todos los días llegan personas muy estresadas, y cuando se marchan se encuentran mucho mejor. Con el paso del tiempo todas consiguen manejar mejor el estrés y la frustración que forman parte de la vida. Estas personas son buenos ejemplos de lo que puede suceder cuando nos dedicamos a cuidarnos a nosotros mismos sin desatender nuestras obligaciones cotidianas.

Mi intención con este programa especialmente concebido para ti es encontrar un equilibrio sostenible entre el compromiso con la práctica y las ocupaciones de la vida. Después de todo, la práctica es una herramienta para cambiar tu vida, así que es mejor vivir ambas experiencias al mismo tiempo. Déjalas convivir, entrelazarse e influenciarse mutuamente. Tu vida refleja cómo te sientes en tu cuerpo y tu mente.

Reflexionar sobre tus experiencias puede ser una herramienta poderosa en esta práctica. Está en nuestra naturaleza relacionarnos y expresarnos, independientemente de que lo hagamos de forma oral o escrita. Quienes acuden a Strala suelen quedarse un rato conversando después de la clase, y no solamente porque son sociables y quieren alternar sino porque todos ellos experimentan sensaciones parecidas y simplemente terminan por conectar. Así somos. Cuando tenemos algo que compartir, lo compartimos. Es algo natural. Una opción es que tomes nota de tus pensamientos, ideas creativas, sentimientos o sensaciones y los compartas con tus amigos y familia. Cualquier forma de compartir es una herramienta extraordinaria para procesar todo lo que está sucediendo, y por ello recomiendo que lleves un diario para realizar los ejercicios escritos que he incluido en el programa. A medida que pasen los días posiblemente advertirás que tus hábitos comienzan a cambiar, que todo va mejor. Esto se debe a que en cuanto empiezas a cuidarte, lo único que quieres es cuidarte cada vez más. El deseo de tomar alimentos más sanos, trabajar mejor y vivir de forma más brillante son efectos maravillosos derivados del tiempo que has pasado sobre la esterilla dedicado a tomar conciencia de qué sientes y cómo te sientes. Antes de que comiences el programa, me gustaría recomendarte que durante los próximos treinta días te tomes las cosas con calma. No hay ninguna prisa por llegar a ningún sitio ni conseguir nada en especial. El objetivo es simplemente que te encuentres a gusto. Por ello, si ves que algún elemento del programa es demasiado intenso para ti, cámbialo por otro que esté dentro de tus posibilidades. Aunque también te digo que no tengas miedo en darle una oportunidad a un movimiento que inicialmente te da cierto reparo ejecutar. Tu único propósito debe ser moverte con soltura y relajadamente. Desarrollarás fuerza y la capacidad de llegar más lejos en cuanto aprendas a moverte de la manera que te resulte más cómoda.

Bien, ¡creo que ya estás preparado! Están a punto de suceder grandes cosas. Estás a punto de iniciar una experiencia diseñada para conectarte nuevamente con el interior, una experiencia que fomentará tu capacidad de percibir cómo te sientes y programarte para que cuidar de ti mismo cada día sea un deseo hecho realidad. ¡Las posibilidades son ilimitadas! ¡Allá vamos!

DÍA 1

MAÑANA

Comenzarás la práctica concediéndote unos momentos para conectar con tu respiración antes de levantarte de la cama. A continuación siéntate cómodamente, cierra los ojos, dirige la atención hacia el interior y concéntrate en la respiración. Cuando adviertas que te estás distrayendo y tu atención se dispersa, vuelve a guiarla hacia la respiración y sigue respirando conscientemente durante un tiempo. Luego dedica unos momentos a escribir sobre cómo va tu vida actualmente. ¿Cómo se siente tu cuerpo?, ¿cómo están tus niveles de energía?, ¿qué alimentos consumes y cuáles deseas reducir en tu dieta?, ¿qué otros cambios te gustaría experimentar?

TARDE

Haz un descanso para desconectar un poco de todo lo que está teniendo lugar durante el día y práctica la secuencia liberarte del estrés (página 276) para disfrutar de una inyección de energía renovada para el resto del día.

NOCHE

Esta noche vamos a calmarnos con la secuencia desconectar (página 272). En este punto del programa nos relajamos y nos tomamos las cosas con calma para generar espacio y crear nuevos hábitos sanos.

LA HORA DE ACOSTARSE

Dedica unos instantes a conectar con tu respiración en la cama. Luego siéntate cómodamente, cierra los ojos, dirige la atención hacia el interior y concéntrate en la respiración. Si la atención se dispersa o cambia de foco, tendrás que guiarla nuevamente hacia la respiración.

DÍA 2

MAÑANA

Espero que te sientas renovado y lleno de energía. Vamos a seguir adelante con la secuencia revitalizante (página 171). ¡Sigue practicando la soltura de los movimientos y disfruta de ellos!

TARDE

Esta tarde tómate un descanso para practicar la respiración alterna (página 275) con el fin de dirigir el foco de la atención hacia el interior y relajar tu cuerpo y tu mente para el resto del día.

NOCHE

Ha llegado la hora de practicar la secuencia desintoxicarte (página 281) para deshacerte de la tensión física y mental.

LA HORA DE ACOSTARSE

Simplifica las cosas y antes de acostarte dedica unos momentos a conectar con tu respiración. Es una buena práctica para hacer en la bañera o la ducha, o incluso mientras te cepillas los dientes.

DÍA 3

MAÑANA

Levántate y empieza el día con energía. Comienza tu jornada moviéndote cómodamente en la cama con la secuencia despertarte (página 268).

TARDE

Dedica un poco de tiempo a conectar con tu respiración. Practica la respiración alterna (página 275) durante unos minutos para cambiar el foco de la atención hacia el interior, volver a centrarte ¡y generar energía positiva!

NOCHE

Conéctate con las cosas simples de la vida y esta noche haz la secuencia básica (página 223) para desconectar de tus obligaciones diarias y prepararte para el descanso.

LA HORA DE ACOSTARSE

Haz la secuencia dormir mejor (página 270) entre las sábanas. ¡Que tengas dulces sueños!

DÍA 4

MAÑANA

¡Buenos días! Comienza la jornada con la secuencia despertarte (página 268) antes de levantarte.

TARDE

Esta tarde encuentra un momento para practicar la secuencia tu propio centro (página 243) que te ofrecerá un torrente de fuerza y energía.

NOCHE

Realiza la secuencia liberarte del estrés (página 276) para reducir el ritmo del día e iniciar la transición hacia la noche.

LA HORA DE ACOSTARSE

Ponte el pijama, métete en la cama y practica simplemente la respiración profunda para hacer la transición al mundo de los sueños.

DÍA 5

MAÑANA

¡Buenos días! Hoy vamos a cambiar un poco y vamos a levantarnos de la cama para hacer la secuencia revitalizante (página 171) y comenzar a bombear sangre.

TARDE

Tómate un descanso allí donde estés y dedica unos momentos a conectar con tu respiración. Observa cómo cambia esa conexión a lo largo del día.

NOCHE

Vamos a practicar la secuencia liberarte del estrés (página 276) para reducir el ritmo del día e iniciar la transición hacia la noche. ¡Disfruta!

LA HORA DE ACOSTARSE

Métete en la cama y pasa unos minutos practicando la respiración alterna (página 275). ¡Felices sueños!

DÍA 6

MAÑANA

Espero que te sientas descansado y dispuesto a empezar tu jornada. Hoy vas a comenzar con la secuencia despertarte (página 268) antes de levantarte de la cama.

TARDE

Esta tarde encuentra unos momentos para practicar la secuencia desintoxicarte (página 281) y hacer una pausa entre todas tus actividades.

NOCHE

Mientras reduces el ritmo diario, realiza la secuencia relajante (página 201) para terminar bien el día.

LA HORA DE ACOSTARSE

Espero que estés preparado para tener un sueño reparador. Métete en la cama y conecta con tu respiración durante unos momentos.

DÍA 7

MAÑANA

¡Buenos días! Comienza la jornada con una simple meditación antes de levantarte.

TARDE

Esta tarde practica la secuencia básica (página 223) para poner tu cuerpo en movimiento.

NOCHE

Reduce el ritmo de tus actividades diarias con la secuencia liberarte del estrés (página 276). Disfruta del espacio que has creado en tu cuerpo y tu mente.

LA HORA DE ACOSTARSE

Métete en la cama y practica la respiración alterna (página 275) durante unos momentos como preparación para tener dulces sueños.

DÍA 8

MAÑANA

¡Ya ha pasado una semana! ¡Enhorabuena! Espero que te sientas genial, y existe una forma de averiguarlo. Lee tu diario para recordar cómo te sentías cuando iniciaste el programa. ¿Cómo te sientes ahora? ¿Notas algún cambio? Apunta los cambios que estés observando y luego prepárate para ponerte en movimiento con la secuencia revitalizante (página 171).

TARDE

Esta tarde dedica unos minutos a conectar con tu respiración allí donde estés. Mucho mejor si encuentras tiempo suficiente para practicar la respiración alterna (página 275).

NOCHE

Realiza la secuencia suave (página 257) para reducir el ritmo del día.

LA HORA DE ACOSTARSE

Acuéstate y ponte cómodo para conectar con tu respiración. Luego practica la secuencia dormir mejor (página 270).

DÍA 9

MAÑANA

¡Otro día maravilloso! Comienza la jornada dedicando unos momentos a la secuencia despertarte (página 268) antes de levantarte.

TARDE

Ponte en movimiento para generar energía para el resto del día. Practica la secuencia tu propio centro (página 243) ¡y disfruta!

NOCHE

Realiza la secuencia liberarte del estrés (página 276) para eliminar cualquier tensión acumulada durante el día y prepárate para disfrutar de la noche.

LA HORA DE ACOSTARSE

Métete en la cama y dedica unos instantes a conectar con tu respiración. Luego practica la respiración alterna (página 275) para serenarte completamente y tener un sueño reparador.

DÍA 10

MAÑANA

¡Levántate y comienza el día con energía! Comienza la jornada con la secuencia revitalizante (página 171). Mantente relajado mientras te mueves ¡y disfruta!

TARDE

Esta tarde practica la secuencia desintoxicarte (página 281) para eliminar la tensión física y mental que has acumulado durante el día.

NOCHE

Reduce el ritmo del día dedicando unos momentos a conectar con tu respiración.

LA HORA DE ACOSTARSE

Métete en la cama y realiza la secuencia dormir mejor (página 270). ¡Felices sueños!

DÍA 11

MAÑANA

¡Buenos días! Vamos a ponernos en movimiento practicando la secuencia despertarte (página 268) sin levantarte de la cama.

TARDE

Elimina cualquier tensión acumulada durante el día con la secuencia Liberarte del estrés (página 256).

NOCHE

Siempre es bueno volver a lo fundamental. Por eso vamos a hacer la secuencia básica (página 223).

LA HORA DE ACOSTARSE

Sentado sobre la cama, prepárate para tener unos sueños maravillosos dedicando varios minutos a respirar larga y profundamente para conectarte con tu respiración.

DÍA 12

MAÑANA

¡Levántate y empieza el día con energía! Lo primero que vamos a hacer esta mañana es utilizar la esterilla para realizar la secuencia tu propio centro (página 243). Disfruta de la fuerza y la concentración que estás adquiriendo.

TARDE

Haz un pequeño descanso para dedicar unos minutos a practicar la respiración alterna (página 275) y relajarte para seguir adelante con tus actividades.

NOCHE

Sigue ocupándote de tu sanación con la secuencia desintoxicarte (página 281). Relájate y disfruta.

LA HORA DE ACOSTARSE

Dedica un poco de tiempo a practicar la secuencia dormir mejor (página 270) antes de sumergirte en el país de los sueños.

DÍA 13

MAÑANA

¡Cada vez estás más fuerte! Espero que te sientas realmente bien después de todos estos días en los que has estado incorporando nuevos hábitos. Para seguir potenciando tu energía, realiza la secuencia despertarte (página 268) antes de levantarte de la cama.

TARDE

A veces dejarse llevar por el flujo del movimiento es un buen descanso para poder seguir adelante con las obligaciones cotidianas. Realiza la secuencia relajante (página 201) para marcar el tono del resto del día.

NOCHE

Dedica unos momentos a practicar la respiración alterna (página 255) para deshacerte de las tensiones que has acumulado durante el día.

LA HORA DE ACOSTARSE

Termina el día con la secuencia dormir mejor (página 270).

DÍA 14

MAÑANA

¡Buenos días! Vamos a empezar el día con buenas vibraciones y con la secuencia revitalizante (página 171).

TARDE

Relaja la tensión acumulada dedicando unos momentos a realizar la secuencia liberarte del estrés (página 276).

NOCHE

Esta noche prueba la secuencia desintoxicarte (página 281) para volver a estar en forma.

LA HORA DE ACOSTARSE

Dedica unos momentos a desconectarte de tus actividades diarias y sintonizar con tu respiración. ¡Que tengas dulces sueños!

DÍA 15

MAÑANA

¡Guau! ¿Ya han empezado a salir chispas de tu cuerpo? ¡Enhorabuena! Estás justamente en la mitad del programa de treinta días. Espero que te sientas realmente bien. Te recomiendo que leas las notas que has tomado sobre tus sensaciones y luego escribas otras nuevas. Cuando termines, celébralo con la secuencia revitalizante (página 171).

TARDE

Dedica unos momentos simplemente a conectar con tu respiración. Disfruta mientras estás sereno y concentrado.

NOCHE

Practica la secuencia desconectar (página 272) para distanciarte de todo lo que has hecho durante el día.

LA HORA DE ACOSTARSE

Acaba este día con la secuencia clásica dormir mejor (página 270). ¡Es muy probable que a estas alturas ya te hayas animado a agregar algunos de tus movimientos favoritos!

DÍA 16

MAÑANA

¡Levántate y empieza el día con energía! Dedica unos momentos a respirar profundamente antes de levantarte de la cama para empezar la jornada.

TARDE

Establece un horario para realizar la secuencia tu propio centro (página 243). Disfruta de la fuerza que ya tienes y de la que estás desarrollando.

NOCHE

Deshazte de cualquier tensión que hayas acumulado durante el día con la agradable secuencia liberarte del estrés (página 276). ¡Respira profundamente!

LA HORA DE ACOSTARSE

Acomódate entre las sábanas para conectar con tu respiración y dormir luego como un bebé.

DÍA 17

MAÑANA

¿Has incorporado ya estas prácticas a tu vida? Espero que tus niveles de energía sean altos. Hoy vamos a empezar simplemente respirando antes de entrar en acción.

TARDE

Realiza la placentera secuencia relajante (página 201) para hacer una pausa entre todas tus actividades: ¡te has ganado! ¡Y pásalo bien!

NOCHE

Encuentra un poco de tiempo para meditar por la noche con el fin de conectar contigo mismo y reflexionar sobre todo lo que has estado construyendo durante estas últimas dos semanas.

LA HORA DE ACOSTARSE

Métete en la cama calentita para practicar la secuencia dormir mejor (página 270). ¡Que duermas bien!

DÍA 18

MAÑANA

¡Otro maravilloso día por delante! Vamos a festejarlo dedicando unos momentos a conectar con la respiración.

TARDE

Esta tarde encuentra un poco de tiempo para practicar la secuencia liberarte del estrés (página 276).

NOCHE

Practicar la secuencia revitalizante (página 171) por la noche es una buena forma de acabar el día. ¡Desenrolla tu esterilla y pásalo bien!

LA HORA DE ACOSTARSE

Dedica unos minutos a practicar la respiración alterna (página 275) en la cama para relajar por completo el cuerpo y la mente.

DÍA 19

MAÑANA

¡Buenos días! Vamos a abandonar la cama para realizar la secuencia tu propio centro (página 243). ¡No lo lamentarás!

TARDE

Encuentra un poco de tiempo para conectar con tu respiración y meditar.

NOCHE

Esta noche vamos a recuperar energía con la secuencia suave (página 257).

LA HORA DE ACOSTARSE

Practica la respiración alterna para «reiniciar tu sistema» y dormir como un bebé.

DÍA 20

MAÑANA

¡Te encuentras en la recta final y lo estás haciendo increíblemente bien! ¿Cómo te sientes? Sigue potenciando la energía con la secuencia despertarte (página 268) sin salir de la cama.

TARDE

Realiza la secuencia desintoxicarte (página 281) para eliminar el estrés que hayas acumulado durante el día.

NOCHE

Vamos a volver a los principios básicos: toma conciencia de tu cuerpo y celebra lo lejos que has llegado este mes con tu secuencia básica (página 223).

LA HORA DE ACOSTARSE

Dedica unos instantes a conectar con tu respiración y deja que el día se diluya en el fondo de tu mente. ¡Felices sueños!

DÍA 21

MAÑANA

¡Bienvenido a un nuevo día de posibilidades ilimitadas! Comienza la jornada conectándote con tu respiración sin salir de la cama.

TARDE

Tómate un respiro y por la tarde practica la secuencia liberarte del estrés (página 276).

NOCHE

Ahora vamos a realizar la secuencia tu propio centro (página 243) para seguir desarrollando la fuerza y la conciencia corporal.

LA HORA DE ACOSTARSE

Cobíjate bajo las mantas para hacer la secuencia dormir mejor (página 270). ¡Disfruta!

DÍA 22

MAÑANA

¡Buenos días! Siéntate en la cama y conéctate con tu respiración durante unos minutos. A continuación, toma tu diario. Es el comienzo de una nueva semana. ¿Cómo te sientes? Lee lo que has escrito hasta el momento y añade nuevas notas. Luego, ¡celebra el día y disfrútalo!

TARDE

Deja atrás todas tus obligaciones diarias y concédete tiempo para practicar la secuencia revitalizante (página 171). ¡Jamás te arrepentirás de hacer algo positivo y saludable!

NOCHE

Relájate, mantén la tranquilidad y realiza la secuencia liberarte del estrés (página 276).

LA HORA DE ACOSTARSE

Esta noche métete en tu acogedora cama y practica la secuencia dormir mejor (página 270). Tienes plena libertad para añadir otros movimientos que te resulten convenientes y placenteros.

DÍA 23

MAÑANA

¡Levántate y empieza el día con energía! Vamos a iniciar la jornada practicando la respiración profunda sin levantarnos de la cama.

TARDE

Relaja el cuerpo y la mente para practicar la secuencia liberarte del estrés (página 276).

NOCHE

Por la tarde haz la secuencia desconectar (página 272) para tener una noche tranquila.

LA HORA DE ACOSTARSE

Por la noche practica la secuencia suave (página 257) y disfruta de un sueño reparador.

DÍA 24

MAÑANA

¡Otro día extraordinario! Vamos a ponernos en marcha con la secuencia tu propio centro (página 243).

TARDE

Dado que esta mañana hemos empezado fuerte, esta tarde nos dedicaremos a hacer algo más relajado. Pásalo bien con la secuencia relajante (página 201).

NOCHE

Ponte cómodo y prepárate para la noche. Dedica un poco de tiempo a conectar con tu respiración.

LA HORA DE ACOSTARSE

Ahhhh... Ha llegado la hora de acostarse. Practica la secuencia dormir mejor (página 270), añadiendo cualquier movimiento recientemente adquirido que sabes que te ayuda a desconectar y relajarte.

DÍA 25

MAÑANA

¡Ya estás en la recta final del programa! ¡Espero que te sientas cada vez mejor y que tus días sean cada vez más maravillosos! Realmente no existe ningún límite para tu bienestar. Siéntete libre para gritar un entusiasta «¡sí!», si eso es precisamente lo que te está sucediendo. Acaso te suene un poco raro, pero es una forma de celebrar tu progreso por todo lo alto. ¡Y eso es extraordinario! Luego realiza la secuencia despertarte (página 268) sin salir de la cama para que las buenas vibraciones sigan fluyendo a tu alrededor.

TARDE

Esta tarde vamos a potenciar las buenas vibraciones dedicando un poco de tiempo a la secuencia revitalizante (página 171).

NOCHE

Practica la secuencia desintoxicarte (página 281) para disolver cualquier bloqueo físico o mental.

LA HORA DE ACOSTARSE

Termina el día dedicando unos momentos a respirar profundamente en la cama.

DÍA 26

MAÑANA

¡Levántate y comienza el día con energía! Lo primero que vamos a hacer esta mañana es mantener la fuerza que hemos desarrollado con la secuencia tu propio centro (página 243).

TARDE

Encuentra un poco de tiempo para realizar la secuencia suave (página 257) y ¡pásalo bien!

NOCHE

Disminuye el ritmo de tus actividades diarias dedicando algunos momentos a la respiración alterna (página 275).

LA HORA DE ACOSTARSE

Métete en la cama para realizar la secuencia dormir mejor (página 270). ¡Que duermas bien!

DÍA 27

MAÑANA

¡Muy buenos días! ¡Estamos a punto de acabar! Vamos a comenzar este día con la secuencia revitalizante (página 171).

TARDE

Durante la tarde encuentra un momento para practicar la secuencia desintoxicarte (página 281) y deshacerte así de los bloqueos mentales y físicos que se interponen en tu camino.

NOCHE

Prepárate para pasar una noche tranquila conectándote durante algunos momentos con tu respiración.

LA HORA DE ACOSTARSE

Haz la secuencia clásica dormir mejor (página 270) para tener los mejores sueños.

DÍA 28

MAÑANA

Ya casi has terminado el programa. ¿Puedes creerlo? Espero sinceramente que estés encaminado a incorporar nuevos hábitos en tu vida para sentirte maravillosamente bien. Hoy vamos a repetir lo que hicimos ayer y practicaremos la secuencia revitalizante (página 171).

TARDE

Dedica unos momentos a la respiración alterna (página 275) y disfruta conectándote con tu respiración.

NOCHE

Relájate un poco con la secuencia suave (página 257).

LA HORA DE ACOSTARSE

Métete en tu máquina de sueños y pasa unos instantes conectando con tu respiración.

DÍA 29

MAÑANA

¡Buenos días! Hoy empezaremos por la secuencia básica (página 223) para sentar las bases para tener un gran día.

TARDE

Encuentra un poco de tiempo para realizar la secuencia desintoxicarte (página 281).

NOCHE

Dedica unos minutos a la secuencia desconectar (página 272) ¡y disfruta de los beneficios que te brinda la relajación!

LA HORA DE ACOSTARSE

La hora de acostarse es el momento perfecto después de un día largo y agradable. Espero que así haya sido tu jornada. ¡Vamos a coronarla con la secuencia dormir mejor (página 270).

DÍA 30

MAÑANA

¡Hemos llegado al último día del programa! ¡Vamos a iniciarlo y celebrarlo con la secuencia revitalizante (página 171)!

TARDE

Conserva las buenas vibraciones dedicando unos momentos a conectar con tu respiración durante una meditación.

NOCHE

Elimina cualquier tensión acumulada durante el día con la secuencia liberarte del estrés (página 276).

LA HORA DE ACOSTARSE

¡Lo has conseguido! ¿Cómo te sientes? ¿Ha cambiado algo desde que has implantado en tu vida el hábito regular de cuidar de ti mismo, moverte con soltura y naturalidad y reflexionar sobre cómo te sientes? Todo el trabajo realizado para potenciar la sensibilidad suele ofrecer resultados increíbles. Vuelve a leer tu diario, estoy segura de que advertirás que muchas cosas han cambiado. Dedica unos momentos a agradecer todos los cambios que has experimentado. ¡Y luego felicítate por ser una persona increíble! Te mereces todo lo que has conseguido con tu trabajo. En cuanto estés dispuesto, métete en la cama y practica la secuencia dormir mejor (página 270). Puedes dormirte tranquilo y con la satisfacción de saber que puedes hacer todo aquello que te propongas.

Espero que este programa te haya ayudado a descubrir la forma de incorporar el movimiento en tu vida ¡y a ser consciente de lo maravilloso que puede llegar a ser! El objetivo del programa ha sido devolverte la capacidad de conectar contigo mismo para poder encontrar todas esas chispas especiales que forman tu ser y encenderlas como si fueran fuegos artificiales. Espero que haber aprendido a moverte con soltura y naturalidad y a sintonizar con tu respiración te conecte con lo mejor de ti y te dé fuerza y coraje para crear tu propio programa. Si eres capaz de mantener la práctica, podrás actualizar tu vida y recurrir a las infinitas posibilidades que están a tu alcance. Quiero agradecerte el cariño con que te cuidas. Cuanto más y mejor lo hagas, más nos beneficiamos todos. ¡Relájate y disfruta!

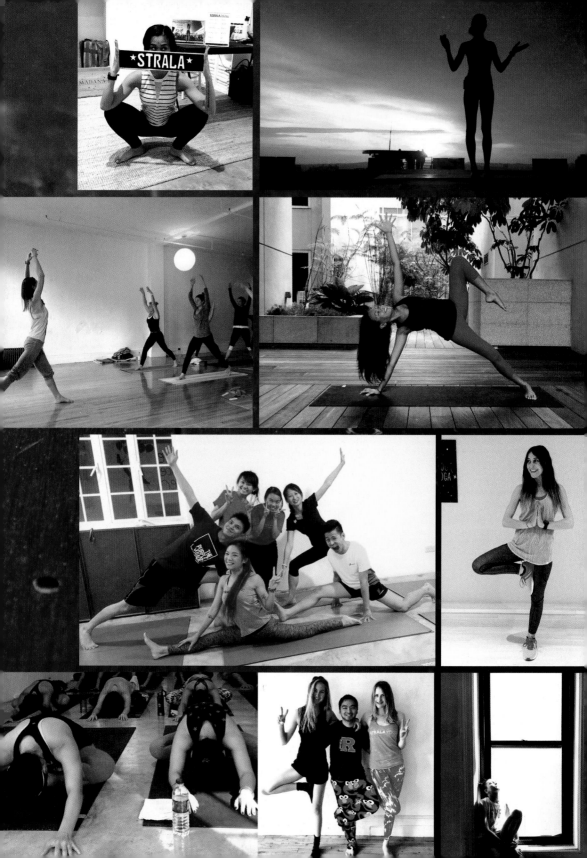

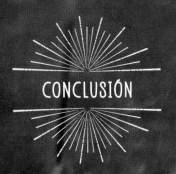

MIS DESEOS FINALES PARA TI

Cada vez que entro en el estudio y me relaciono con un grupo de personas, me emociono. Ayudar a la gente a encontrar libertad y tranquilidad no solo sobre la esterilla sino también en la vida cotidiana me conecta con mi intuición y mi conciencia y me ayuda a sentirme útil en el mundo. Si puedo ayudarte a que te sientas mejor, tú serás capaz de hacer mejor las cosas en tu vida, y eso es fantástico. Mi objetivo es ayudar a todo aquel que se cruce en mi camino. Quiero enseñar a todo el mundo a disolver las tensiones, desarrollar la conciencia y dotar su vida de sentido mostrándoles cómo moverse relajadamente guiados por su intuición.

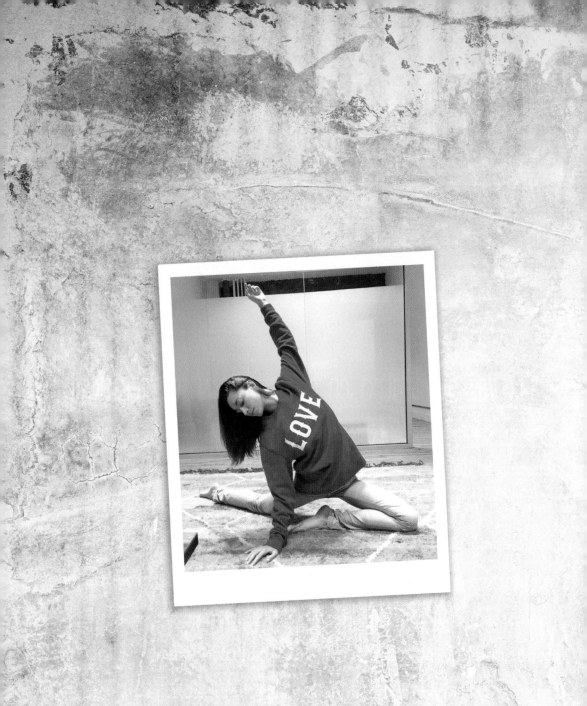

He presenciado una y otra vez que la práctica de Strala siempre funciona de una manera única y especial, que es casi increíble. Las historias de transformación que he tenido el placer de escuchar merecen largos abrazos, grandes celebraciones y a menudo también lágrimas de felicidad. Y la magia que se crea no consiste en las posturas, el movimiento ni la respiración, sino en el proceso de moverse con soltura y naturalidad para afrontar retos simples y otros que no lo son tanto, generando espacio para que tu cuerpo desarrolle su capacidad de restablecerse y tu mente se aclare, se expanda y se concentre.

Me siento muy agradecida por haber encontrado esta práctica. Tener herramientas que me ayudan a conectar conmigo misma, seguir mi intuición y vivir de forma relajada es un don precioso. Me emociona pensar en todas las posibilidades que tenemos en nuestro interior a la espera de ser descubiertas. Strala es una práctica concebida para eliminar la tensión, los hábitos poco saludables y los movimientos que nos impiden desarrollar todo nuestro potencial. Cuando nos concentramos en el proceso y nos movemos relajadamente desde donde nos encontramos, ampliamos nuestras posibilidades. Y con frecuencia los resultados llegan más rápido.

En cuanto hayas aprendido a conectar con tu asombroso espacio interior y hayas encontrado tu forma natural de hacer las cosas, comparte todo lo que has aprendido con las personas que te rodean. Es probable que ellas también quieran saber cómo tener una vida más placentera. Es imposible no querer ayudar a los demás cuando te sientes satisfecho y a gusto con la vida. Comparte tus lecciones, tus sugerencias, tu historia personal y tu práctica allí adonde vayas. Encuentra formas de comunicarte con las personas que demuestran interés y te hacen preguntas; puedes darles consejos que les resultarán muy útiles. Y a las que no preguntan, debes saber que les inspiras alegría por el mero hecho de vivir grácil y relajadamente y que elevas su ánimo con tu radiante serenidad. Eres un brillante ejemplo de cómo vivir bien. ¡De modo que propaga las buenas vibraciones! Juntos podemos mejorar un poco el mundo.

Búscame para contarme cómo te va. Estoy impaciente por conocerte.

❧ con amor, Tara ❧

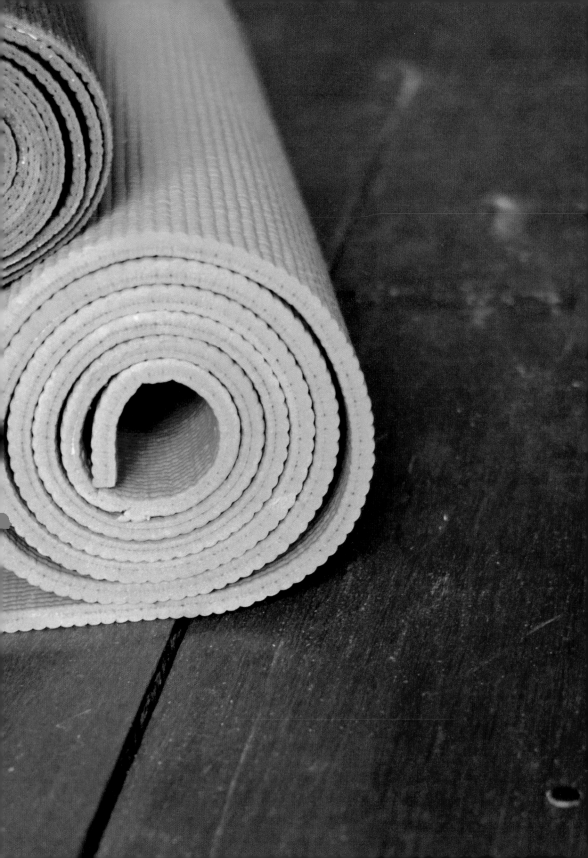

AGRADECIMIENTOS

Laura Gray, gracias por haber captado realmente las buenas sensaciones de Strala y todos los detalles que permiten que surja la magia... y por aguantarme proyecto tras proyecto.

Estaré eternamente agradecida a Patty Gift, Reid Tracy, Sally Mason, Richelle Fredson, y a toda la familia de Hay House, por haberme hecho sentir como en casa en un ambiente maravilloso y enriquecedor, por ser personas estupendas de las que tengo mucho que aprender y por ser mis amigos de verdad.

Charles McStravick, todos estos libros son fabulosos gracias a ti. Gracias por tu tiempo, tu creatividad y tu talento y por irradiar tanta luz.

Sam Berlind, gracias por tu apoyo y por ese equilibrio correcto entre la confianza y el escepticismo que me permite seguir mejorando.

A todos los guías de Strala, a los propietarios de estudios, a nuestros colaboradores y a las personas que creen que un enfoque lento y suave es la mejor forma de conseguir los mayores desafíos. Esto va por vosotros. Gracias por la inspiración y la guía, por vuestra pasión e incansable práctica.

Jason y Colleen Wachob, gracias por vuestra amistad, guía y apoyo a lo largo de todas las evoluciones y revoluciones.

Mike, ya lo sabes, esto es de los dos.

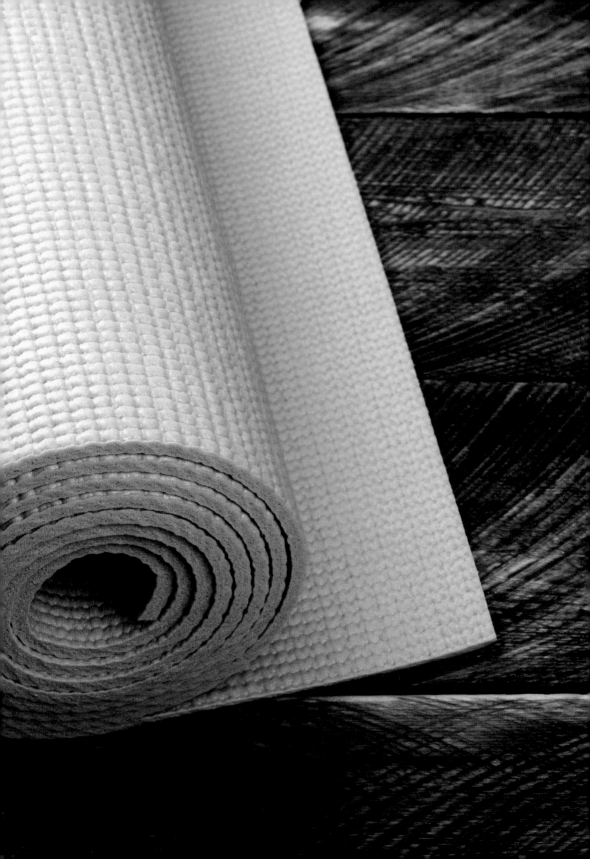

ACERCA DE LA AUTORA

Tara Stiles es la creadora y propietaria de Strala, el sistema de movimiento que promueve la libertad. Miles de instructores dan clases de Strala en estudios, gimnasios y clubes por todo el mundo. Tara se ha asociado con los Hoteles W para realizar un programa global conocido como *FIT with Tara Stiles*, que ofrece clases de Strala Yoga y menús saludables en las instalaciones de la cadena W de todo el mundo.

Colabora estrechamente con el equipo que diseña la línea de ropa de yoga en *Reebok*.

Además, es autora de varios *best-sellers*, entre los cuales están *Slim Calm Sexy Yoga, El Yoga Cura, La No-dieta* y el más reciente, *Libro de cocina de la No-dieta*. Tara apoya la *Alianza para una generación más saludable*, una iniciativa del presidente Clinton para luchar contra la obesidad infantil, dando clases de Strala en las más de 20.000 escuelas que participan en el programa.

El buque insignia de Strala es el estudio situado en el centro de la ciudad de Nueva York.

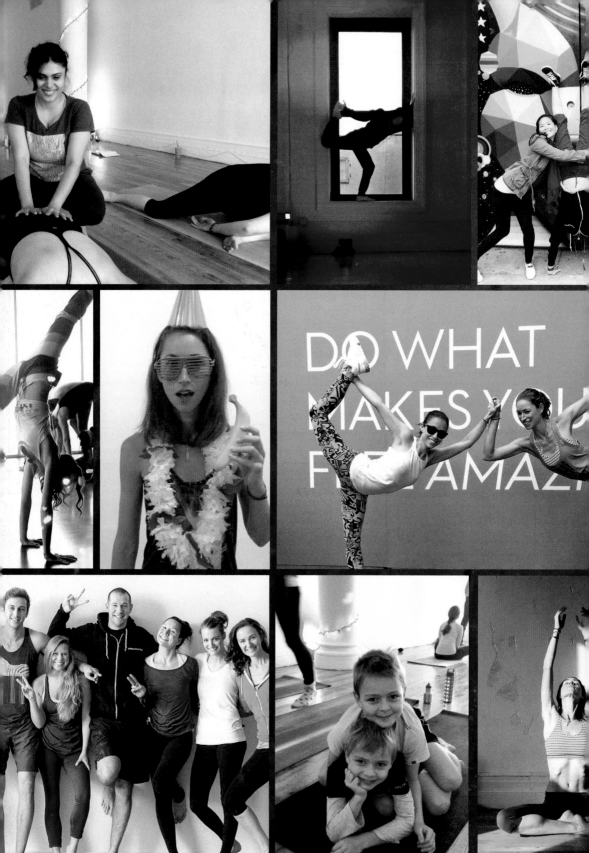

índice

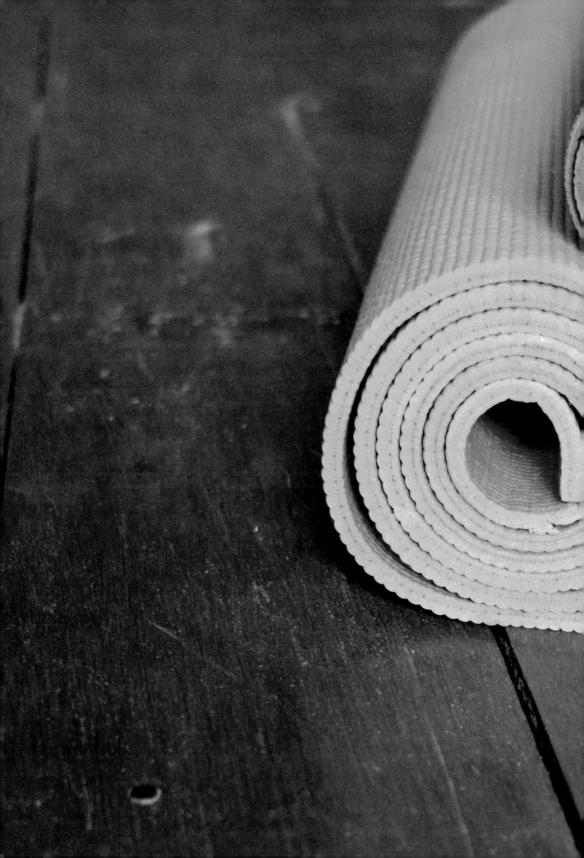

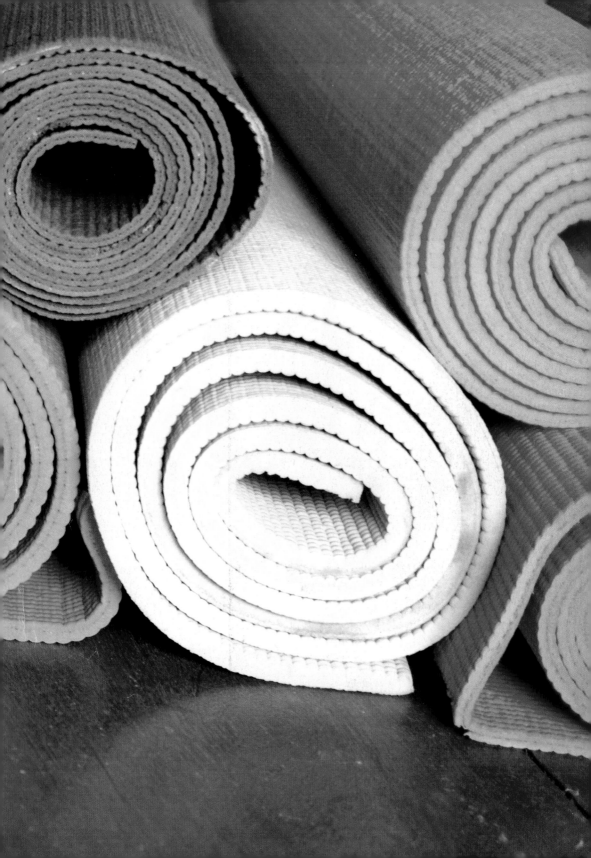

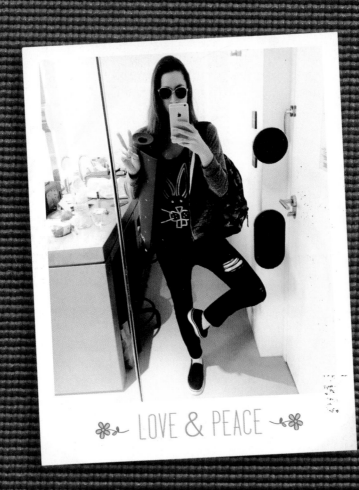

LOVE & PEACE